旅途穴位保健

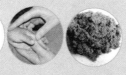

带上穴位去旅行
平安健康乐开怀

主审　郑崇勇　容穗龙

主编　王启才　王维武　刘昌埠　陈尔国

中国科学技术出版社

·北　京·

图书在版编目（CIP）数据

旅途穴位保健 / 王启才，王维武，刘昌埠等主编. —北京：中国科学技术出版社，2021.5（2024.6 重印）

ISBN 978-7-5046-8965-8

Ⅰ.①旅… Ⅱ.①王… ②王… ③刘… Ⅲ.①穴位按压疗法

Ⅳ.① R245.9

中国版本图书馆 CIP 数据核字（2021）第 033111 号

策划编辑	王久红　焦健姿	
责任编辑	王久红	
装帧设计	华图文轩	
责任印制	徐　飞	

出　　版	中国科学技术出版社	
发　　行	中国科学技术出版社有限公司销售中心	
地　　址	北京市海淀区中关村南大街 16 号	
邮　　编	100081	
发行电话	010-62173865	
传　　真	010-62179148	
网　　址	http://www.cspbooks.com.cn	

开　　本	787mm×1092mm　1/32	
字　　数	235 千字	
印　　张	13	
版　　次	2021 年 5 月第 1 版	
印　　次	2024 年 6 月第 2 次印刷	
印　　刷	河北环京美印刷有限公司	
书　　号	ISBN 978-7-5046-8965-8/R·2675	
定　　价	58.00 元	

编著者名单

主　审　郑崇勇　容穗龙

主　编　王启才　王维武　刘昌埠　陈尔国

副主编　王　勋　何联民　郑利茶　唐金叶
　　　　符庄彪

编　者　（以姓氏笔画为序）

马　超　马浩玄　叶钧曜　朱　江

任卫国　任秀彬　李　薇　李丽珠

肖健添　何　军　张心羽　张绪刚

陈端云　周月谦　郑静晖　孟凡华

钟　静　钟群玲　莫音宏　钱　娟

韩　吟　裴子艺　蔡振雄　樊志超

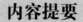

内容提要

旅游很热，保健很冷；填补空白，造福人民！这就是我们出版此书的初衷。

本书从旅游保健的基本知识、从头到脚的简易保健法、旅途常见疾病的简易防治、穴位保健的操作方法等方面，向读者介绍外出旅游过程中如何防病保健，以及遇到突发情况或患有病痛后应如何处理。这些方法也适合日常居家时参考使用。

本书介绍的方法，简单、明了、科学、实用，一定能让您带着健康旅行，游山玩水无恙；高高兴兴出门，平平安安回家。真正起到"人在旅途，保健护航"的作用。

愿本书能够成为广大旅游爱好者的掌中宝和知心朋友！

王启才教授简介

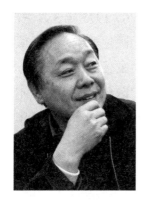

王启才，南京中医药大学教授，硕士研究生导师。美国自然医学科学院荣誉院士，中国针灸推拿协会副会长，世界浮刺学会名誉主席，国际套针专业委员会名誉会长。受聘为美国、加拿大、英国、法国、瑞士等多个国家和地区中医学院客座教授、博士研究生导师。曾先后多次应邀去美国、英国、法国、德国、瑞士、加拿大、澳大利亚等几十个国家和地区讲学、医疗。

王启才教授乐于教学，勤于笔耕，学验颇丰，著作等身。所著中、英文针灸著作深得海内外针灸学人士喜爱。其语言幽默诙谐，所著穴位保健科普图书亦畅销多年。

2006年在全国第四届科技大会上被国家科技部评选为中国针灸学界唯一的先进科技工作者，2010年荣获中华医学会颁发的中国针灸科普唯一的中医药科普讲座"金话筒"奖。"两个唯一奖"，在针灸学界传为佳话。

王维武教授简介

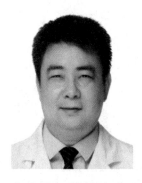

王维武，男，1975 年 3 月生，湖北崇阳人，医学博士，中西医结合博士后，主任医师、教授。毕业于湖北中医药大学（中医本科、硕士）、中国中医科学院（中医博士、博士后）及瑞典卡罗琳斯卡医学院（西医硕士、博士后）。临床擅长针药结合治疗各种疑难杂症，屡起沉疴。尤其擅长治疗消化系统、内分泌系统、呼吸系统疾病，以及妇科和儿科疾病。发表论文 50 余篇，出版专著 5 部，软件著作权 1 种。主持及参与中国及瑞典国家级、省部级课题 30 余项。

新冠肺炎期间，其创制的"肺毒清"方被作为咸宁地区的标准方案广泛应用于新冠肺炎的预防与治疗，使咸宁地区成为湖北省第一个清零的地级市，治愈出院率98.21%。王维武教授的事迹被《人民日报》、新华网、《中国日报》、《光明日报》等及海外媒体（如 Swedish Radio、澳洲联合媒体、美国《侨报》等）广泛报道。

前　言

　　随着改革开放的不断深入，国民生活水平越来越好，物质文明程度也越来越高，人们不用再为基本的衣食温饱而忙碌奔波。在这种大环境下，旅游事业日渐兴盛，在工作之余去国内外旅游、看世界、长见识，已蔚然成风，成为一种人们追求美好生活的精神和物质享受。

　　然而，在世界范围内的旅游热中，很少见到有旅游保健方面的图书，着实有些奇怪和遗憾。旅游很热，保健很冷；填补空白，造福人民！这就是我们出版本书的初衷。

　　每个人从呱呱坠地起，就开始了自己的人生旅途。随着岁月的流逝和年龄的增长，人生之旅越走越长，经历越来越多，阅历越来越丰富。于是乎，有些人就喜欢说自己吃的盐比别人吃的米还多，过的桥比别人走的路还长。这是广义上的人生旅途。

　　本书所说的人在旅途，是指狭义的旅途生活，比如长时间的乘坐大巴、火车或飞机出差、旅游、返乡、出国留学或考察等，而近距离的乘公交、坐地铁上下班等则不包括在其中。在乘坐各种交通工具时，除了等候车的时间外，行程中少则几小时，多则十几乃至数十小时，外出旅游者还要在旅游地住宿一段时间。为了消磨时间，有的人会玩手机、电脑或看书读报，有的人会吃零食或打牌、下棋，有的人则会听音乐或打瞌睡……

　　人在旅途，飞机或车船晚点，是司空见惯的事，难免会令人心急、心焦甚至心烦意乱，有时还会与相关工作人员发生矛盾纠纷等。然而，你有没有想过要静下心来利用这些"难以消磨、难以打发"的闲暇，心平气和地做一些对自己身体健康有益的保健呢？这样，既打发了时间，又获得了健康，何乐而不为呢？

南京中医药大学 王旭东

2020 年 12 月 19 日

目 录

第 1 章　旅游保健的基本知识

第 2 章　旅游流行项目的保健作用及注意事项

第3章　从头到脚的简易保健法

第4章　旅途常见疾病的简易防治

第5章　穴位保健的操作方法

附篇　心肺复苏

第 1 章
旅游保健的基本知识

一、旅游及世界旅游日

旅游，从字义上很好理解，"旅"即外出、旅行，是从甲地到乙地的行进过程；"游"是游览、观光，即为达到这些目的所做的旅行；两者相合即为旅游。旅行偏重于"行"，但不限于"行"，还有游览、观光的含义。

世界旅游日是由世界旅游组织确定的旅游工作者和旅游者的节日。1979 年 9 月，世界旅游组织第三次代表大会将每年的 9 月 27 日定为世界旅游日。这一天恰好是南北半球旅游季相互交接的时间——北半球的旅游高峰刚过去，南半球的旅游旺季刚到来。

我国于 1983 年正式成为世界旅游组织成员，自 1985 年起，每年都将 1 个省、自治区或直辖市确定为世界旅游日庆祝活动的主会场。

二、旅游保健的兴起

我国的旅游保健历史悠久，早在唐代药王孙思邈的

《千金方》中就有记载："凡宦游吴蜀，体上常须三两处灸之，勿令疮暂瘥，则瘴疠温疟毒气不能著人"。这可能是旅游保健的最早记录，意思是说在唐朝繁盛之期，国富民强，生活安逸，人们开始想要外出旅游。达官贵人和富商们最喜欢去的地方莫过于江浙一带和天府之国四川。为了确保旅游途中的健康，人们往往不怕麻烦，随身携带用中药艾草加工制作而成的艾绒，旅游途中休息时，就在身上找几个能消除疲劳、强身保健、预防感冒或促进胃肠道功能的穴位按一按、揉一揉、捶一捶、灸一灸，并且让身上的灸疮（艾灸熏烤之后留下的水疱）保留一段时间。这样，就能保证旅游期间不受外界各种致病因素或疫疠秽浊之气的侵袭，确保旅途健康快乐。在旅游事业如此发达的今天，这些史料所记，不能不对热衷于旅游的人们一定的启示！

清朝乾隆帝，当了60年的皇帝和3年太上皇，享年89岁，既是中国历代209位皇帝中执政时间最长的皇帝，也是最长寿的皇帝，同时还是一位比较喜欢旅游的皇帝（仅我国的江南水乡就先后光顾过6次），走到哪里，都不忘游山玩水、养生保健，被誉为"千年一帝"，他自己也自诩为"千古第一完人"。

乾隆寻求长寿之道，不是像早年的秦始皇那样祈求仙丹灵药，而是注意养生保健。他结合自己的心得体会，总结了"十常""四勿""适时进补"等多种养身之道，故得以强壮体魄，延年益寿。

1.十常　①齿常叩。先叩两旁的嚼齿，再叩门齿，每日各 100 次，能补肾固齿，防止牙齿松动和脱落。②津常咽。用舌头先后舔舐唇、齿、上颚等部位，也叫"舌常舔"，待口水增多，在口中鼓漱吸吮，分几口咽下。古人认为口水是人体一宝，能灌溉和滋润脏腑，帮助消化，并有杀毒作用。③耳常弹。示指压在中指上，轻轻叩击后脑枕部，可听到"咚咚"的响声，每次 100 下，可防治头晕、耳鸣。④眼常转，也称"目常运"。双目缓慢自如地从左转到右，从右转到左，再从上转到下，从下转到上，各转 10 次，然后双目紧闭片刻，再睁大眼睛，可防治近视、远视。⑤鼻常揉。双手握拳，以拇指中关节搓揉鼻部两侧，各 100 下，可防治感冒、鼻炎。⑥面常搓。双手搓热，以中指引导带动其余手指腹，沿鼻两侧由下向上搓洗，至额部后双手像两侧分开，再向下搓擦，每次 50 下，可祛皱纹和老年斑。⑦腹常旋。双手搓热后重叠，用掌心以肚脐（神阙穴）为中心摩腹，先顺时针方向旋转 50 次，再逆时针旋转 50 次，具有顺气、消积的作用。⑧肢常伸。上肢向上伸展，下肢向前后远端伸展，四肢关节，随时舒展，具有促循环、护腿脚、解疲劳的作用。⑨肛常提。吸气时，用力摄提肛门及会阴部位，吸气后稍停，然后呼气，放松身体，每次 50 下，具有升阳气、强肾功、防痔疮的作用。⑩足常摩，也叫搓涌泉穴。赤脚为好，热水浸泡洗净后，用手掌心的劳宫穴搓前脚心，缓慢转动搓摩 100 次，直至发热为止。具有固肾暖足改善睡眠、提高记忆、益寿延年的作用。

2. 四勿　食勿言，寝勿语，酒勿醉，色勿迷。

3. 适时进补　据《乾隆医案》记载，乾隆平时最爱喝的养生药酒为"龟龄酒"和"松龄太平春酒"，具有健脾益气、强身健体、补肾壮阳、益寿延年的功效。

三、旅游先驱徐霞客

徐霞客（1585—1641 年），名弘祖，字振之，号霞客，江苏江阴人，明代地理学家、旅行家和文学家。幼年好学，博览群书，尤钟情于地经图志，少年时即立下了"大丈夫当朝碧海而暮苍梧"的旅行大志。

徐霞客的旅游生涯大致可分为三个阶段：第一阶段为 28 岁以前，主要为研读祖国的地理文化遗产，游览了江苏太湖和山东泰山等地，可惜没有留下游记；第二阶段为 28 岁至 48 岁，历时 20 年，游览了浙江、福建、安徽黄山和北方的嵩山、五台山、华山、恒山等诸多名山大川，著有游记 1 卷；第三阶段为 51 岁至 54 岁，历时 4 年，游览了江苏、江西、湖南、湖北、广东、广西、云南、贵州等多处名胜古迹，编撰游记 9 卷。后经季会明等整理而成《徐霞客游记》，全书共 60 万字，开辟了地理学上系统观察自然、描述自然的新方向，既是系统考察祖国地貌地质的地理名著，又是描绘华夏山河风景的旅游巨篇，还是文字优美的文学佳作，在国内外具有深远的影响，至今仍广泛流传。

徐霞客有近 30 年的旅游历程，足迹遍及我国 16 个省、市、自治区。他不畏艰险，曾 3 次遇盗，数次绝粮，但仍勇往直前，严谨地记录观察结果。直至进入云南丽江，因足疾无法行走时，仍坚持编写《游记》和《山志》，于公元 1641 年病逝，享年 56 岁。

徐霞客作为古代旅行家，基本是孤身上路。长途跋涉，道路辛苦，难免会生病。徐霞客为了身体健康、不染疾病，行囊中有一件必备的东西，那就是生姜。姜能够促进阳气的生发，使人活力旺盛、精力充沛。他每天早上都有嚼食生姜的习惯，每每野外露宿，湿气侵入，或偶感风寒时，他就会立即"饮姜汤一碗，重被袭衣覆之，汗大注，久之乃起，觉开爽矣"。

近年，我国旅游爱好者视徐霞客为游圣，步徐霞客足迹，游览祖国大好河山，这已成为中国旅游界的时尚和旅游爱好者的追求。

四、旅游保健的日新月异

众所周知，几十年前连温饱、住房问题都还没有解决的中国人，可以说绝大多数连县城都没出过，进省城更是梦想，至于出国那简直是天方夜谭。现如今，随着国家改革开放的进一步深入和发展，人们的生活水平越来越高，普遍由温饱家庭步入了小康和大康之家。旅游事业也今非昔比，到国内外旅游已经成为城乡人们的时尚追求和家常便饭，在飞机上，可以见到许多来自农村或山区、穿着入时的农民兄弟姐妹。

随着旅游事业的不断发展，人们对自己的身心健康越来越关心和保护，保健旅游就是在这种状况下逐渐兴起，并派生出了气功旅游、体育旅游、武术旅游、健身旅游、康复旅游等多种项目。

保健旅游，是一种既能达到旅游目的，又能达到健身目的的旅游项目，旅游者一边旅游一边保健，既了解了中国的传统文化，又学到了一些养生保健的知识和方法。为此，国内不少中医医疗机构、研究机构及康复疗养院等纷纷配合旅游部门，在一些著名的景区、自然保护区和避暑疗养地，开辟医疗、食疗、体疗等保健旅游项目，并大力开发保健旅游食品、药品等，以供国内外旅游者选择。

比如上海旅游，游客可以参观中医药大学，参加养生保健讲座，学习经络穴位、针灸、推拿、食疗、中草药等方面的知识；在无锡，游客可以在太湖边学习气功、太极拳、太极剑、五禽戏等，可以在太湖垂钓，还可以接受针灸、推拿、药浴治疗，品尝药膳等；庐山旅游部门推出了包括针灸、推拿、气功、医疗保健操、太极拳、中药药膳、温泉浴等在内的多种配套项目；海滨城市青岛，采用中国传统中医、中药、针灸推拿及太极拳、太极剑、八段锦、五禽戏、练功十八法和其他气功方法，治疗高血压、冠心病、胃病、心血管疾病、关节炎及其他慢性疾病；北方旅游胜地北戴河，开辟了以服务海外人士和外国驻华人员及家属为主的"国际气功康复旅游"，传授各种气功功法，实施多种传统医疗措施；中国书法圣地浙江绍兴，开办了气功书法旅游，游客们在旅行中可以学习如何把气功运用到书法中，从而达到既练功又学艺的双重效果；在云南的文山、玉屏一带，苗族同胞把古老的芦笙拳列为旅游接待的表演项目，开发出独特的"苗族武术旅游"，巧妙地把芦笙舞与苗拳结合起来，令人耳目一新，使风景游览区成为保健旅游者的天堂。

五、旅游健康小贴士

出远门旅游，并不是像有些人说的那样"说走就走"，而是应该要做很多准备工作，以备不时之需。

1. 为了避免各种传染病，出国旅游前，不可忽视预防注射。可以根据不同国家、不同地区有针对性地接种流感疫苗、肝炎疫苗等，或者服用并携带防疟疾的药物。

2. 在飞机起飞和降落过程中，有人会出现头晕、耳痛、耳鸣、耳闭塞等反应，可以持续吃东西或做咀嚼动作，同时用双手捂住耳朵，不停地做一按一放的"鸣天鼓"动作，一般即可缓解。但是患有重度感冒、慢性听力障碍或耳咽鼓管功能不良者，应于乘机前进行治疗，以免在旅程中病情加重。

3. 旅游途中应多饮水，以减少胃肠不适反应，减少感染传染病菌的概率，高血压、缺血性心脏病患者尤其要多补充水分。

4. 旅游途中应防雨、防晒。出门在外，旅途中难免会遇到雨天，或者是被大太阳暴晒。人在旅途，本来就比较疲乏、劳累，此时身体对外邪的抵抗力较差，淋雨后极易引起伤风感冒、发热或罹患肺炎、腹泻等疾病，有些深山老林中的雨水还会带有瘴疠温疟毒气，导致皮肤过敏、红肿、疼痛。体力虚弱的情况下再经阳光暴晒，往往会引起虚脱（休克）或中暑昏迷。因此，出游者千万别忘了防雨和防晒。

防晒最简单的是戴上旅游帽、墨镜，撑起太阳伞，涂抹适合自己的防晒霜。市面上的防晒乳，以 SPF 数值分成不同的档次，数值越大，保护功效越长。通常防晒乳的保护时间是 SPF 数值乘以 15，例如 SPF 6 号的防晒时间是 90 分钟，SPF 8 号的防晒时间就是 120 分钟。当然，皮肤在阳光下的承受能力又是因人、因时、因地（纬度）而异的。

如果到大山里旅游，只需进行一般性的防晒，选择

SPF 8 号防晒乳即可。但如果是到海里游泳，则应选用 SPF 15 号以上的防晒乳。中午时分，阳光强烈，要选用 SPF 30 号以上的防晒乳。

至于防雨，一般情况下随身携带雨伞、雨衣即可，突然遇到暴雨，可以就地找房屋或亭子躲雨，等大雨过后再接着游山玩水。但不宜在大树下躲雨，以防雷电。

5. 四季旅游的宜忌。我国幅员辽阔，同一个季节，南北温差分明。春季，阳光明媚，鲜花盛开，南方早已花开似锦，北方却刚刚驱散严寒，大地开始转暖。花粉过敏的人、患有过敏性鼻炎或哮喘的人来说，这时就不宜到南方旅游，而去北方旅行，却是一个不错的选择。南方的春天，气候不冷不热，非常利于旅行，但空气湿度大，患有风湿病、关节炎、腰腿痛及皮肤病的人，就不宜去南方旅行。

炎热的夏季，旅行多选择在山区或海边，这确实是高明的选择。但是，患有中耳炎、Ⅱ 期及以上高血压病、先天性心脏病、肺源性心脏病、冠心病、风湿性心脏病的人，只能去地势平坦、气候温和的地方旅行，即使是去在海边，也不能参加潜水活动，不能上高山或去高原旅行。因此，在旅行之前应根据自己的身体状况选择合适的时机和地点。

金秋季节，雨水稀少，气候凉爽，无论南方还是北方，都比较适合旅行。但对于患有胃溃疡或既往患过溃疡病的人来说，这个时节是不适合外出旅行的，因为胃溃疡特别是十二指肠溃疡在秋冬和冬春之交最容易复发。

　　冬季，冰天雪地的北国，千里冰封，万里雪飘，对于南方的旅游爱好者来说，的确是一种奇丽的自然景观。特别是雪地运动、冰上运动、冰雕艺术等，更有着极大的吸引力。然而，对患有关节炎、肺气肿、肺源性心脏病、慢性支气管炎、哮喘的人来说，冬天是不宜去北方旅行的。

　　6. 旅途中进食水果的宜忌。旅途中吃水果比平时更要注重消毒，可以在沸水中烫半分钟左右以杀菌，最好能在 0.1% 的高锰酸钾（PP 粉）或 0.2% 的漂白粉溶液中浸泡 5 ～ 10 分钟，再用清水冲干净。部分水果应该先用清水冲洗干净，将皮剥去，然后再食用，这样不仅能将皮上附着的细菌去掉，还能避免将果皮上残存的农药吃下去。

　　旅途中吃水果要做到"四不吃"：①不吃未成熟的水果，因为未成熟的水果鞣质含量偏高，味道苦涩，口感较差；②不吃腐败变质的水果，因为这样的水果中含有大量细菌，食后容易引起疾病；③不吃山间野果，以防误食毒果中毒；④不要随便剥食果仁，因为有些果仁中含有毒物质（如苦杏核仁、枇杷核仁等），食用后会引起中毒反应。

　　此外，还要尽可能熟知一些常见水果的性质和食疗作用，酸味水果如山楂、木瓜、枇杷、苹果、梨子、葡萄等，普遍有帮助消化的作用，宜饭后吃；白果生吃会引起中毒，应烹饪制熟后食用；有的人吃菠萝会产生过敏反应；空腹吃过量的柿子还会发生胃结石等，必须加以注意。

不同水果有不同的性质，一般分为温性、凉性和中性。若能根据自己的身体情况选食，就会有益于健康，否则就适得其反。如平素身体虚弱、怕冷、四肢不温、大便稀薄的人（即"虚寒体质"），应选食温性或中性水果；相反，若面红目赤、口干舌燥、心中烦热、小便黄、大便干者（即"上火"或"虚火"的热性体质），应选食凉性水果。

以下列举部分常见水果的性质。

温性水果：橘子、金桔、山楂、樱桃、石榴、桂圆、荔枝、青果、木瓜等。

凉性水果：西瓜、甜瓜、梨子、柑橘、橙子、柚子、香蕉、芒果、桑葚、柿子、荸荠、火龙果、猕猴桃等。

中性水果：苹果、桃子、杏、葡萄、菠萝、甘蔗、乌梅、白果等。

六、女性旅途护养

众所周知，女性比男性爱美，她们基本上都会随身携带一个小小的化妆包。那么女性出门化妆有什么讲究呢？

1. 化妆清洁　旅游途中一般是不需要化妆的，如果是短途或晴朗的好天气，可以先化一点点淡妆，但到达目的地后就应该立即使用洗面液清洗面部的灰尘，然后再正规化妆。

2. 皮肤保养　飞机或火车中的空气、水分比正常环境中要少 20% 左右，女士们在旅行中应该多喝水，以保持身体对水分的需要，并带上润肤露，定时给皮肤补充养分。

3. 眼睛护理　由于眼睛周围的皮肤特别薄，而且极为敏感，所以要加以保护。一旦感觉眼眶周围发干、发涩，应立即涂抹眼霜或冷冻胶，这样可有效防止细小皱纹的生成。尤其是较长时间看书读报，眼睛感到疲劳困顿时，应立即闭上眼睛休息一会儿,哪怕时间很短,护眼效果也极佳。

4. 嘴唇护理　因为嘴唇中没有皮脂腺，所以更容易失去水分发生皲裂。这种情况不宜频繁用舌头舔嘴唇，最有效的办法是不断地喝水，并用润唇膏加以滋润。最好选用含防紫外线的润唇膏，颜色以淡雅为宜。

5. 头发护理　旅途中干燥的空气对头发的伤害也是非常明显的，主要表现为头皮发痒，梳理时有静电。可以在出发前去一次美发厅，对头发进行一次全面的养护。外出时，尽量用防静电的木头或牛角梳子。

6. 旅途美容　旅途中，由于身体疲倦，饮食无规律，再加上风吹日晒，特别影响人的容颜和健康。那么，旅途中应如何护肤保健呢？不妨采取以下几种美容护肤方法。

第一，多饮水，多吃新鲜瓜果，或者利用蔬菜瓜果美容。晚上休息时可以就地取材，选用新鲜的黄瓜、西红柿或胡萝卜等，将其切成片状，然后贴在面部及颈部，片刻后取下，稍加按摩，使皮肤吸收营养物质。

第二，早晨起床后，先用温水洗去面部的油脂污物，再用冷水洗脸。在山区旅游，最好能利用山泉水洗脸，因为山泉水污染较少，同时还含有多种矿物质等微量元素，能增强皮肤的韧性和弹力，防止皱纹和皲裂的发生。

第三，旅途中休息时可以原地闭目养神片刻，同时用手轻轻按揉面部和上肢曲池穴（屈肘时肘横纹拇指侧纹头端；图 1-1）、合谷穴（手背第 1、2 掌骨之间略靠近第 2 掌骨中点；图 1-2），以及小腿部的保健要穴足三里（犊鼻穴直下 3 寸，胫骨外侧旁开 1 寸；图 1-3）、三阴交（足内踝尖上 3 寸，胫骨内侧缘后方；图 1-4），有利于皮肤恢复弹性，保持鲜靓的容颜。

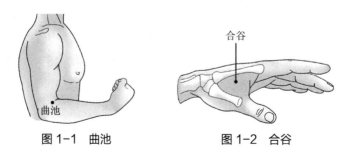

图 1-1　曲池　　　　　　图 1-2　合谷

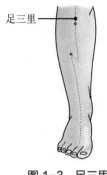

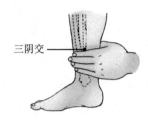

图 1-3　足三里　　　　　　　图 1-4　三阴交

七、行囊中的小药箱

出门在外，难免会出现不适或小伤小病，为了应急，一定要随身携带一些药品。

1. 防晕车类药物　晕车、晕船、晕机的游客，必备晕车灵、甲氧氯普胺片、茶苯海明片等，可在动身前半小时服用 1 片，长途旅行者，可在 3～4 小时后加服 1 次，效果更好。但高血压、甲状腺功能亢进、心悸、青光眼的患者以及哺乳期妇女等不宜使用。清凉油、风油精、藿香正气软胶囊（或液、丸、水）也有一定作用。

2. 感冒类药物　感冒是旅途中最容易发生的，感冒冲剂、感冒胶囊、速效感冒胶囊、（小）柴胡冲剂、板蓝根冲剂、维 C 银翘片、银翘解毒颗粒等抗感冒药是一定要带的。如果是去南方旅游，还应该准备藿香正气类药品。另外清凉油也是必带的，头痛时涂于印堂穴以及两侧太阳穴，有清热止痛、提神醒脑的功效。

3. **胃肠道药物**　旅途中，饮食无规律，饮食卫生也不如在家里有保障，胃肠不适、胃痛、腹痛、腹泻十分常见。尤其是那些平时就有胃肠疾病的人，备一些缓解胃部不适的药物如解除胃肠痉挛性疼痛的溴丙胺太林、颠茄片，帮助消化的酵母片、多酶片、乳酶生、乳酸菌素片（上述助消化的药物不能与抗生素同用）、保和丸、健胃消食片，治疗腹泻的黄连素片、泻痢停、呋喃唑酮片、诺氟沙星（氟哌酸）胶囊等，不失为明智之举。

4. **清热解毒、消炎止痛药**　如去痛片、对乙酰氨基酚、牛黄上清丸、牛黄解毒片、黄连上清片、咽喉解毒丸等，可用于咽喉肿痛、牙龈肿痛、耳鸣口疮、大便不通等；消炎药中，对青霉素不过敏者可携带阿莫西林胶囊，对青霉素过敏者可携带罗红霉素胶囊。

5. **外用药**　旅游途中，磕磕碰碰在所难免，扭伤腿脚也很常见，带上创可贴、扶他林、云南白药之类，对划伤、扭伤、关节肿痛等可起到预防感染、减轻疼痛的作用。

6. **抗过敏药**　过敏体质的人到一个新的环境，可能会接触到新的过敏源，易引起荨麻疹、虫咬皮炎、哮喘、过敏性鼻炎等疾病。随身携带一些抗过敏药如马来酸氯苯那敏片、氯雷他定等，可帮助渡过难关。与解热镇痛药同服，还可以控制感冒时的鼻塞、流涕、咳嗽等症状。

7. 滴眼液　沙眼患者、隐形眼镜佩戴者以及其他一些容易发生眼部疾患的人，带上洗（滴）眼液可以减少旅途中眼睛不适的发生。当然，在灰沙入眼、游泳或泡温泉后也能派上用场。

8. 结合自身具体情况带药　患有高血压、冠心病者，一定要带上降压药和扩张冠状动脉的药物，如硝酸异山梨酯缓释片、丹参滴丸、硝酸甘油片、速效救心丸等；溃疡病患者可带复方铝酸铋等；哮喘患者可带喘息灵胶囊和氨茶碱等；糖尿病患者可带消渴丸、格列吡嗪等。

9. 其他　此外，还要根据旅游的季节和地域准备针对性较强的药物，如夏季应准备人丹、藿香正气软胶囊（或液、丸、水）等解暑药，以应对中暑；冬天要准备冻疮膏、愈裂贴等，以防裂、防冻。到农村山野等地区时，要准备清凉油、风油精或花露水，以应对蚊虫叮咬；如果是去热带、非洲国家和地区旅游，一定要备一些硫酸奎宁片、青蒿素片等，以解不时之需。

八、旅游应携带的简易保健工具

外出旅游时，为了能进行强身健体、防治疾病的保健活动，不妨根据自己的身体需要，随身携带诸如体温计、电子血压计、按摩棒或按摩锤、按摩油（替代刮痧油）、艾条、艾绒、艾灸器、皮肤针、采血针或三棱针、气罐、易罐、刮痧板等。如果不是乘坐飞机旅游的，也可以携带瓶装酒精棉、小镊子、火柴或打火机之类的拔罐辅助用品。这样，自己、一起出行的家人或其他亲朋好友、同事，还有旅游途中遇到的其他人身体不适或有意外事件发生时等，可以随时用来保健、治疗甚至急救。

九、旅游保健的可行性和安全性

旅游保健也算是一种特定环境和场合下的行为，因此，必须注意旅游保健的可能性和安全性。

可能性方面，如是否有足够的时间和空间来实施保健，如果时间太短，做保健太投入，说不定会忘记下车，以致坐过了站；有时候人多拥挤，手脚都伸展不开，勉强实施必然会影响到他人。

还有文明操作的问题，不宜在别人的面前袒胸露背做胸腹部保健，不能在别人身边脱掉袜子做足部保健等。如果你是一个头皮屑较多的人，也不可以在别人身旁做头部保健，否则，你搞得"满天飘雪"，犹如"仙女散花"一般，同样会引起别人的反感。

总之，在特定环境下，做保健一定要本着"小动作"（如按摩头面部或手上的穴位、活动颈项部）或"隐性动作"（如叩齿、漱腮、搅海、咽津和收提肛门等），以不妨碍和影响他人为原则。

在安全性方面，主要是防止碰伤、摔伤。能坐着做的尽量坐着做，不能坐着做的，身体一定要有所依靠，或者抓紧扶手，使身体不至于倾斜和摔倒，以减少不必要的伤害。

十、哪些人不适合旅游

外出旅游是一件有益于身心健康的好事，但是如果不能根据自己的身体情况量力而行，或者事先没有结合自身的健康状况，选择相宜的时机和地点外出旅游，弄得旧病复发，中途折返就医，那就得不偿失了。

哪些人不适合旅游呢？一般说来，应该把握以下几种情况。

1. 患有各种慢性病的高龄（80岁以上）老人。

2. 怀孕3个月内和7个月以上者。怀孕时间小于3个月时会有比较严重的恶心、呕吐等妊娠反应，还容易流产；7个月以后若进行长途旅行，则容易发生早产、胎盘早期剥离、高血压、静脉炎等，或在旅途中不慎摔倒，增加子宫或胎盘的伤害概率；有习惯性流产病史、本次怀孕有先兆性流产或阴道出血、有早产史或提早破水、曾经或目前有胎盘异常、多胞胎怀孕、胎儿子宫内生长迟缓、有妊娠高血压或毒血症、糖尿病、心脏衰竭或心脏瓣膜疾病、曾经有血管栓塞疾病、严重贫血、慢性器官功能异常需要经常就医或长期服药者，均不宜参加旅游。

3. 患有多种传染病者。

4. 胃溃疡有大出血、胃穿孔可能或先兆者。

5. 肝硬化伴有食管静脉曲张和腹水者。

6. 患有各种严重血液系统疾病者。

7. 近期内发现有高血压危象，头痛，眩晕，口角或一侧肢体麻木、软弱无力，手持物容易落地，腿脚乏力容易摔倒，或短暂性脑缺血等脑卒中先兆者。

8. 心绞痛频繁发作或呈持续状态，伴有严重的心律失常，如心房纤颤、室性期前收缩；急性广泛性心肌梗死后，治疗、休息尚不足半年者，或者度过了危险期，并已治疗、休息 6 个月以上，但仍有严重的冠状动脉供血不足、心绞痛频繁发作，以及二～三度房室传导阻滞、频发室性心律不齐、心功能不全者；各种原因引起的心力衰竭者。

9. 慢性肾衰竭者。

10. 各种晚期癌症患者。

十一、孕妇外出旅游的注意事项

怀孕 4 ～ 6 个月的准妈妈基本上已经适应了怀孕的生活，而且孕妇的自我感觉应该是整个孕期中最轻松、最舒服的阶段，此时是可以去旅游的。投身到美丽的大自然，呼吸负离子氧含量较高的新鲜空气，对自身以及胎儿都有很多益处。但毕竟是处于特殊的身体状态，准妈妈们出游时必须制订合理的旅游计划，衣食住行一定要特别小心，确保一人出行，"两人"平安。

1. 孕妇出游不宜过于紧张、疲劳，要保证身体得到充分的休息，所以，准妈妈们不适合参加行程紧凑的旅行团，而定点旅行、半自助式的旅行方式则比较适合。

2. 孕妇在出发前必须查明旅游地一带的天气、交通、医疗与社会安全等状况，若没有把握，以不去为宜。

3. 准妈妈们不宜独自出游，途中要有人全程陪同，最好有丈夫或其他家人陪伴，不仅会增加旅途的愉悦感，还可以在觉得累或不舒服的时候照顾你，或视情况改变行程，以确保旅途安全快乐。

4. 衣着以舒适宽松、穿脱方便为宜；穿平底防滑的鞋子，千万不要穿高跟鞋，以免造成意外伤害；必要时可用托腹带与弹性袜，以减轻不适；多带些纸巾和内裤备用。

5. 在外饮食要注意卫生，避免吃生冷、不干净或吃不惯的食物，以免消化不良，造成腹痛、腹泻等；奶类、海鲜等食物容易变质，若不能确定是否新鲜，以不食为宜；多吃营养丰富的食品，避免辛辣刺激的食物，可适量多喝水，多吃水果，以防脱水和便秘。

6. 应避免去交通不便的农村、山区或岛屿地区，卫生条件差、蚊虫多、传染病流行的地区更不可前往。如果去了，睡觉时要做好防蚊虫的措施。

7. 搭车时要系上安全带，安全带并不会增加伤害胎儿的机会，反而能保护孕妇的安全；最好不要骑乘机车、脚踏车或长时间自驾；也不要搭坐摩托车或快艇；走路、登山也要注意，不要太费体力，一切量力而为；若是长途飞行，至少每隔 1 ～ 2 小时要站起来在飞机上走动 10 分钟左右，以降低发生静脉血栓的风险。

8. 孕妇旅游中运动量不要太大，不宜参加过于刺激或危险性大的娱乐活动，如快艇、骑马、攀岩、滑雪、漂流、潜水、过山车、海盗船、自由落体、高空弹跳等，以防发生流产、早产或胎膜早破等。

9. 若旅游中出现腹痛、阴道出血等现象，应立即中止旅游，尽快就医。

十二、高原环境旅游的注意事项

海拔超过 1000 米以上的高原环境，对身体会有较大的影响。所以，旅游者也有必要了解高原环境的旅游宜忌。

1. 旅游者如果以往从来没有进过高原，那么在进入高原之前，一定要去医院进行全面的身体检查，在确定身体，尤其是心、脑、肺、肝、肾等脏腑组织没有明显器质性病变的前提下才能前往。

2. 患有感冒、慢性呼吸道疾病（慢性支气管炎、咳喘）、高原反应、严重贫血或高血压者，都不适合去高原环境旅游。上述人群对高原环境的适应能力较差，在进入高原的初期，发生急性高原病的危险性明显高于其他人。若在高原停留时间过长，患各种慢性高原病的概率也较其他人为高。同时由于机体要适应高原环境，心、肺、肝、肾等重要脏器的代谢活动增强，使这些脏器的负担加重，一旦这些脏器出现疾患，便会使病情进一步加重。

3. 进入高原环境之前，一定要确保充足的睡眠。

4. 初进高原环境时不要做剧烈运动，应多休息，多饮水，多进食水果。还应配备氧气袋，当感到胸闷、气短、呼吸不畅时，随时吸用。

5. 身体健康者去高原环境旅游也要放松心情，勿过度担忧高原反应。如果出现不同程度的高原反应症状，进入高原 2～3 天后也会自动减轻或消失。

十三、哪些人不宜乘坐飞机

飞机是当今比较理想的交通工具，随着人们生活水平的提高，出差、旅游或出国时，越来越多的人选择乘坐飞机。但是，不是所有的人都适合坐飞机，根据医学要求，以下人群不宜乘坐飞机。

1. 患有传染性疾病的人，如伤寒、活动期肺结核、传染性肝炎等传染病患者，在国家规定的隔离期内，不能乘坐飞机；水痘患者在损害部位未痊愈时，也不能乘坐飞机。

2. 患有各类精神病的人，因航空气氛容易诱发疾病急性发作，故不宜乘坐飞机。

3. 患有呼吸系统疾病的人，如肺气肿、肺心病等患者，因不适应环境，如果有气胸、肺大疱等，飞行途中可能因气体膨胀而加重病情。

4. 患有心脑血管疾病的人，由于飞机起降产生的轰鸣、震动及飞行途中轻度缺氧，可能会使心脑血管患者旧病复发或加重病情，特别是心功能不全、心肌缺氧、心肌梗死、脑出血、脑栓塞、脑肿瘤、严重高血压者，禁止乘坐飞机。

5. 患有严重贫血的人，血红蛋白量水平在 50 克 / 升以下者，不宜乘坐飞机。

6. 做过胃肠手术的人，在手术 10 天内不能乘坐飞机；消化道出血者要在出血停止 3 周以后才能乘坐飞机。

7. 患有严重耳、鼻疾病的人，耳、鼻有急性渗出性炎症，以及近期做过中耳手术的患者，不宜乘坐飞机。

8. 妊娠 35 周以上的孕妇，尤其是接近临产期的孕妇，由于高空中的电离子辐射以及气压的变化，可能会导致早产，不宜乘坐飞机；不足 35 周的孕妇，需办理 1 周内有效的乘机医疗许可证后方可坐乘飞机。

十四、旅途保健的基本要求

旅途中应该怎样保护自己的健康呢？长途旅行，最常见的就是容易疲劳。如果能够在乘坐车、船或飞机时做到以下这些基本要求，就可以在很大程度上缓解疲劳。

1.保持正确坐姿。俗话说得好，坐有坐相，站有站相。"坐如钟"，说明端坐是最正确的坐姿。无论是自己开车还是乘坐交通工具，都应该在腰部和颈部放合适的软垫，这样既能保持颈椎和腰椎的生理弯曲，又可以横向分散头部压在颈椎的力量和上身压在腰椎的力量，还能起到固定的作用。尤其是长时间开汽车和坐汽车的人，车速忽快忽慢，可能会引起椎体前后轻微错位，此时软垫可以起到缓冲作用。如果腰部后凸，即"塌腰坐"，比腰部向前微凸对腰椎间盘的压力要大好几倍。

2.时常改变姿势。每坐十几分钟，就应稍稍改变一下姿势，可以有意将头部和腰部向上拔高几次。如果空间允许，可以较大范围的活动肢体，比如可以做"伸懒腰"或"下腰"等动作，两手尽量向头后上方伸，头向后仰，腰部挺起，使上肢、躯体和下肢保持平直状态，同时深呼吸，让腹部微微鼓起，维持几分钟，然后再放松坐下。每次反复做 3～5 次。腰部姿势的改变，可使紧张的腰背部肌肉群放松，腹部拮抗肌收缩。深呼吸除了能让回心血量增加、促进血液循环以外，更重要的是胸腔负压的增加可促进淋巴系统的循环，提高免疫系统的兴奋性，有利于放松旅途的紧张心情。

3.不时活动颈、肩、腰、背及四肢。旅途中坐累了，应该不时地缓慢活动颈肩腰腿部，可以做颈项的前俯后仰、左右侧偏以及旋转头颈，小幅度活动肩关节、腰部以及四肢关节，以改善末梢循环，让积聚在肢体末梢的血液进入到大循环。

4. 适合火车上的运动：火车的空间大于飞机和汽车，但是时间通常会长一些。因此可有节律地伸展四肢和活动脊柱，慢慢旋转颈部、腰部。还可以利用行李架牵拉上肢，或手拉住架子将全身悬吊，利用自己身体的重量牵引脊柱，这对于腰椎的牵拉作用很明显。

5. 在下火车或飞机前，要有意地起身活动，让心血管系统和运动系统做好准备。在取行李之前，要先屈膝关节，然后再发力，以免拉伤腰肌或导致椎间盘突出。

十五、旅途防病保健须知

旅途中，人流密度高、密闭场所通风差、卫生设施有限、舟车劳顿……增加了各种呼吸道传染病"乘虚而入"的风险，对此可不能掉以轻心哦！

（一）准备期

1. 出行前做好相应准备，关注有关部门的旅行警告，了解目的地国家和地区是否存在疾病流行，是否需要注射疫苗，提前做好个人防护。

2. 如果是前往东南亚地区旅行，要防蚊虫叮咬，避免在树荫、草丛等户外阴暗处逗留，应穿长衣、长裤，并将裸露在外的皮肤及衣服上涂抹驱蚊药物，房间内应装置蚊帐防蚊。

3. 避免前往国内外疾病暴发地旅行，尤其是非洲有恶性疟疾、艾滋病、埃博拉病毒病等疫区，如确需前往应注意个人防护，尽量避免到诊所、医院等患者聚集的地方，避免直接接触有关患者，避免接触感染动物的血液、体液和排泄物等。

（二）旅途中

1. 在候机、候车时，尽量待在空气流通的地方，不在人多拥挤、空气污浊的场所久留。

2. 在乘坐交通工具时要注意做好防护工作，尽量不要和有咳嗽等上呼吸道症状的人近距离说话或接触。

3. 避免搬运行李后及手扶车厢等物品后，再用手触摸眼睛、鼻腔和嘴巴。

4. 打喷嚏或咳嗽时应用手帕、纸巾或衣袖掩住口鼻，旅途中如果有发热等流行性感冒样症状，要戴口罩，以免传染给其他人或交叉感染。

5. 每天提前详细了解天气情况，外出前应注意温度变化，随时增减衣物。

6. 在室外空气质量允许的情况下，增加开窗通风频次，以保持室内空气新鲜。

7. 均衡饮食、适量运动、充足休息、规律起居、避免过度疲劳。

8. 自制食品的原料要新鲜，制作时注意生熟分开，尽量不吃剩饭剩菜，如果要吃，需彻底加热后再食用。用冰箱暂时存放的食物应尽快吃完，冷冻食品要加热后再食用，不能把冰箱当作食品的保险箱。

9. 外购的即食食品，要选择正规厂商生产销售的、有卫生保障的产品，并注意食品的保质期和储存条件。

10. 应饮用开水，不吃生的或半生的食物，生吃瓜果蔬菜要洗净，不吃腐败变质的食物，尤其是禁止生食贝类等水产品。

11. 勤洗手，使用肥皂或洗手液洗手，再用流动水冲洗 15～20 秒，最后用干净的毛巾擦手；双手接触呼吸道分泌物（如打喷嚏）后应立即洗手。外出游玩或者在交通工具上不方便洗手时，可使用消毒湿巾进行清洁。

12. 患有高血压、心脏病、糖尿病、血脂异常的人群，应遵医嘱按时按量服药，切不可因外出旅游而忘记服药。

13. 旅途中尽可能减少与禽畜不必要的接触，特别注意应尽量避免接触病死的禽畜，在游览区应尽量避免接触野生禽鸟或进入野禽栖息地。不招惹陌生宠物、流浪犬等，一旦被咬伤，要及时到正规狂犬免疫预防门诊注射狂犬疫苗。

14. 流感患者在家或外出时应佩戴口罩，以免传染他人，尤其是家中有老人与婴幼儿时，更应注意远离他们。

15. 如果发现家人有疑似病毒感染的症状，应迅速清理呕吐物附近的任何表面，并用漂白剂消毒，然后冲洗干净；病毒污染的食物应当扔弃；纺织品（包括衣服、毛巾、桌布和餐巾）沾染呕吐物或粪便后，应迅速高温清洗；病毒感染者患病期及康复后 3 天内不能准备加工食物或为其他患者陪护。

16. 如果在旅途中或回到驻地后出现身体不适，特别是出现高热、咳嗽、全身疼痛时，一定要及时去医院就诊并告知医生出游史。

（三）聚会游玩

1. 各类庙会和游乐园人员稠密，游园时按照游园路线游览，远离拥挤的地方，避免踩踏事故的发生。

2. 外出旅游饮食须谨慎，注意饮食卫生、饮水卫生，应到有卫生许可证的餐馆就餐，不食用腐败变质及超过保质期的食品和饮品。

3. 合理膳食，不要暴饮暴食，尽量少吃油腻的食物，多喝水、多吃富含维生素和矿物质的食品。

4. 到农家乐游玩时，不要自己屠宰禽畜，并远离屠宰现场。

5. 少饮酒，更不能贪杯酗酒，以免醉酒伤身。

6. 尽量避免接触发热人群，照顾或探视患者时应戴口罩。

7.如果出现流感样症状，千万别出门扎堆聚会，以免把病毒传染给他人，并尽早诊治。

8.为了营造节日氛围，很多朋友都购买并燃放烟花爆竹，但必须提醒，每年都有很多人因放鞭炮受到了伤害。

（1）购买正规的烟花爆竹，务必把安全放在首位，避免因烟花造成的意外伤害。

（2）尽量减少燃放，为空气质量的改善做出一份贡献。

（3）尽量不要在市区或人多、建筑物聚集的地方燃放烟花爆竹；在空旷平坦、无障碍的户外场地燃放时，一定要按规定操作，注意安全。

（4）未成年人放鞭炮应有成人陪同或指导，应选择一些爆裂性低、安全性高的鞭炮，以避免事故的发生。

（5）观看烟花时也要注意安全距离，最好由大人带孩子站在离鞭炮较远的地方观看，避免靠太近被鞭炮烧伤。

（6）头部、脸部必要的遮挡或防护。

（7）切忌把鞭炮拿在手中燃放，遇到哑炮不要走近查看，更不能马上用手去捡。不对未点燃的烟花爆竹进行二次点燃，点燃烟花爆竹后应立即离开，返回到安全位置。一旦受伤应立即就诊。

第 2 章
旅游流行项目的保健作用及注意事项

随着人们对旅游业更深层次的认识，人们对旅游产业的需求也日趋多样化，不再是单独的以旅游观光为目的。针对这种需求，国内外旅游业结合城乡的旅游特点和自然资源，开发了多种时尚专项旅游项目，如骑马、泡温泉、快艇、漂流、潜水、滑雪、蹦极、攀岩等。

一、骑马

到内蒙古、新疆等地旅游，最吸引人的莫过于在辽阔的大草原骑马了。

1. 骑马的保健作用

（1）骑马时要求骑乘者挺胸、收腹，双腿紧紧夹住马肚子，随时利用腰部及下肢的力量控制马匹的动作及前进的方向，这

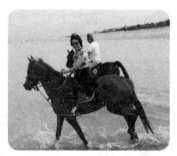

都有助于肩膀、腰部及臀部肌肉的紧缩，从而改善肩背腰痛。大多数因不良姿势引起的腰酸背痛，都可以在马匹行进的律动中得到矫正。同时骑马还有助于臀部、大腿及小腿的曲线雕塑，拉直腿部线条，矫正 O 形腿或 X 形腿。

（2）骑马时，身体配合马匹的自然律动，经由马匹如海浪起伏般的四节拍步伐，其弹跳力使骑马人全身上下规律震动，相当于按摩，可起到锻炼筋骨和按摩脏腑的作用。

（3）骑马属于全身性有氧运动，骑马奔跑 30 分钟相当于人慢跑 2500 米消耗的热量，能够增进呼吸运动，促进血液循环，提高心肺功能，达到强身健体乃至减肥的效果。

（4）骑马是一项高尚、尊贵的运动，所运用的不只是体力，还需要智慧、耐心、勇气和爱心，四者缺一不可。在学习骑马的过程中，还需要与马沟通。马虽然不会说话，但却能够与主人交流情感，被称为"无言的朋友、亲密的伙伴"。马的迷人之处，不仅在于它具有高大俊伟的仪表、优美迅捷的步伐、华贵高雅的气质，更在于它身上具有的那种罕见微妙的魔力。很多人只要骑上马，不仅能获得高度的刺激感和兴奋性，而且还显得英姿勃勃、神采飞扬、魅力十足。试想一下，你披挂上马，驾驭一匹生灵宝马乘风飞奔，威风凛凛，行走天下，看马鬃在风中飘逸，听马蹄叩击大地，让骏马坚实的步伐打开你的心扉，找回你的自信和浪漫情怀，实现你心灵深处的奔驰之梦，岂不美哉！

2.骑马的注意事项

（1）首先，骑马的准备工作一定要做好，不要穿太长的衣服，否则衣服飘起来可能使马受到惊吓；其次，将可能从身上掉下来的物品都要摘下，如果物品从马背上掉下来，会使马突然朝反方向闪避，以致将人摔下。

（2）所有旅游点的马匹都是训练有素的，不会随便踢人、咬人。所以，初次骑马要放松心情，不要紧张，更不必害怕。

（3）马见到生人都会紧张，即便是驯练好的马也容易受惊，在马的身边动作要缓慢，更不可在马匹附近打闹。

（4）有条件的话可以向旅游点租借马靴或绑腿，防止腿被磨伤。

（5）上马时一定要听从马主人的指导，从马的前方绕过，并且尽量站在马的左边。

（6）骑在马背上之后不要同其他马背上的人互相递物品，更不能嬉戏打闹，防止从马上摔下来。

（7）在马背上要夹紧马肚、收紧缰绳，不要做过多、过大的动作。因为马的视角很大（能达到大约270°的范围），可以看到后方的东西，过多、过大的动作往往会给马错误的信号。

（8）骑马的过程中，千万不能把脚完全套在马镫里，这是很危险的！只能用前脚掌踩，脚跟向下坠挂住马蹬，脚蹬要踩实防止脱蹬，这样即使落马摔下，也可以避免整只脚套入马蹬，被马蹬拖住。

（9）马慢慢走时骑马人的感觉是最舒服的，只要坐好就行了；马小跑时是最颠的，骑马人的感觉也是最不舒服的，此时要放松心情，踩实脚蹬，微微抬起屁股，身体随着马起伏的节奏上下运动，这样就不会把臀部磨破了；马快跑时要放松缰绳，分腿、点镫、降低身姿；一旦马甩开蹄子跑起来，骑马者应该踩住脚蹬站起来，使臀部和马鞍完全脱离，但一定要抓紧铁环，防止马突然停下或变向。不过，第一次骑马，还是别让马跑，安全第一。

（10）下马时，一定要先调整好脚蹬的位置，脚后跟向下坠，然后放松缰绳，一只手抓紧鞍前的铁环，等马的主人把马牵住后再下；自己单独下马，应把缰绳向左边拉，尽量让马头向左边歪，这样即使马惊了也只能围着左边跑小圈，不会被马拖走或是踢伤。

只要你胆大心细，多尝试，多训练，就一定会成为一名好骑手！

二、泡温泉

立冬后天气渐凉，越来越多的都市民众将泡温泉作为一项时尚的休闲方式。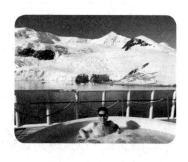
"沧海隆冬亦异常，小池何
自暖如汤？溶溶一派流今
在，不为人间洗冷肠。"这
是明代武宗皇帝朱厚照游
览北京小汤山温泉时写下
的诗句。诗中所说的"汤"，就是指温泉（日本人也沿
用这种说法）。

1. 泡温泉的保健作用

温泉是一种从地下自然涌出的泉水，含有多种有益
人体健康的微量元素，如硫、碳酸钙、钾等。泡温泉有
温通经络、祛寒除湿、促进血液循环和新陈代谢的作用，
对缓解压力、消除疲劳、恢复体力、减轻关节痛、神经
痛及养颜美容、改善体质等都具有一定效果，是一种不
错的自然疗法和养生保健形式。此外，泡温泉无创伤、
无不良影响，更是迎合了现代人追求自然的需求，是冬
季养生的理想选择。

2. 泡温泉的基本要求和做法

（1）泡汤之前，应取下身上佩戴的金属饰品，以免
与温泉里的矿物质产生化学反应，造成佩饰变色。

（2）下温泉之前先冲凉洁身，一是为了洗去皮肤汗
渍，以便于保持温泉水质卫生；二是让身体适应水温，
且更容易吸收泉水中的矿物质。

（3）选择适合自己水温的浴池，一般从低温到高温，逐步适应。如果猛然进入水温较高的温泉，会觉得不适应，也有可能出现烫伤。有神经衰弱、失眠、高血压、心脏病、脑出血后遗症者应选择 40℃左右的微温温泉。如果身体条件许可，应尽量选择比较高温的温泉池，水温不宜低于 40℃，以避免受到细菌感染引起炎症。细菌在高温的环境下不易产生，但是一旦低于 40℃，就很可能会滋生细菌。

（4）把握适合自己的浸浴时长。泡温泉时间的长短，应根据泉水温度来定。一般每次 15 ～ 20 分钟为宜，高温池不应超过 10 分钟，每 10 分钟左右就应该上岸透透气、喝点水。神经衰弱、失眠、高血压、心脏病、脑溢血后遗症者，每次浸浴 15 ～ 20 分钟即应上岸稍作休息后再浸浴。

（5）泡温泉时，脸上的毛孔会释放大量自由基，从而损伤皮肤，最好可以敷上面膜，或用冷毛巾敷面，同时闭上双眼，用冥想的心情，配合缓慢的深呼吸，可以舒缓身心压力。

（6）泡完温泉后一般不必再用清水冲洗，但如果是浸泡强酸或硫化氢温泉，则最好冲洗，以免刺激皮肤，造成过敏。

（7）泡温泉后应注意保暖，迅速擦干全身，特别是腋下、肚脐、腹股沟及其他皮肤皱褶处，及时涂抹有滋润性的乳液，保持皮肤水分。

（8）泡温泉后人体水分大量蒸发，应多喝水、果汁或者吃水果，及时补充流失的水分。

3.泡温泉的注意事项

泡温泉虽好，也不是人人皆宜，洗之有道，才能达到保健目的。那么，泡温泉享受绿色自然疗法有哪些需要注意的问题呢？

（1）营养不良、气血不足、严重贫血、大病初愈、体质虚弱者，或睡眠不足、身体疲惫不堪时都不能泡温泉，防止因身体突然接触过高温度，使脑部供血不足而发生意外；心情过于激动、兴奋或生气时容易心动过速，不宜泡温泉，会使心率变得更快，出现意外；独自一人时最好不要泡温泉，以免出现意外时无人知晓。

（2）饭前空腹或饭后饱食、醉酒的状态下不宜泡温泉，因为空腹泡温泉往往会出现头晕、心慌；吃得过饱时马上泡温泉，很容易引起眩晕和呕吐。泡温泉的过程中最好也不要吃东西,因为泡温泉会抑制人体的消化吸收功能,反而影响健康,应在泡温泉前后半小时进食为佳。

（3）初次洗温泉若有不适应者，可能会出现头晕、胸闷、心动过速、心慌、呕吐，甚至体力消耗过多发生晕倒（俗称"晕汤"），此时不可勉强继续浸泡，应立即上岸稍事休息，饮一杯水或饮料即可舒缓不适。

（4）温度较高时不可长时间浸泡，长时间浸泡也会

"晕汤"。每泡 10 分钟左右就上岸透透气、喝点水,再重新下水。

(5)女性经期及前后、怀孕初期和末期,不宜泡温泉。首先经期会污染水质;其次经期前后、怀孕的初期和末期身体抵抗力比较弱,泡温泉会容易造成感染或受到风寒,还有流产或早产的风险。如果女性在泡温泉之后出现外阴瘙痒、白带异常或是其他症状,不必紧张,要及时到医院接受专业治疗。

(6)皮肤有伤口、溃烂或霉菌感染,如湿疹、足癣患者,不适合泡温泉,既会污染水质,还会导致伤口恶化;过敏性皮肤疾病患者也不适合泡温泉,以免因皮肤水分蒸发加速、破坏皮肤保护层而引发荨麻疹。

(7)感冒、急性病、传染性疾病、白血病患者不宜泡温泉,以防刺激新陈代谢,使身体更加虚弱。

(8)高血压、心脑血管疾病患者,在规律服药或经医生允许的前提下,可以泡温泉。入水前先用温泉水缓慢地浸湿身体,待适应后再进入,以免影响血管正常收缩。每次浸泡时间不应超过 20 分钟,出水时缓慢起身,以防血管扩张、血压下降,导致头昏、眼花而跌倒或溺水,诱发脑卒中或心肌梗死,严重者可猝死。

(9)糖尿病患者在血糖控制较好、体征比较稳定的情况下,可以泡温泉。如果血糖不稳定,会因为在温泉中出汗,造成脱水,引起血糖变化。大多数糖尿病患者都伴有周围神经病变，手掌、脚掌感觉异常，温度敏感度较差，长时间浸泡可能会造成烫伤而不知情。

（10）泡温泉是一种中等强度的活动，在身心得到全面放松的同时，灵敏度及注意力也有所下降，所以，驾车的人泡温泉之后一定要休息2小时以上才可以开车。

三、快艇

坐快艇观赏海上风景或湖光山色，由于速度较快，对乘客的身体健康程度也有一定要求。

1. 晕船者不宜乘坐快艇。

2. 孕妇在怀孕初期（即2～3个月）和后期均不宜乘坐游艇，以免因强烈颠簸导致流产或早产。

3. 重度高血压、心脏病、糖尿病、哮喘病、传染性疾病、肌肉麻痹症、骨质疏松症者及孕妇、严重晕船者，不宜乘坐快艇，以防发生意外。

4. 在浮动码头和观海平台上候船时应注意安全，以免失足落水。上船前应听从工作人员的指挥，自觉穿好救生衣，然后在工作人员的引导下登艇，上下引桥台阶时要格外小心。70岁以上的老人和学龄前儿童应由成年人陪同乘艇，并禁止在游艇上嬉闹追逐。

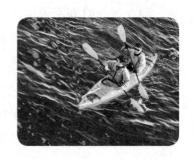

有些自驾旅游者还喜欢带上自家的猫、狗等宠物，但乘坐游艇时不可将狗、猫带上游艇。

5. 快艇行驶过程中，最好不要打伞、拍照等，以免干扰驾驶员的视线，影响安全。

6. 快艇在飞快航行过程中，游客应坐稳并抓牢座位上的扶手。如果身体有不适感，应及时告知工作人员。应妥善保管好随身携带的手机、相机、摄影机等贵重物品，防止掉入水中。

7. 为了保护航行环境、保持游艇卫生，严禁将垃圾丢弃在航道或船舱内。

8. 游艇靠岸时，如果还没有停稳，请不要急于离开座位，待停稳后方可在工作人员的指挥下安全下船。

四、漂流

漂流，是人类的一种原始涉水方式，起源于中国的竹木筏和皮船，当时只是为了满足人们的生活和生存需求。漂流成为一项户外活动，是在"二战"后，从欧洲兴起并发展起来的。喜欢户外活动的人们尝试着把退役的充气橡皮艇作为漂流工具，逐渐演变成今天的水上漂流。现在中国国内较为多见的漂流工具主要有竹筏、橡皮舟、羊皮筏等。

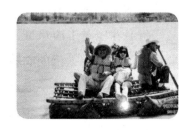

1. 漂流的保健作用

（1）漂流是一项勇敢者的运动，是对一个人体能和胆量的挑战。驾着无动力的小舟，利用船桨掌握好方向，在时而平缓、时而湍急的水流中顺流而下，既能考验人的意志，也能欣赏沿途美丽的风光。在与大自然抗争中演绎精彩的瞬间，给旅游者增加了勇气，带来了欢乐。

（2）漂流能消除紧张疲劳，调节心理平衡。从喧闹的城市进入优美的大自然，陶醉在山清水秀、鸟语花香的山林河流美景之中，会让人将一切烦恼抛之脑后，使情绪得到彻底放松，进而促进身心健康。

（3）漂流途中有优质的山泉、湖泊、河流水资源，拥有众多特色植物和珍奇动物的山林资源，还有负离子氧含量极高的空气资源，适宜的温度和日光气候条件等，这些都将给人们带来得天独厚的保健作用。负离子氧气被誉为空气中的维生素和生长素，人吸入之后进入脑脊液，能营养中枢神经系统，促进腺体分泌，具有降压、镇静安眠、增强食欲、提高免疫力、增强心脏收缩力、减慢心率等作用，使人充满朝气，精力旺盛。

2. 漂流的注意事项

（1）在穿着上应尽量选择简单、易干的衣服，但不要穿太薄或颜色太浅的衣服，万一打湿或掉到水里后因透露而变得尴尬。鞋子最好是凉鞋，运动鞋浸水后在短时间内干不了，穿着会感到难受，脚上的皮肤往往也会被浸得肿胀。必须穿救生衣，即使会游泳也必须全程都穿着，以确保安全。

（2）漂流途中跌水区及大落差区很多，身上尽量少带值钱又怕水的东西，如手机、照相机、摄像机等，以避免掉落或损坏；如果一定要带，那就事先装在密封性能较好的塑料袋里。戴眼镜的朋友应用皮筋系上眼镜。

（3）漂流船由高分子材料制作而成，有三个独立气仓，在正常使用下不会有漏气问题。由于溪水并不深，即使出现问题，也能及时上岸，吹响救生衣上的求救口哨，寻找救护人员并更换漂流船。

（4）如果是双人乘坐，两人都要紧紧抓住船内的扶手带，坐在后面的游客身体略向后倾，以保持船身平衡，并与河道平行，顺流而下。

（5）漂流过程中注意沿途的箭头及标识，它可以帮助你找准主水道，并预知跌水区。

（6）漂流过程中不要做危险动作。一般来说，漂流河段都是比较安全的，只要不自作主张随便下船、不打闹、不主动去抓水中的漂浮物和岸边的草木石头，漂流船是不会发生危险的。因为漂流者都穿有救生衣，就算是"翻船"也没关系，只要憋住气，防止呛水就行。

（7）在漂流船通过急流险滩前，我们应该把撑竿交于救护人员；在通过急流险滩时我们要平静面对，听从船工的指挥，不要随便乱动，抓牢安全绳，收紧双脚或用脚避开前面的岩石，让身体向后或船体中央倾斜，让桨为自己掌控方向。

（8）如果漂流船遇到岩石，能够回避的就调转船头绕开岩石；实在不能回避的，就让船头撞上岩石，则能让船立即停下；尽量避免船侧碰在岩石上，万一要碰上，漂流者最好在碰上之前转移到离岩石近的船侧，以避免受伤。

（9）当漂流船误入其他水道被卡住或搁浅时，不要在船上左右磨动，也不要急于站起下船，应先稳住船身，找好落脚点后再起身下船，以保证人不被船带下而顺势冲走。等船恢复流动并且到了水位较深处时再上船。

五、潜水

现在，国内外很多海景旅游点都开展了潜水项目，让人们能深入海底欣赏五彩斑斓的海底世界。旅游景点配有专业的教练帮助游客进行潜水活动，即使不会游泳、完全没有经验的人也可以享受潜水的乐趣。

1. 潜水的保健作用

潜水的好处很多，除了能让人们直观地、更多地了解神秘的海底世界，亲眼看到许多只有在科学探索和国家地理才能看到

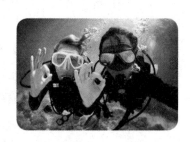

的海洋生物之外，还有很多健身作用。

（1）海洋的水域环境大大区别于陆地，研究证明，人在水中活动时受到的阻力比在空气中高近 900 倍。水带来的巨大阻力会加大运动的难度和总量，在水中完成同一动作所用的能量为在平常环境中的 6 倍以上，从而达到事半功倍的健身效果。

（2）水环境的热传导能力是空气的 28 倍，即使是待在水中静止不动也会消耗很多能量。就如一个滚烫的鸡蛋，放入水中冷却要比放在空气中快得多。所以，一个人在水中运动 20 分钟所消耗的能量，相当于在地面上以同样的强度运动 1 小时以上。在水中运动 40 分钟可以消耗 400 卡的热量，可以轻松达到锻炼全身的目的，并且不会引起肌肉疼痛。

（3）水的浮力可提高柔韧性，使身体各关节的运动更加灵活自如。在陆地上做不了的运动，包括平时练不到的肌肉，到了水中，就能轻松达到目的。通过模仿鱼类的游姿，均匀地舒展身体的每一部分，健身效果极佳。

（4）潜水能锻炼人的体魄，改善人体各组织器官的机能，特别是对呼吸系统、心血管系统有良好的作用，能提高并改善人体的心肺功能，还可以减轻静脉曲张患者的痛苦，缓解腿沉，也有利于改善过度疲劳者的睡眠。

（5）在陆地上锻炼，由于地心引力的作用，关节间摩擦较大，容易造成运动损伤。而在水中，浮力可以达到体重的 85%～90%，大大减少了地心引力，使关节、骨骼、肌肉所受压力相对减少，因此不易受伤，还能减弱运动引起的疼痛。潜水可以使全身的骨骼和肌肉处于类似失重的环境下，对于关节、骨骼、肌肉等运动型的伤害有着减轻压力的作用。正因如此，国外很早就有将运动损伤后的康复与潜水结合在一起的治疗方法。

（6）经常潜水有一定的减肥作用，科学研究表明，游泳是靠闭气为主的运动，其热量消耗是普通地面运动的 3 倍，而当人体完全沉浸在水下时，其热量消耗是陆地上的 7 倍。潜水是靠不停地呼吸来进行的真正的有氧运动，而脂肪的消耗正是需要大量的氧气。

（7）潜水对女性还有独特的美容按摩效果，休闲潜水者使用的是经过多级净化后压缩入瓶的纯净空气，这对于饱受大气污染的都市人来说，等于"洗"了一次肺。在潜水时，潜得越深，从气瓶中呼吸到的氧气就越纯，高纯度的氧气可以消除疲劳，减少皮肤皱纹，美容效果也就更加明显。另外，人在水中运动基本不会出汗，减少了汗水中盐分对肌肤的刺激。同时，肌肤经过水流和波浪的拍打而发红变热，使毛细血管扩张，进而提高皮下血管的循环功能，具有特殊的按摩作用，可以减缓肌肤松弛和老化，使肌肤光洁、润滑、富有弹性。

（8）在欧美及日本，潜水运动甚至被推崇为治疗癌症的辅助手段。据科学论证，水对人体的均衡压力能促进血液循环，水下长时间的均衡吸氧可以有效地杀死癌细胞，并能抑制癌细胞的扩散。

2. 不宜潜水的人群

众所周知，水中环境与陆地环境是完全不同的，只要潜入水中，水压便对人体各部产生影响。因此，潜水的首要条件是要有健康的身心和强壮的体魄，只有这样才能对异于陆地的水中环境产生正常的适应能力。尤其是人体较敏感脆弱的耳部器官的健康状况，更是不容忽视。

良好的身体状况是潜水安全的前提，一般来说，只要健康状况良好，12 岁以上的游客都可进行潜水。但是以下游客是绝对不能参加潜水的。

（1）营养不良、体质虚弱、气血不足、严重贫血、大病初愈者，或睡眠不足、身体疲惫不堪者，或经期、孕妇，或饥饿、饱食、饮酒后，尤其是酒醉者，均不宜潜水。

（2）视力较差或曾经做过眼角膜手术者。

（3）耳朵是对水压反应最灵敏的部位，只要潜入水中 2 ～ 3 米的深度，水压便会对耳膜产生压迫，使人感到疼痛。因此，凡是有中耳炎、耳鸣、耳聋等耳部疾病者，是绝对禁止潜水的。

（3）伤风感冒、鼻炎患者不宜潜水。虽然在水中不必用鼻子呼吸，但是鼻子是我们对付水压的重要器官之一。耳、鼻、咽喉之间有一条"三通管"，它的作用主要是调节耳鼻之间的平衡作用。若鼻腔有病，容易产生分泌物而阻塞该通道，使平衡作用失效，从而对水压无法适应。同时，伤风感冒也需要防寒保暖，不宜下水。

（4）老年慢性支气管肺炎、结核病患者，有肺部受伤史，尤其是有自发性气胸、严重的肺部阻塞性疾病的人，如慢性阻塞性肺疾病、肺气肿者，均不能潜水。若在水中发生呼吸道病变，仅仅使用高压空气瓶中的空气是无法维系人正常呼吸的。若呼吸急促必须浮出水面时，患者无法以正常的减压程序上升，此时必然要作紧急上升，会使体能大量消耗，容易造成肺破裂或其他潜水病证，也容易在咳嗽中吸入水分，造成呼吸功能衰竭，甚至窒息，增加潜水意外事故发生的风险。

（5）高血压、心脏病（尤其是有心绞痛或心肌梗死病史者），以及因低血压、低血糖而经常晕倒者不宜参加此项活动。人一旦进入水中，便受水压的影响，并且随着深度的增加压力也随之加大。压力越大，对血管的压迫也就越大，有高血压、低血压的人容易因压力过大，使血管破裂，造成意外事故的发生。潜水属于一项惊险、刺激的活动，心脏功能不好者，容易在惊险中导致休克或心脏功能衰竭而死亡。

（6）糖尿病特别是胰岛素依赖型患者，也不适合潜水。潜水人员在水中呼吸，会改变血浓度的比例，从而使糖尿病患者血液中的血糖成分升高或降低，一旦超过人体适应标准，就会造成休克或其他并发症的发生，使生命受到严重威胁。

（7）肾脏病患者。在潜水活动中，人体内部组织所产生的化学变化，会经由血液到肾脏排出。若肾脏功能失调，不容易将血液中有毒物质由肾脏顺利排出。因此，容易在活动中引发并发症，造成危险。

（8）精神疾病者，如狂躁症、癫痫病或好发腿脚抽筋者，禁止潜水。此类患者如果是在陆地上发作，方便进行救助，并得到有效控制。但是若发生在水下，情况就不同了。患者本身已失去自主意识，既使得到别人的协助，也无法以正常程序浮出水面，这对患者本身是非常危险的。

3. 潜水的注意事项

（1）入水前一定要穿配潜水服、救生衣、面罩和潜水镜。干式潜水衣可以直接穿，湿式潜水衣须将身体及潜水衣弄湿才能穿上。若是在冬天，可以将滑石粉涂在潜水衣内部，以方便穿戴。穿潜水服时勿用指甲拉扯，以防扯破；潜水服穿好之后再穿救生衣，并与身体保持一个拳头的松紧度；戴上面罩后应将前面的头发拿出来，以免面罩漏水；为了防止面罩模糊，可用烟草或海草涂抹；蛙鞋通常无左右之分，穿之前先调整扣带的长度（初学者应该选用较软的蛙鞋），然后用水弄湿才能穿上，再扣上固定带以确保不会松脱。最后穿的是配重带，为保持潜水者身体平衡，配重块应系于腰间，分放在两边，以方便随时解开。

（2）近视的游客可选择有度数的潜水镜，切记不可戴隐形眼镜，不仅容易被水冲走，而且当你从海底上浮时，眼睛和身体的各部分开始排出氮气，而隐形眼镜会阻碍这一过程，对身体造成伤害。

（3）不得使用耳塞，以便在耳内感到疼痛时平衡耳压。没有耳疾的人在下水前的培训中也要通过向潜水教练学习，掌握一些简单的调整耳压的方法，以适应潜水活动。

（4）认真听潜水教练讲解潜水注意事项，学会并掌握在水下交流时常用的方式和手势（图2-1）。

（5）刚开始潜入水中时，水会浸入呼吸管中，所以必须浮到水面上，用力吹气，将水排出。吸气时要慢，吐气时则要用力吹，管中的水必须一口气排出。潜入水中时，勿在水中吐气，以免浮上水面后没有空气来完成呼吸管的排水。

（6）潜降时外压增加，面罩会受到挤压，必须用鼻子慢慢呼气以减小面罩的压力，以免面部受到伤害。面

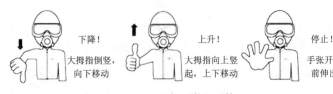

图2-1 水下常用手势

罩进水时，应将头部微微上扬，压住面罩上方，鼻子慢慢呼气将水排出。

（7）潜水虽然是一项非常有趣的运动，但由于水下的危险因素很多，所以，潜水也是一项有着一定危险的水下运动。除非是潜水高手和经常潜水的人，一般游客千万不要独自潜水，一定要在专业潜水员的陪同和指导下从事潜水活动，从入水到上岸，都必须在一起，要求手牵着手，形影不离。经常潜水者也要遵守两人以上潜水者同行的原则。万一不小心落单了怎么办？首先必须保持镇定，然后向上浮几米，以扩大自己的视野，寻找同伴；若无发现时，最好浮出水面，回到最初的下水点（岸上）。

（8）在海底，不要用手、脚去触摸不认识的生物，以免引起有攻击性动物的反击，也不要猎杀水中的生物。

（9）潜水者必须在完全离水上岸后才可拿掉面罩、呼吸管和蛙鞋。

六、滑雪

1. 滑雪的保健作用

（1）滑雪是一项全身的运动，能够对神经系统进行全方位的锻炼和调节，在给人速度享受的同

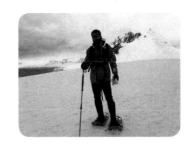

时，也锻炼了平衡能力和协调能力。这种平衡能力的增强是无法从跑步等有氧运动中得到的。

（2）滑雪需要身体各个关节的配合，这对于人体几乎所有的关节、肌肉都能起到锻炼作用，可激活僵硬的身体，增强身体的柔韧性。

（3）滑雪同跑步、游泳一样属于有氧运动，能够增强心肺功能，特别是在快速甚至是疾速的滑雪运动中，对于心肺功能的锻炼更是显而易见，在室外滑雪时这种锻炼的效果尤为突出。面对那些千米的滑道，只有有强大的肺活量和良好的心血管系统的支持，才能进行较长时间的滑雪运动。

（4）在滑雪场的冷空气中运动，也是对身体氧气运输系统的锻炼和考验，使心血管的缩张能力得到极大的锻炼和增强。

（5）对于想减肥的人来说，滑雪确实算得上是一项很不错的有氧运动。据测试，以正常速度滑雪1小时所消耗的热量相当于在1小时内跑9.5公里的消耗量。

（6）有些人到了冬天就会变得懒惰、抑郁、忧虑、沮丧、注意力分散、容易疲劳、工作效率低等，医学上称这种现象为"冬季抑郁症"。而缓解这种低落情绪最基本的方法就是运动，尤其是室外活动，滑雪就是最对症的运动。每次滑完雪后运动者都会感觉心理压力大大减小，如释重负，特别是快速滑雪的时候，那种轻松感是无法用语言来形容的。

2.滑雪前的准备

（1）御寒衣物。滑雪时耳朵、手部、脚部是最容易冻伤的部位，所以，应选用保温效果较好的羊绒制品或化纤制品对上述部位进行保温。贴身内衣最好不用棉制品，因为棉制品吸水性较好，会吸收滑雪运动时人体排出的汗液，而在休息时棉制品上的汗液却很难在短时间内挥发掉，贴在人身上又冷又潮，极不舒服，还会带走热量，使人产生寒冷的感觉。可以贴身穿一件带网眼的尼龙背心，在外面套上一件弹力棉背心，这样身体排出的汗液会透过尼龙背心吸附在弹力背心上，不会产生寒冷的感觉。若经济条件许可，可以选一件丝普纶材料的内衣，内层有一层单向吸收效应的化纤材料，本身不吸水，外层是棉制品，可将汗液吸收在棉制品上。

（2）一套滑雪服或者围巾、护膝和松紧带。滑雪时难免会跌倒，如果没有专用滑雪服，跌倒后雪会从脚踝、手腕、脖领等处钻到衣服里，令人感到非常不舒服。如果没有滑雪服，只要有一条围巾、一副护膝，外加一条较宽的松紧带也可解决问题。围巾将衣领与颈部之间的空间稍加填充，以保证雪不会进入领口，而且还能起到保温的作用。由腈纶棉织成的有弹性的长筒护膝，一头套在滑雪靴上半部，另一头套在腿上，可有效防止进雪。宽条带尼龙贴扣的松紧带将滑雪手套腕口紧紧扎住，雪就进不去了。

（3）全封闭式滑雪镜。由于雪地上阳光反射很厉害，加上滑行中冷风对眼睛的刺激很大，所以需要有一副全封闭型滑雪镜对眼睛进行保护，以防止冷风对眼睛的吹拂及紫外线对眼睛的灼伤。戴眼镜的滑雪者应选择镜框较厚的滑雪镜，以便能将近视镜全部罩住。

滑雪镜的外框由软塑料制成，能紧贴面部，防止进风；镜面由镀有防雾、防紫外线涂层的有色材料制成，这种材料很柔软，用力挤压只发生形变而不会断裂，以保证镜面受到撞击时不会对脸部造成伤害；外框的上檐还有用透气海绵制成的透气口，以使面部皮肤排出的热气散到镜外，保证镜面不被雾气遮挡，保持良好的可视效果。

3.滑雪的注意事项

（1）饮酒后不要滑雪，饮酒后平衡性较差，一旦醉卧既容易发生意外，也易导致冻伤。

（2）滑雪前要做适当的肢体活动，舒缓一下筋骨，这样可以避免滑雪中出现肌肉和筋骨的损伤。

（3）初学者应在平地滑雪场练习试滑，当滑雪水平达到能安全停住，并能避开滑雪道上的其他人或障碍物时，才能去较高、较陡的滑雪场滑雪。

（4）不要独自一人在树林、陡坡和深谷滑雪，若发生意外，既无人知晓，又无人救援，3人以上在一起滑雪是比较安全的。最好穿颜色较鲜艳的服装，一旦出事，人们寻找起来目标会相对醒目。

（5）滑雪过程中想停下休息时，要停靠在滑雪道边上，并注意避开从上面滑下来的人，重新进入雪道时也应如此。

（6）严防滑雪者彼此相撞，滑雪运动有句俗话，不怕摔，就怕撞。滑雪过程中碰撞是很危险的，不是撞在别人身上，就是撞在树上或拦网上，轻者受伤，重者骨折。

（7）摔倒时不要随意挣扎翻滚，应尽量迅速降低重心向后坐。可以举起双臂、屈身，任其向下滑动，要避免头部朝下，更要避免翻滚。

（8）平时应学习一些基本的医学知识和急救常识，如受伤时的处理、骨折后应采取的措施等。发现他人受伤，千万不要手忙脚乱地去随意处置和搬动，应尽快向滑雪场救护人员求救。

（9）注意保护皮肤。滑雪场寒冷、干燥，皮肤在这种气候条件下水分散失较多，加上滑雪时形成的相对速度，冷风的刺激和雪面上强烈紫外线都容易对皮肤造成伤害。为防止水分的散失和紫外线对皮肤的灼伤，可选用一些油性的、有阻止水分散失功能的护肤品，再用防紫外线效果较好的、具有抗水性的防晒霜涂在皮肤上，并且每隔 2 小时左右就在暴露的皮肤上再涂 1 次。切不可因为是阴天就不涂防晒霜，因为阴天紫外线依然很强烈。

如果滑行中感觉冷风对面部的刺激太厉害，可选择只露出双眼的头套，再加全封闭型滑雪镜，这样就可将面部完全罩住，能有效阻止冷风对面部的刺激和伤害。

一旦出现冻伤，轻中度（Ⅰ、Ⅱ度）冻伤可用呋喃西林氢化可的松霜、呋喃西林霜（741冻伤膏）、硫酸新霉素霜（851霜剂）、10%白胡椒酒精涂擦；重度（Ⅲ、Ⅳ度）冻伤应将受冻部位浸入40～42℃温水中快速融化复温，然后迅速送往医院治疗。处理冻伤切忌用雪搓、冷水浸泡或直接火烤等错误方法。

七、蹦极

蹦极是近些年来兴起的一项非常惊险、刺激的户外休闲活动，又名"蹦极跳""俯冲跳""高空弹跳""反弹跳跃"等。因为危险性较高，所以又被称为是勇敢者的运动，是人对自我恐惧心理的一种挑战。跳跃者站在数十米或百米以上高度的高楼、桥梁、塔顶、吊车跳台，甚至是热气球上（相当于10层楼的高度，目前世界最高的蹦极点是美国皇家峡谷悬索桥高达321米的蹦极塔），把一根粗长且有弹性的绳索（现代多用橡皮索）一端固定在高处，另一端捆在躯干部或绑在踝关节处，然后两臂伸开，

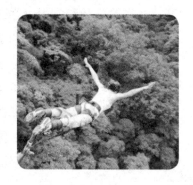

双腿并拢，纵身跳下去。当人体落到离地面一定距离时，橡皮绳被拉开、绷紧，以阻止人体继续下落，当到达最低点时橡皮索就会收缩，人被拉起，随后又落下……足以让弹跳者在空中体验到"自由落体"的感觉。如此反复的落下弹起、弹起落下，直到橡皮索的弹性消失为止。还有一种是如同发送火箭一样将人向上弹起，然后再上下弹跃的玩法。

蹦极跳最早起源于澳洲瓦努阿图北部的彭特科斯特岛一个名叫"蹦坡"的小村庄上土著人的成人仪式。几百年前的瓦努阿图男人必须经受住高空悬跳的考验，才能算是到了成年。他们用结实的藤条捆住双腿，从三四十米高的木塔上跳下来，在快要落到地面的时候突然停止，全村的男女老少都围着他载歌载舞，庆祝他通过了成年的考验。

瓦努阿图在 1980 年独立之后，把这种仪式开发为一项重要的旅游项目。这种形式后来传到了英国，被作为一种供皇宫贵族观赏的表演。真正将蹦极跳发扬光大的是新西兰，1988 年新西兰人最先成立了世界上第一个"反弹跳跃协会"，并首次向社会公开展示高空悬跳技能，并自此开始大力推广这一运动。

蹦极在中国香港、台湾被人们戏为"笨猪跳"，大概是他们认为，只有"笨猪"才会去参加这种冒险的生死游戏吧。事实上，这项运动从它的起源地发展到世界各地，一直受到人们的欢迎，有些极限运动爱好者还将婚礼仪式放在蹦极塔上进行，一旦"礼成"，就纵身一跳，以示对爱情的热诚和忠贞。非但不会被人们视为"笨猪"，反而能够拿到"勇敢者证书"。

蹦极的注意事项

（1）蹦极活动应该选择在没有连续下雨的晴朗、无风天气进行，风力大会影响蹦极者弹跳的方向，带来不安全因素。连续下雨，绳子受潮，也会造成安全隐患。

（2）孕妇、年老体弱者，疲劳、饥饿、饱食者，胆小、狂躁者都不能勉强参加蹦极活动；饮酒后不能参加蹦极活动，因为酒精不仅会影响判断力，还会使人头脑发热、发昏，以急于冒险，并且不太在意安全措施。

（3）蹦极对身体素质要求极高，凡是有心、肺、神经系统、精神心理病史的人，如恐高症、高血压、心脏病、肺心病、抑郁症、精神分裂症等都不能参加。过度紧张惊险的刺激会诱导心脑血管病和神经精神病的发作。蹦极者会进行例行的身体检查，体检合格并签订"自愿参加"的保证书后，才能获得参加活动的机会。

（4）近视的人参加蹦极要慎重，因为硬式蹦极跳下时头是朝下的，人体以 9.8 米 / 秒的加速度下坠，很容易使脑部充血，造成视网膜脱落或视网膜下毛细血管破裂而形成暂时性失明（一般几天之内就可以恢复）。

（5）着装要尽量简单、合身，不要穿易飘散或兜风的衣物，女游客最好不要穿裙子，以免影响游玩。

（6）蹦极很容易对人体肌肉及关节造成损伤，轻者骨折、四肢麻痹，严重者会造成永久性伤残。所以，如果采用绑腿式跳法，腿脚一定不能有骨折病史。蹦极之前也应充分活动身体各部位，以防损伤。

（7）蹦极前一定要仔细检查双保险的弹跳绳、保护带，连接弹跳绳与弹跳者的扣环、挂钩，绑腰或绑背、绑脚装备，以及蹦极时抱在怀中的具有平衡身体、消除紧张感的抱枕和防热手套等安全装备和设施。

（8）初学者应本着先简后繁、先易后难的循序渐进原则，先体验绑腰前扑式、绑腰后跃式或绑背弹跳式，逐渐适应之后再采用难度最高的绑脚后空翻式、最酷的绑脚高空跳水式及最为浪漫、幸福甜蜜的双人跳。

（9）跳出后要注意控制身体，不要让弹簧绳索将脖子或胳膊卷住。

八、攀岩

攀岩运动有野外和室内两种形式，是一项需要勇气和胆量且有一定危险性的体育锻炼活动，攀岩者常被人们称之为在岩壁上行走的"蜘蛛人"。

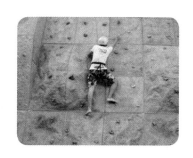

1. 攀岩的保健作用

（1）增强体力：攀岩运动者要负荷自身的体重，对抗地球的引力，这就需要有强壮的体质，尤其是手爬、脚蹬的均衡力量和持久力。所以，经常练习攀岩，对于增强全身肌肉和骨骼的力量无疑是大有好处的。

（2）增强身体的平衡感：攀岩有一句行话叫，"三点不动一点动"，攀岩的基本姿势是向上攀爬，靠的就是用 3～4 个支撑点来稳定身体的平衡（除了手脚以外，膝盖抵住岩面也算点），通过移动一手或一足不停向上攀登。所以，经常攀岩是对身体平衡能力极好的锻炼。

（3）增加身体柔软度和协调感：柔韧度和协调感是攀岩的关键条件，其重要性甚至超过体力。国外有些医疗体育部门已经将攀岩列为矫治少年儿童肌力发展以及手、眼、身体之间协调的训练。

（4）提高注意力和集中力：攀岩过程中，需要全神贯注地手攀和脚踏岩石块，留意身体在岩石块上移位时的每个细节，不能有丝毫的马虎。所以，攀岩可以培养一个人对事物的专注程度。

（5）锤炼进取心和自信心：面对比自己身高高出很多倍的陡峭岩石，当自己靠着攀登绳承受体重、"挂"在高空的时候，是继续坚持向上攀登还是放弃，已经不仅仅是勇气的问题了，还有意志力、荣誉感以及自我超越的决心。

2. 攀岩的技巧

攀岩虽然需要有良好的身体素质和条件作支撑，但更重要的是要有熟练的技术和技巧为指导。攀登的实践性很强，必须在经常的攀登中练习。如果能有技术熟练者在旁指导，将能收到事半功倍的效果。

（1）攀岩的技巧就是如何爬得省力，主要是要把握身体重心的位置，灵活地控制重心的移动。移动重心的目的是在攀登中减轻双手的负荷，保持身体平衡。初学者应耐着性子先做一段时间的平移练习，即从岩壁一侧水平移到另一侧，体会重心、平衡、手脚的运用等基本技术，不要操之过急，急于爬高。

（2）攀岩在最基本的三点固定、单手换点时，身体的重心要向对侧移动，使手在没离开原支点之前就已经没有负荷，可以轻松地出手。横向移动时，要把重心向下沉，使双手吊在支点上而不是费力地抠拉支点。双脚踩实后再伸手抓下一支点，而不要脚下虚踩，靠手拉使身体上移。一定要用腿的下蹬力量顶起重心向上移动，手主要是在上移时起攀爬岩石和维持平衡的作用。

（3）一般情况下，攀岩时身体要尽量贴近岩壁，但也有一些攀岩高手身体不贴近岩壁，这是因为人的膝盖是向前凸的，面对岩壁抬腿踩点必然会把身体顶出来。如果改为身体侧向岩壁就很好地解决了这一问题，使得身体更靠墙，把更多体重传到脚上。攀岩高手们就是采用了侧拉、手脚同点、平衡身体等技术动作，只在身体上升的那一刻让身体贴向岩面。

（4）侧拉是一项很重要的技术动作，它能极大地节省上肢力量，使一些原本困难的支点也能轻松达到。侧拉动作实施要点是：身体侧向岩壁，以身体对侧手脚接触岩壁，另一条腿伸直，以调节身体平衡，靠单腿力量把身体顶起，抓握上方支点；踩点脚应以脚尖外侧踩点，不要踩得过多，以利换脚或转身，若踩点较高，可侧身后双手拉牢支点，臀部向后坠，加大腰前空间，抬脚踩点；然后双手使劲把重心拉回到这只脚上，另一条腿抬起，不踩点，以保持平衡；固定手只负责把身体拉向岩壁，身体完全由单腿发力顶起，不靠手拉，以节省手臂力量。

（5）正确的训练方法应该是，在身体自前次训练恢复并达到超补偿后（24～36小时）再开始下一次的训练，这样才能使体能持续稳定地进步。此外，训练的分量必须配合体能的进步而逐渐增强，以给予身体足够的刺激，使体能有长期的进展，不致停滞在高原期。

3. 攀岩的注意事项

攀岩除了要掌握一定的技巧外，还应特别注意安全。一般而言，攀岩运动在正确的保护措施下是绝对安全的，要放松心情，不必背思想包袱，担惊受怕。

（1）参加攀岩最好穿较为宽松并适合运动的服装，不得佩戴手表、手链、戒指等饰物，还应把手脚指甲剪短，长发者应将头发扎起。

（2）攀岩前每个人都必须学会基本的绳结，在需要使用时一律自己打结。

（3）一定要服从攀岩教练或现场工作人员的指挥，不得擅自行动；正式攀登前必须在教练的指导下进行充分的热身。

（4）进行抱石训练时务必提前找人保护，保护者要专心保护，对抱石者的受伤情况全权负责。

（5）攀岩时应注意保护器材，未经允许绝对不能触碰器材。

第 3 章
从头到脚的简易保健法

一、头部简易保健法

（一）头部代表穴位简介

1. 百会

（1）定位：头顶正中线与两耳尖连线的交点，或前发际正中直上 5 寸处（图 3-1）。

针灸学中将前发际到后发际的距离定为 12 寸，但是在日常生活中还有一些特殊的情况，如高额、秃顶，这类人的前发际线不好确定。这种情况古人已经为我们考虑到了：没有前发际或前发际不明显的人，可延长到两个眉毛中间（印堂穴），从该处向上 3 寸处就是前发际；如果后发际不明显，可从第 7 颈椎下（大椎穴）向上 3 寸，就是后发际了。

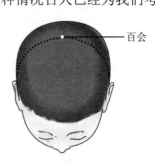

图 3-1　百会

也许又有人会说：要是前发际、后发际都没有那该怎么办呢？那可就更惨了，这个时候可以把两个眉毛之间的印堂穴到第 7 颈椎下的大椎穴的距离看成 18 寸，这样就能找到前发际上 5 寸的部位了。就算是连眉毛都没有的人，我们也可以通过摸眉棱骨找出前发际的位置。

晋朝医学著作《针灸甲乙经》记载，百会穴在"顶中央旋毛中，陷可容指"，说的是，百会穴应该在"发旋"处（少数发旋偏斜或有 2 个及以上发旋者例外），手指按时，会有一个小小的凹陷。明代医学文献《针灸大成》表达得更形象，说穴位处有凹陷"可容豆"，就是说，取穴一定要用手指摸清楚那个小小的凹陷，如果放上一粒豆子，它是不会滚下来的。

请注意，为了取准百会穴，自我取穴时一定要下意识地低头而取，否则，取出来的穴位就会太接近前发际。如果不低头取穴，那么，也要下意识抬高胳膊，手指有意识地往后移动，以寻摸凹陷处。总之要把握取穴的两个关键点——头旋或小小的凹陷。

（2）功用主治：百会穴是全身保健要穴，有醒脑开窍、镇静宁神、健脑益智、通络止痛、调节血压、固脱提升、清利头目、促发新生等诸多作用。主要用于治疗：①头痛（头顶痛、全头痛）、眩晕（高血压、低血压、贫血、低血糖）、失眠、健忘等脑神经性疾病；②视物昏花、目赤肿痛、耳鸣、脑鸣、鼻窦炎等五官科疾病；③脱发、须发早白。

它之所以叫"百会",是因为各个方位的经脉都汇聚在此处。所以,其治疗作用可以达到头部的任何部位,前头痛、后头痛、偏头痛、头顶痛、全头痛,都可以取用,是治疗头痛的第一要穴。

灸百会可以治失眠,效果良好。一般灸 5 ～ 10 分钟后即可入眠,4 ～ 5 次后可保持正常睡眠。百会对血压有着良性的双向调节作用,也就是说既能降低血压(针刺或点刺出血),又能升血压(灸法),并且已被古今中外大量针灸临床实践证实。

(3)操作方法:指压、按摩、艾灸、皮肤针叩刺等。

第一,指压、按摩。指压穴位,在古代称为"指针法",即以指代针的方法。百会穴治头痛、头晕、失眠等可用单手指压法、双手五指叩击法(连同四神聪穴;图 3-2)、握拳捶打法(图 3-3)、艾灸、皮肤针、皮肤滚针刺激等,施术 3 ～ 5 分钟。

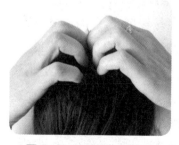

图 3-2　双手五指叩击法

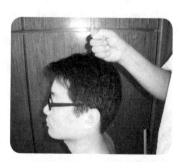

图 3-3　握拳捶打法

另外，还可以"干梳头"（图3-4），即双手五指弯曲成爪状，首先将双手小指放在头顶前发际正中，从前发际正中通过百会穴向后直达风池穴；然后再将双手五指从耳前鬓角绕

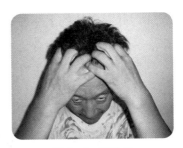

图 3-4　干梳头

耳后直到安眠穴。反复操作直至头皮有明显的发热、发麻感为止。

第二，艾灸器温灸。先把外壳的盖子打开，剪一段艾条（1寸左右）放在里面，点燃后将盖子合上，固定在穴位上施灸，用起来非常方便。

第三，隔姜灸法。将生姜切成约2毫米厚的圆形小块，用牙签扎刺几个小孔，置于穴位上；再将艾绒捏成花生米大小、类似削尖的铅笔头样的圆锥体，置于生姜片上，点燃施灸，连续灸5～7个（1个谓之1壮）。

第四，电吹风灸。许多旅游驻地房间都有电吹风器，有的旅客还会自己携带，夜晚回到房间，可以用电吹风器的热风对准穴位施行"吹灸"。每次5～10分钟，以局部头皮微红，自觉温热、舒适，微微汗出为度。但非风寒或寒邪所致的头、脑、鼻部疾患，不可轻易施灸，以防助热上扰，引起头昏脑涨。

第五，皮肤针叩刺。用无菌皮肤针轻中度叩刺3～5

分钟，并向穴位的上下左右 1 寸处（四神聪穴）延伸叩刺 3～5 分钟，光头者还可以用皮肤滚针刺激。

只要我们能经常在百会穴做一些指压、按摩、艾灸、皮肤针、皮肤滚针刺激等，不仅能解决头痛、头晕、贫血、高血压、低血压、内脏下垂等疾病，还可以减少脱发、白发，促进睡眠，增强记忆，还有一定的美容效果。

1978 年，我治疗过一位因车祸造成严重脑震荡，以致经常头痛眩晕的武汉某大学党委书记。出车祸时眼睛中进入碎玻璃渣，在眼科把玻璃取出来以后，就在针灸科治疗脑震荡后遗症。因其不愿意接受针刺，我就选用皮肤针叩刺百会及其四周，每日 2 次。经过 1 个月的治疗，头痛眩晕症状好转；2 个月后明显减轻；3 个月后痊愈出院。因其头部明显谢顶，经几个月皮肤针叩刺头皮，头顶正中竟然生出了一些类似刚孵出来的小鸡、小鸭身上的绒毛。他和老伴喜出望外，产生了出院回家后继续用皮肤针叩刺，使毛发再生、返老还童的念头。

2. 四神聪

（1）定位：在头部，百会穴前后左右各 1 寸处，共 4 穴。

（2）功用主治：我们从本穴的穴名即可看出，四神聪是一个能聪人耳目、健脑益智的穴位，能促进人体健康，延年益寿。主要用于治疗头痛、眩晕（高血压、低血压、贫血、低血糖等原因引起者）、失眠、记忆力下降、痴呆、脱发、须发早白等。

（3）操作方法：同"百会"穴。

3. 风池

（1）定位：在项部，后发际上 1 寸、枕骨下两侧凹陷中；或后发际正中上 1 寸（风府穴）与耳垂后凹陷（翳风穴）连线中点（图 3-5）。简便取穴法：①将一手的拇指和中指分别放在枕骨两侧，缓缓向下滑动，直至后发际上 1 寸处时，会感觉到手下有一凹陷，同时感觉拇指和中指被堵住，滑不下去了，这个地方就是风池穴；②将一手的拇指和中指分别放在后发际两侧边缘，缓缓向上移动，当手指被枕骨下方自然堵住推不上去了，这个地方的凹陷中就是风池穴。

（2）功用主治：①头晕目眩、偏正头痛、项背疼痛、落枕、颈椎病、轻度脑萎缩等头项部疾病；②近视、夜盲、色盲、白内障、青光眼、视物昏花、迎风流泪、目赤肿痛、眼睑下垂、视神经萎缩、中耳炎、耳鸣、鼻炎、鼻出血、面瘫等五官科疾病；③脱发、须发早白；④口舌生疮、咽喉肿痛、吞咽困难。

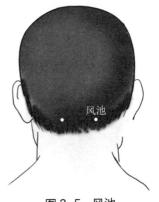

（3）操作方法

第一，指压、按摩法，如单手压捏法（图 3-6）、

图 3-5　风池

单手拇指与四指对捏法（简称"拿风池"；图 3-7）、双
手拇指对按法（图 3-8）、双手四指按揉或叩击法（图 3-9）、
皮肤针叩刺法（光头者还可以用皮肤滚针）等。指压、
按摩时可伴随适度的揉动或提拉动作，使局部产生酸、
麻、胀等感觉。拿捏的时间和力度，应视患者的体质状
况和病情而定，频率以每日 2 次，于早晚施治为宜。

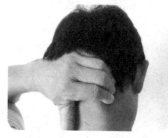

图 3-6　单手压捏法

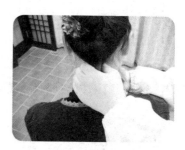

图 3-7　拿风池

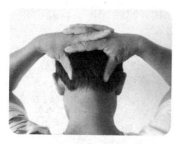

图 3-8　双手拇指对按法

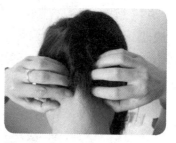

图 3-9　双手四指按揉或叩击法

手指叩击时，五指自然弯曲成爪状，指尖对准穴位
快速叩击，至头皮有发热、发麻感为宜。也可以用五指"干
梳头"或用木梳或牛角梳梳头，先从前发际向后梳至后

枕部风池穴下 0.5 寸（健脑穴）至 1 寸（供血穴），再从鬓角绕耳后梳至风池穴。通过刺激头部穴位，以增加头部血供，改善血液循环和新陈代谢状况，促进大脑思维，维持大脑的记忆能力。一整套操作下来，我们会感到头脑非常清醒，视物也变得更加清晰。

2010 年 4 月 17 日，我随江苏电视台中医养生节目组前往无锡市进行公益讲座，听众沈福江向我咨询。患者几年前脑卒中后，出现脑梗死、脑供血不足、脑萎缩，并伴有期前收缩、心律不齐和心前区阵发性刺痛现象，经常头晕、失眠、健忘、胸闷、心慌，心电图也不正常。为此，特向我请教穴位保健方法。

我告诉他要坚持叩百会和四神聪，并用"干梳头"等健脑益智的手法施术至风池穴上下。一晃半年多过去了，有一天，我收到他发来的手机短信，非常兴奋地告诉我，他坚持穴位按摩半年时间，没有花一分钱，就治好了他的病。我让他再做一次体检，后来他跟我说 CT 报告提示一切正常，原来的症状也都有所改善，心电图也正常了。

第二，灸法。因穴位处有头发，并接近延脑，故实施灸法时可用艾条灸、隔姜灸或艾灸器灸，时间不宜过长。

艾条灸：患者坐位或俯卧位，将艾条一端点燃，在距穴位皮肤约 2 厘米处，施以温和灸 5 分钟，以局部感到温热舒适为度。轻者每日 1 次，重者每日 2～3 次。

若想要预防感冒，可每日 1 次，连续 3 ～ 5 日。

隔姜灸：患者俯卧位，生姜 1 片，厚 2 ～ 3 毫米，用针刺若干小孔后置于穴位上，另将艾绒做成如枣核大小的圆锥形，放在生姜片上，从艾绒顶端点燃，燃尽后再换新艾柱续灸。每穴每次 3 ～ 5 壮，轻者每日 1 次，重者每日 2 次。

艾灸器灸：患者坐位或俯卧位，将艾灸器固定在穴位上，施灸。每次 10 分钟左右。已病可治，未病能防。

电吹风灸：患者坐位或俯卧位，将市售电吹风调为热风模式，对准穴位施行"吹灸"。每次每穴 5 ～ 10 分钟，以局部温热、舒适、微微汗出为度。非风寒或寒邪引起的头、脑、鼻部疾患，不可轻易施灸，易助热上扰，引起头晕。

第三，皮肤针叩刺。用无菌皮肤针，以轻中度力量叩刺 3 ～ 5 分钟，并向穴位下方 1 寸处延伸叩刺 3 ～ 5 分钟，光头者还可以用皮肤滚针刺激。

4. 翳风

（1）定位：耳垂后方，将耳垂紧贴于侧头项部，平耳垂的下缘，耳后乳突与下颌角之间的凹陷处（图 3-10）。

（2）功用主治：翳风具有通络开窍、消肿止痛、理气止呃的作用，主要用于治疗耳鸣、耳聋、中耳炎、耳中湿痒、耳中痛、目翳、视物不明、牙痛、面瘫等五官科疾病；咽喉肿痛、腮腺炎、下颌关节炎；膈肌痉挛（呃逆）。

（3）操作方法：用中指或拇指指压 3 分钟左右；将耳垂紧贴面颊，用艾条悬灸或行雀啄灸法 2 分钟左右；无菌皮肤针叩刺。

5. 安眠穴

（1）定位：翳风穴与风池穴连线的中点（图 3-11）。

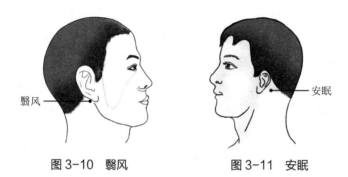

图 3-10　翳风　　　　　　　图 3-11　安眠

（2）功用主治：失眠、记忆力减退等。

（3）操作方法：大拇指或中指指压、按摩 3 ～ 5 分钟；无菌皮肤针叩刺 3 ～ 5 分钟；剪短穴处毛发或取生姜片覆盖穴区（生姜用牙签刺若干小孔），施以艾条灸 5 分钟左右。

（二）头部保健法

头部保健不受时间、地点、环境、条件的限制，无论是乘坐何种交通工具，如汽车、火车、轮船、飞机等，都可以随时实施，是最适合在旅途中操作的养生保健方法。笔者就属于乘车上下班族，经常在公共汽车和地铁上看到一些老年人利用坐车的时间进行头面部按摩保健。

1. 双手交叉，抱住后枕部向前用力，同时头部向后用力；或双手十指交叉，一手掌托住同侧头部，用力往对侧推，同时头部用力反向抵抗，然后换位重复，可缓解长途旅行疲劳。

2. 指压或手指尖叩击百会、四神聪、风池、安眠、头维（前额两旁额角发际上 0.5 寸）、角孙（侧头部，将耳朵紧贴头皮，耳尖上缘入发迹处）、率谷（侧头部，耳尖直上入发际 1.5 寸）等穴，有助于缓解头晕、头痛和失眠等。其中，头维穴尤擅长治疗偏正头痛、瘀血头痛。

3. 在上述各穴处施以"干梳头"法，或者经常用木梳、牛角梳、磁性保健梳梳头，有助于在旅途中缓解头晕、头痛和血压波动（低血压者可升高血压，高血压者可降低血压）。经常梳头，从长远效果看，能养心安神，滋养肝肾，聪耳明目，防治健忘，增强记忆，减少白发、脱发，延缓衰老，促进脑健康等，以益寿延年。真可谓：养成习惯勤梳头，健脑益智无忧愁；梳出健康和美丽，抗老防衰年寿益。

4. 指压、按揉翳风穴，对旅途中突发性耳鸣、中耳炎、腮腺炎、下颌关节痛、面瘫、面痉挛、膈肌痉挛（呃逆）等均有效。对膈肌痉挛者，按压力量要相对较重，同时配合深呼吸，也可以让患者含一大口水，趁着按压穴位的时候快速将水吞下，往往能立竿见影。笔者在临床上曾遇到呃逆不止的患者，持续呃逆 11 日，每分钟连续呃逆可达 50 多次，笔者利用重力按压翳风穴进行治疗，几分钟后呃逆止。山东中医药大学高树中副校长、深圳宝安区中医院针灸康复科金远林主任等针灸名家也都有这样的体验。

5. 头发是人的第二面孔，手指叩击、五指"干梳头"、皮肤针叩刺等方法可以防治脱发、白发和斑秃。

手指叩击时，五指自然屈曲成爪状，指尖对准穴位快速叩击，至头皮有发热、发麻感为宜。

五指"干梳头"，是先从前发际向后梳至后枕部风池穴，再从两边的鬓角绕耳后梳至风池穴。这种操作方法，不适宜在人多的公共场所实施，尤其是头皮屑较多的人应多加注意。

皮肤针主要叩刺头顶百会及其四周、后枕部风池穴及局部阿是穴。腰背部叩红即可，百会、风池以及脱发区要均匀密刺，叩刺脱发区时，应从边缘开始，呈螺旋状向中心叩刺出血。擦干血迹后用鲜生姜片擦拭局部，最后再用斑蝥酊（取斑蝥 10 只，除去爪子及翅膀，放入酒精或白酒中浸泡 1 周）或墨旱莲酊（鲜墨旱莲 1 把捣烂，放入酒精或白酒中浸泡 2 周）、侧柏叶酊（鲜侧柏叶 1 把捣烂，放入酒精或白酒中浸泡 2 周）涂擦患处。每日 1～2 次，可促进头发再次生长。

我在百会穴中曾介绍过一例脑震荡后遗症的谢顶患者叩刺百会、四神聪穴治疗头痛、头晕而生出绒毛细发的例子，应该对我们大家都有所启发。患者仅仅只是进行了一般性皮肤针叩刺而已，如果皮肤针能叩刺出血，那等于是给头上这块地"松松土"，再涂抹药水就好像是给土里的庄稼"施施肥"，可以肯定患者头发的"长势"会更加可观！

二、面部简易保健法

（一）面部代表穴位简介

1. 印堂

（1）定位：两眉头连线的中点（图3-12）。

（2）功用主治：印堂穴有清热止痛、镇静宁神的作用，主要用于治疗前额头痛、眉棱骨痛、眩晕、失眠等头部疾病；目赤肿痛、近视、鼻炎、鼻窦炎、鼻出血等五官科疾病；贫血、低血压；产后血晕；小儿惊风、抽搐；急性腰扭伤。

（3）操作方法：用中指或拇指点压、按揉、叩击；

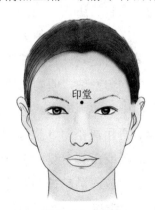

图3-12　印堂

拇指和食指用力撮捏；刮痧或用皮肤针轻、中度叩刺，使局部发红即可。贫血、低血压引起的虚痛，施术时手法力度宜轻；高血压、跌打损伤导致的实痛，手法用力宜重。皮肤针可重叩至出血，也可以将清凉油或风油精涂抹在穴位处，少用灸法。

2. 太阳

（1）定位：侧头部，眉梢与外眼角之间，向后约 1 寸的凹陷处，也可以取眉梢与外眼角水平延线的交点（图 3-13）。

（2）功用主治：太阳穴有清利头目、祛风止痛的作用。主治偏头痛、三叉神经痛、头晕目眩、目

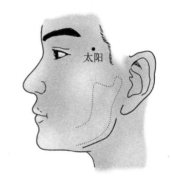

图 3-13　太阳

赤肿痛、睑腺炎、近视、斜视、夜盲、目涩、视物昏花、急性结膜炎（红眼病）、视网膜出血、牙痛等。

（3）操作方法：中指指腹点压、按揉、叩击；刮痧；皮肤针轻、中度叩刺；涂抹清凉油或风油精。疼痛较重者，按揉力度应重一些，重力按压至局部胀痛并旋揉 2 ～ 3 分钟；亦可用皮肤针重叩至出血。

3. 阳白

（1）定位：瞳孔直上，眉毛中点上 1 寸（图 3-14）。

（2）功用主治：①前额头痛、眉棱骨痛、偏正头痛；②目赤肿痛、近视、面瘫、面痉挛等五官科疾病；③面部痤疮、雀斑等皮肤科疾病。

（3）操作方法:同"太阳"穴。

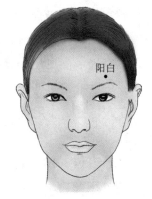

阳白

图3-14 阳白

4.颊车

（1）定位：下颌角前上方1寸处，当牙齿咬紧时咬肌隆起的高点（图3-15）。

（2）功用主治:面瘫、牙痛、腮腺炎、下颌关节炎等。

（3）操作方法:拇指或中指点压、掐按、旋柔；刮痧；隔姜灸；皮肤针叩刺等。

5.下关

（1）定位：侧面部鬓角直下，耳前颧骨弓下凹陷中，张口时有骨头隆起处（图3-15）。

（2）功用主治：面瘫、面部痉挛、耳鸣、耳聋、腮腺炎、下颌关节炎、牙痛等。

（3）操作方法：拇指或中指指腹点压、按揉；刮痧；隔姜灸；皮肤针叩刺等。

6.颧髎

（1）定位：在面部，当外眼角直下，颧骨下缘凹陷中（图 3-16）。

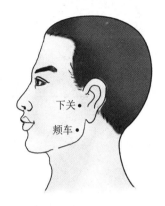

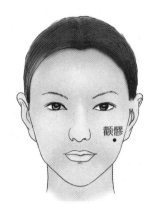

图 3-15　颊车、下关　　　　　图 3-16　颧髎

（2）功用主治：面瘫、面痉挛、面肿、面痒、面部痤疮、雀斑、黄褐斑等。

（3）操作方法：中指或拇指指腹点压、按揉；拔罐；刮痧；隔姜灸；皮肤针叩刺等。

7. 水沟（人中）

提起人中穴，那可是人们都非常熟知的一个穴位了，但是作为一个穴位，它的正名可就鲜为人知了，那就是"水沟"，为鼻涕流经之处，犹如沟渠。又因穴在鼻下嘴上，鼻子是呼吸器官，在上如天；嘴巴是吃东西的，在下如地（万物土中生），穴在天、地之间，好比天、人、地，人在其中，故名"人中"。

（1）定位：人中沟的正中央（图 3-17）。

（2）功用主治：低血压、低血糖、中暑、中风、煤气（一氧化碳）中毒等导致的休克、昏迷、血压下降、呼吸衰竭等急性病证。

日常生活中，有些身体不太好的人在长久站立的时候，或者是利用煤气取暖洗澡，在桑拿房中，

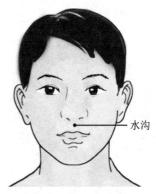

图3-17　水沟

在烈日暴晒、气温很高的环境下工作、走路，或者在人多拥挤、空气不好的场合久待等，经常会突然晕倒在地，不省人事。这种现象医学上称为"晕厥"或"昏厥"，是由于大脑一时性缺血、缺氧造成的。在这种情况下，如果不能得到及时、正确的救治，往往会加重大脑的缺血、缺氧情况，导致窒息死亡。

"指掐人中，起死回生"，这是在我国民间流传已久的口语。说起掐人中急救，可能多数人都是知道的。但是，俗话说"人忙无计"，真正遇到有人昏厥时，恐怕大多数人都会惊慌失措，未必会有几个人想得起或者会正确使用水沟穴来急救。为什么？因为一般人还缺乏一种医生的职业本能。

如果旅途中遇到有人因饥饿、劳累、中暑、低血压、低血糖或其他不明原因导致的晕厥或昏迷、不省人事，

此时不要慌张和忙乱。先迅速让患者平卧，并取"头低足高"位；再把患者领口和袖口解开，以保持呼吸和脉搏的通畅，还要注意外在环境的空气流通，夏天注意通风，冬天注意保暖；最后用拇指端（指甲）重压患者水沟穴，持续 1 ～ 2 分钟，即可苏醒。

古今中外利用水沟急救的例子数不胜数，人们都非常熟悉的古典小说《西游记》第 42 回孙悟空大战红孩儿，其中有这么一段情节：红孩儿打不过孙悟空，情急之下，就对着孙悟空喷火，把孙悟空的毛、皮肤都烧焦了，使其昏死过去。后来沙和尚、猪八戒赶到了，沙和尚急得是干搓手，没有办法。只见猪八戒急中生智，从身上拔出一根猪毛，吹了一口气，变成了一根针，急忙扎在了孙悟空的水沟穴，孙悟空这才苏醒过来（《西游记》影视版是第 14 集，当时猪八戒是用指掐水沟法救醒孙悟空的）。所以，尽管孙悟空平时很不喜欢猪八戒睡，但是每到关键时刻孙悟空总是对猪八戒网开一面的。为什么？因为猪八戒对他有救命之恩。

1986 年 9 月初，我从家乡乘火车返回武汉，大约清晨 4 时，火车播音员广播找医生，说是车上有一位乘客突然昏倒在地、不省人事，已经 20 多分钟了还没有醒过来，需要急救。出于职业的本能，我急匆匆地赶到出事车厢，那里已经挤满了人，却都束手无策。我先让围观的人们都散开，紧接着就掐患者水沟穴，不一会儿，患者就长出了一口气苏醒了过来。患者清醒后，诉说有些头晕、恶心，我又为她指压了合谷（手背第1、2掌骨之间，略靠第2掌骨中点）和内关（掌面腕横纹中点上2寸）穴后，就完全好了。在场的人都感叹地说：还是针灸穴位简便易行啊！不受时间、地点和条件的限制，在什么情况下都能发挥作用。

1988年，我从武汉调到南京中医药大学不久，6月的一个周末，我的一位摩洛哥的外国留学生在东南大学礼堂参加中外大学生联谊舞会时，一名苏丹的学生因为高歌狂舞而突然晕厥，顿时，舞场大乱。在这关键时刻，我的学生挺身而出，急忙给这位昏迷者指掐水沟穴，他马上就清醒了过来。大家看，我的这位学生是不是像《好汉歌》中唱的那样：该出手时就出手，风风火火闯九州！

2012年11月的一天，我正在南京华夏老年大学中医养生班上课，一位学员的女儿刚刚接受了针刺，外出时突然晕倒在走廊，当时，小女孩神志不清，面色苍白，两手冰冷，已经不省人事了，情况十分危急。我立即就地将她平放，然后指掐水沟穴，很快女孩子就苏醒过来了。

当然，对于危重患者，如果经临时的急救处理无果时，应该尽快将患者送往医院救治，以免耽误最佳抢救时机。

除了用于急救，水沟穴还能治疗各种精神性疾病，如神经官能症、抑郁症、癫狂、癔症，以及不明原因的喜怒哀乐等情绪异常改变；还可用于治疗肢体抽搐、小儿惊风、牙关紧闭、角弓反张等。

我曾用水沟穴治愈过多例因暴怒伤肝突发失语（医学上称为"癔症性失语"），不能讲话的患者；还治疗过脑卒中后不明原因狂笑不止的患者，当问其发笑原因时，患者边笑边答："不知道"。当即取水沟穴强刺激，狂笑顷刻停止。

希望朋友们都能够学会及时正确地应用此穴，处理一些常见的突发性晕厥，神经精神性疾病和运动系统疾病等。在紧急情况下，变"人忙无计"为"急中生智"，让昏厥的患者能够在我们的手上"起死回生"，收到立竿见影的效果。

此外，本穴还能治疗面瘫、急性腰扭伤（尤其适用于腰部压痛点在脊柱正中央者）、腓肠肌痉挛（小腿肚抽筋）、呃逆、尿闭，还有晕车、晕船、晕机引起的各种不适等。

美国《读者文摘》在 1983 年第 1 期中报道：一位运动队的保健医生为体育运动员、教练捏按水沟穴，以治疗在体育运动竞赛过程中突发的腿脚抽筋，有效率可达 90%。

（3）操作方法：拇指掐按、旋揉；皮肤针重力叩刺等。

急性腰扭伤时，要求患者站立，施术者一手托住患者的后枕部，另一手的拇指指甲掐按水沟穴，同时让患者缓慢活动腰部。轻者可 1 次而愈，重者可以配用后溪（握拳，第 5 掌指关节后远侧掌横纹头处）、腰痛点（手背正中，第 2、3 掌骨之间和第 4、5 掌骨之间的凹陷处）、委中（腘横纹中点）等穴位。后溪、腰痛点用指掐、按压法；委中可行指压、按摩或点刺出血。治疗及时者，一般可 1 次即愈。

（二）面部保健法

面部保健在旅途中也是很容易操作的，同样不受时间、地点、环境条件的限制，无论是乘坐汽车、火车、轮船、飞机等都可以随时实施。

1. 面部指压、按摩多用指腹、掌根或大小鱼际直接施术，用力要柔和、均匀，最好能事先在面部涂抹少许按摩油膏。

一般从头额部两眉间印堂穴开始，先用中指在印堂穴稍加按揉；然后双手拇指交错向上至前发际做提拉式按摩；再分别由印堂开始，经过眉毛、目眶下缘、鼻旁及面颊由内向外、由下向上做横向或弧形按摩；上唇从水沟穴开始经过颧骨由内朝外、由下向上做横向或弧形按摩；嘴角从地仓穴开始经过颧骨由内向外、由下向上做横向或弧形按摩；下唇从承浆穴开始经过耳前由内向外、由下向上做横向或弧形按摩。上述各按摩部位最后均朝太阳穴或头维穴方向提拉并结束。

2. 一手托住一侧面部并向对侧用力推，同时面部用力反向抵抗，然后换手重复，可消除旅途疲劳。

3. 干洗脸。洗净双手（冬天应提前将手搓热）后，从下往上不断地搓擦面部（不可上下来回反复搓擦，以免使面部肌肉更加松垮），至面部发热为度。该手法可疏通面部经络，使气血畅达，以增强对风寒或风热的耐受能力，还能起到养颜美容的作用。

4. 冷水洗脸。旅游途中，不分季节，最好能经常用冷水（尤其是山间泉水）洗脸，并不停地拍打脸部五六十下，即使是冬季旅游也要坚持。既能保持面部肌肉的弹性和细腻，又能增强面部对风寒的耐受能力，少患或不患伤风感冒之疾。

5. 按摩面部穴位。经常按摩印堂、太阳、阳白、颧髎等穴，对眼睛的保健和面瘫、面痉挛、面部痤疮、雀斑、黄褐斑的防治等均有一定作用。

6. 旅途中发生牙痛（尤其是因为饮烈性白酒，或进食过辣的菜肴引起的风火牙痛），可以及时重力点压、按揉颊车、下关等面颊部穴位。如果配合使用手背上的合谷（虎口）穴，止痛效果更佳。

7. 旅途中突然遇见有人晕厥、昏倒，不管是什么原因引起，都可以用大拇指指甲掐按或用梅花针重力叩击患者的水沟、素髎（鼻尖正中）、印堂、承浆（下嘴唇与下巴额正中央的凹陷中）等穴，予以救治，直到患者醒过来为止。

南京华夏老年大学张鸿芳女士在海拔 3000 米以上的云南玉龙雪山和浙江普陀山旅游时，先后 2 次用指掐水沟、合谷、内关等穴急救了 2 位因高原反应和极度劳累而晕厥的旅游者。当时患者瘫软在地，表现为神志恍惚、面色苍白、脉搏微弱，经张女士施治后，当即苏醒。

8.面部美容。印堂是面部美容的第一要穴，又是面部美容时第一个接触的穴位，面部美容的操作手法，基本上都要从印堂穴开始。太阳穴可以说是面部美容最终的集结点，很多手法都要从印堂开始，到太阳结束。其他还有阳白、颧髎、地仓（嘴角旁开 0.5 寸处）、承浆穴等。

（1）除皱：皮肤松弛会产生面部皱纹，表现为细小浅表的抬头纹（额纹）、眉间纹、鱼尾纹、口角纹等。除皱手法的要求是：先在面部涂抹少许按摩油，用一手食指、中指、无名指指腹顺着皱纹的走向由内向外均匀柔和地平抹，再用另一手的食指、中指、无名指指腹用力朝上方提拉。以外眼角鱼尾纹为例，用同侧的食指、中指、无名指指腹顺着皱纹的走向，朝太阳穴和鬓角均匀柔和地平抹，紧接着用另一手的食指、中指、无名指指腹（指尖朝下）用力向上朝头维穴方向提拉，反复操作 50 ～ 100 下。

面部皱纹较多者，平时应注意减少面部表情，如抬眉、皱眉、挤眉弄眼、做鬼脸、大笑、打哈欠等，尽量避免皱纹增加。

面部按摩美容有以下几点需要注意：一是事先在面部涂抹少许按摩油，以增加操作时的润滑度、减小摩擦力；二是要修剪指甲，避免操作时划伤皮肤；三是面部按摩切不可从上向下按，特别是想要除皱时。皱纹是皮肤老化的一个重要标志，它是怎么形成的呢？其实就是皮肤松了，弹性差了，加上克服不了地球的引力，所以就往下坠。美容的目的是通过刺激穴位，或施加手法，使皮肤向上提，以对抗地球引力。你看，美容院的美容师在给顾客做面部美容时，都是坐在顾客的头侧，从下向上操作的。如果从上向下按摩，那就适得其反了。

我们可以在面部做这样两个动作：一是用手掌紧按面部并把脸向下拉，二是用手掌将脸往上托，然后观察面部的形象特征。你就会发现，这两种做法所形成的面容是完全不同的。有什么不一样？一个是笑脸，一个却是苦脸。所以，漫画家画笑脸，嘴唇总是往上翘着画的，而画苦脸，嘴唇就要朝下画了（图 3-18）。面部美容要求从下向上施术，道理也就在这里。日常生活中，我们看到许多人不正确的洗脸和干洗脸的方法，就是一个劲地满脸乱搓、乱擦，要注意克服和纠正。

（2）祛斑、祛痘：用

图 3-18　笑脸与苦脸

皮肤针围绕面部的雀斑、黄褐斑或"青春痘"四周轻轻叩刺，至局部发红；远端可取大椎（第7颈椎下凹陷中）、天枢（脐旁2寸）、合谷、曲池（屈肘，肘横纹拇指侧纹头端）、支沟（腕背横纹中点直上3寸）、内庭（足背第2、3趾缝纹头端）等穴重叩出血。每日或每2日1次。

上述面部穴位主要是通过疏通局部经络、畅达和滋养面部气血，起到养颜美容效果；远端的天枢、合谷、曲池、支沟、内庭等穴的主要作用是通调胃肠腑气、疏通胃肠经络（胃和大肠的经络都是直接走到面部的）、清热、通便等。中医学认为，肺与大肠是相表里的关系，肺又外合皮毛，大便经常不通的人皮肤肯定是不会好的，这才有了"排毒养颜"的美容法则。排什么毒？就是排大便里面的毒。古有"若要长生，胃肠要清"，我们不妨再加一句"若要美容，肠道要通"。

另外，体内痰湿过多，出现水肿、眼袋时，还要配合腹部的水分（脐上1寸）、水道（关元穴旁开2寸）和下肢的丰隆（犊鼻与足外踝连线的中点）、三阴交（足内踝高点上3寸）穴的，以利湿化痰，发挥养颜美容、消肿、除皱、去眼袋的功效。

总之，运用穴位美容，不是单纯解决皮肤表面的问题，而是通过脏腑、经络与我们人体特别是头面部的一些内在联系，从总体上改变气血的新陈代谢，调节内分泌状况，从而产生一些美容的效应。

三、五官简易保健法

（一）五官代表穴简介

1. 晴明

（1）定位：目内眦角稍上方凹陷处（图3-19）。

（2）功用主治：近视、夜盲、色盲、"红眼病"、迎风流泪、视物昏花、白内障、视神经萎缩等眼科疾病。

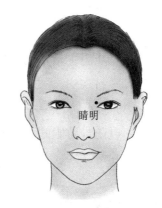

图 3-19　晴明

晴明穴在眼区局部美容方面，如防治眼袋、黑眼圈等具有比较特殊的作用和意义。从整体美的角度来看也很重要，"眼睛是心灵的窗户"，眼睛有神还是无神，直接关系到一个人的气质和精神面貌。

（3）操作方法：双手中指指腹同时点压、按揉双侧晴明穴60～80次；皮肤针中等速度轻轻叩刺50～60次。忌灸，以防导致眼睛损伤。

2. 四白

（1）定位：目直视，瞳孔直下，眶下孔凹陷处（约1寸）。

（2）功用主治：①面瘫、面肌痉挛；②近视、夜盲、色盲、眼皮跳动等。

（3）操作方法：中指指腹点压、按摩；皮肤针叩刺。

忌灸，以防导致眼睛和面部损伤。

3. 瞳子髎

（1）定位：目外眦旁（约 0.5 寸），当眶外侧缘处。

（2）功用主治：目赤肿痛、近视、夜盲、色盲、飞蚊症等眼科疾病。

（3）操作方法：中指指腹点压、按摩；皮肤针叩刺。忌灸，以防导致眼睛和面部损伤。

4. 耳前三穴（耳门、听宫、听会）

（1）定位：耳门位于耳屏上切迹前方约 0.5 寸处，张口的时候，下颌骨的髁状突会自然向前移动，因而会出现一个小小的凹陷，凹陷处即是；听宫位于耳屏正中间前方约 0.5 寸，张口时呈凹陷处；听会位于耳屏间切迹前方约 0.5 寸，张口有凹陷处（图 3-20）。

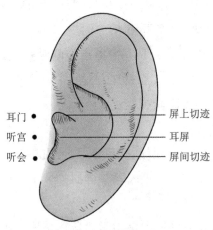

图 3-20　耳前三穴

耳前三穴，从上到下分别属于三焦经、小肠经和胆经。这3条经脉都围绕在耳朵前后，有的甚至能深入到耳朵里面。所以这3个穴位无论是从经脉的角度，还是从局部穴的角度，都是防治耳部疾病最常用的穴位。

这3个穴位，结合经脉，我们可以记成：三（三焦）、小（小肠）、胆（胆经），门（耳门）、宫（听宫）、会（听会）。

为了便于记忆，我在这里介绍一个很好的学习、记忆方法：假如说朋友们要去文化宫看演出，首先我们要进文化宫的门吧，进了门以后就到了文化宫里面，于是朋友们就会面了。这就是门、宫、会，即耳门、听宫、听会。

（2）功用主治：中耳炎、耳鸣、耳聋等。

（3）操作方法：中指上下摩擦耳前三穴；双手食指和中指从耳朵下方向上夹着左右耳朵（中指在前，食指在后），像夹子一般夹着耳郭上下摩擦，中指摩擦耳前三穴，食指摩擦耳背部。不灸或少灸，若灸则宜采用隔姜灸法，时间也不宜长，1～2分钟足以。

5.迎香

迎，指迎接；香，指气味。迎香穴在鼻旁，刺激本穴可恢复嗅觉，主治鼻塞不闻香臭，故名。

（1）定位：鼻翼外缘中点旁开0.5寸的鼻唇沟中。

（2）功用主治：①鼻塞流涕、鼻出血、鼻炎、鼻息肉、酒渣鼻；②面痒、面肿、面瘫、面肌痉挛等。

（3）操作方法：双手中指指腹点压、按揉 3 ～ 5 分钟；皮肤针叩刺。不灸或少灸，若灸则宜采用隔姜灸法，时间也不宜长，1 ～ 2 分钟足以。

（二）五官保健法

1. 眼区保健法

眼睛周围的穴位能疏调局部经络气血；背部和下肢远端的穴位可滋养肝血和肾水，共同发挥明目的保健作用，对于消除眼疲劳、维持视力非常有好处。

做眼部的保健，最好取坐位。首先将眼睛微微闭合片刻，让眼睛处于放松、休息状态。然后再做眼保健操、刮眼眶、旋目、运目"画"字及其他动作。

（1）眼保健操：点压、按揉印堂、太阳、睛明、四白、攒竹（眉头）、丝竹空（眉尾）、瞳子髎等穴各 1 ～ 2 分钟。

（2）刮眼眶：双手食指弯曲，反复刮眼眶 20 ～ 30 下。

（3）旋目：将眼球有规律地上下左右交替旋转 20 ～ 30 次。

（4）运目"画"字：眼睛平视前方，眼球从上向下或从下向上画"1"字；从左向右或从右向左画"一"字；先从左向右或从右向左，再从上到下或从下向上画"十"字；再复杂一些的，就是按照"米"字的笔顺来运动眼球。

（5）最后将双手掌搓热，捂住微闭的双眼数秒钟，将手拿开，眼睛紧闭、再突然张开，如此反复 20 ～ 30 次。

（6）定神远望：可以遥望天空，看蓝天白云，或看远处地面的树木花草，最后将手搓热，以手浴面结束。

上述旋目、运目"画"字等眼区保健，如果你觉得睁着眼睛难为情，怕人家笑话，或者是"怕吓着人家"，也可以闭着眼睛做。

（7）围绕眼球画圈：双眼微闭，用双手中指指腹（或食指、中指一起）围绕眼球轻轻画圈30～50次。

（8）画"横8"（∞）字：一手中指指腹（或食指、中指一起）围绕眼球并绕过鼻梁画"横8"字，先从一侧内眼角沿上（下）眼眶到外眼角，再从下（上）眼眶回到内眼角，绕过鼻梁到另一侧内眼角，沿上（下）眼眶到外眼角，再从下（上）眼眶回到内眼角，如此反复2分钟左右（图3-21）。

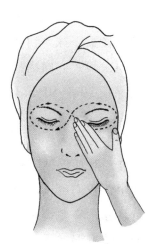

图 3-21 画"横 8"（∞）字法

（9）消除黑眼圈：双眼微闭，用双手中指指腹（或食指、中指一起）从内眼角开始，顺着双眼目下眶上缘（下眼睑）由内向外、经外眼角到目上眶下缘（上眼睑），再从外向内围绕眼球反复画圈平抹50～100下，要求在目下眶上缘从内向外时要稍加用力，快到外眼角时略向上挑，在目上眶下缘由外向内时轻轻滑过（图3-22）。

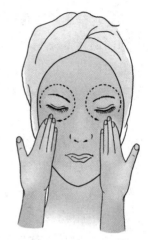

图 3-22 眼眶画圈法

（10）消除眼袋：双眼微闭，用中指和无名指指腹在眼眶下顺着眼袋由内向外轻柔平抹，到外眼角时朝太阳穴方向提拉，反复操作 30 ～ 50 下（图3-23）。

2.耳朵保健法

（1）揪耳保健：日常生活中，我们可以观察到一种现象，许多调皮、淘气的孩子普遍比听话的孩子身体健康、体质强壮，为什么呢？因为他们不听话，在家里会经常被爸爸、

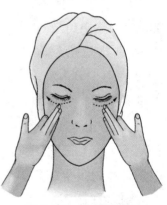

图 3-23 平抹眼袋法

妈妈或者是哥哥、姐姐揪耳朵！理由似乎显得有点荒唐，但是揪耳朵可以促健康，这是不争的事实。

揪耳保健，自古有之。早在 400 多年前，朝鲜有一

位叫许浚的医生，在中国学习了中医针灸回国之后，潜心写下了《东医宝鉴》这本书，书中就明确把常揪耳朵作为防病保健的措施之一。问题是应该怎么揪呢？像我们前面提到的，有的家长管教孩子，常常喜欢死命揪孩子的耳朵，把小孩弄的哎呀直叫、哭喊连天的，最后造成耳软骨撕裂伤。这不仅不利于健康，更是对孩子健康的一种摧残和虐待，是不可取的，要杜绝。

从保健的角度出发，揪耳朵有2个要求：第一要轻揪，第二要旋转。首先用拇指和食指从上到下将耳朵分别向上、向外、向下反复牵拉，有点带抚摸的感觉，然后将耳朵反复向上、向外、向下、向前后轻轻旋动。

（2）手指捏擦法：双手半握拳，食指在前（呈弯曲状）、拇指在后，夹住耳朵。具体可以拇指不动，仅以食指擦搓耳郭的前面；或食指不动，仅以拇指擦搓耳郭的背面；也可以拇指、食指由上而下同时擦搓耳郭前后。

还可以直接用中指顶端按揉摩擦耳郭前面部位；双手食指和中指从耳朵下方向上夹着耳朵（中指在前，食指在后），像夹子一般夹刮耳郭的前面和背面。

（3）连拉带捏法：将一侧的胳膊上举，并从头顶绕向对侧耳朵，一边捏揉耳朵，一边将耳朵向上轻拉，持续操作 1 ～ 2 分钟。

（4）手掌搓揉法：揉搓法是将双手掌捂住耳朵（指尖向后），然后顺着耳朵的前后向来回反复揉搓耳郭的前面和背面。少则 50 ～ 60 下，多则 100 下左右。

上述耳郭按摩法，每日 1 ～ 2 次，每次少则 50 ～ 60 下，多则 100 下左右，使耳朵局部发红并有热感为宜。

（5）双蜂贯耳：将双手拇指或食指、中指指端轻轻放入两侧耳朵的外耳道中，先轻柔旋转 5 ～ 6 下，然后突然将手指从外耳道拔出，反复操作 10 次左右。注意事先要修剪指甲，以免造成外耳道皮肤的损伤。

（6）鸣天鼓：鸣天鼓是古代养生功法"床上八段锦"中针对耳朵养生保健的动作，有 4 种操作方法。①以双手的中指端紧紧按压住耳屏，略按片刻，然后将指头突然放开，如此一捂一放，反复操作 50 次左右。②将双手掌搓热，紧紧捂住耳朵（指尖向后），略按片刻，然后将手掌突然放开，如此一捂一放，反复操作 50 次左右。③双手掌捂住耳朵（指尖向后），食指、中指、无名指和小指快速交替敲打后枕部，反复操作 50 下左右。④双手掌捂住耳朵（指尖向后），将食指压在中指之上，然后突然将食指从中指上面滑下来，击打在后枕部，反复操作 50 下左右。

上述鸣天鼓法还可以用来判断耳鸣、耳聋的虚实性质。如果双手捂住耳朵后自我感觉好一些，耳鸣有所减轻，表明属于虚证，虚则喜按；反之，如果双手捂住耳朵后自我感觉不好，耳鸣声更重，则为实证。

坚持按摩耳朵，既有利于耳朵本身的保健，也有利于全身健康。一是因为耳朵上分布着人体从头到脚的全部信息，比如说耳垂，就相当于是头面部的缩影，分布着面颊、眼睛、内耳、舌头、牙齿、咽喉、下颌关节等耳穴。经常按摩耳垂，就能够对头面、五官起保健作用，有病治病，无病则保养颜面、五官。二是因为耳朵同人的聪明才智息息相关，聪明的"聪"字就是耳朵的"耳"加一个"总"字，寓意着一个人的聪明程度总是与耳朵的功能分不开的。耳朵的功能好，就预示着一个人的聪明，反之则称之为"失聪"。

3. 鼻腔保健法

鼻腔保健法主要是"浴鼻"，先用双手中指指腹点压、按揉迎香穴 1 分钟左右，再从迎香穴向上摩擦至鼻根、印堂穴，反复操作 2～3 分钟，至局部发热、鼻腔通畅。

4. 口腔、咽喉保健法

最基本、最简单的口腔、咽喉保健法有漱口、咬牙叩齿、漱腮、搅海、咽津等。

（1）漱口：饭后漱口是一个人讲求清洁卫生的最基本要求，如果有口舌生疮，则应该每天用盐水漱口，既消炎，还有利于防治龋齿。

（2）咬牙或叩齿：嘴巴微闭，上下牙齿在咬紧的情况下不断用力鼓动咬肌；或者有规律地轻轻叩击上下牙齿 100～200 下。有利于牙齿坚固，尤其是防治中老年人因肾虚所致的牙痛。

（3）漱腮：在闭口的情况下，反复鼓动两腮如漱口状，可以增加唾液的分泌，促进面部神经和肌肉的功能。

（4）弄舌、搅海：经常做伸缩舌头、左右摆动，或者在闭口的情况下，用舌头在上下牙齿的内外左右乃至上下颚之间反复搅动，使唾液分泌更多。

（5）咽津：经过上述反复叩齿、漱腮、搅海等动作，口腔里的津液会越来越多，这时候，再将这些津液分三次缓缓吞下——好东西不能狼吞虎咽，要细细品味，三口才为"品"嘛！

咽津有什么好处？让我们先来看一个汉字——"活"，三点水加一个舌头的"舌"字，寓意着舌头搅海产生的津液是生命的源泉。一能助消化，二能杀灭细菌，三能防治口腔、舌头、牙病、慢性咽喉炎、梅核气及眼鼻口干燥综合征等。当然已患有口腔炎、牙周炎者时不宜吞咽。

以上口腔保健法不受时间、地点、环境条件的限制，随时随地都可以锻炼，或站、或蹲、或坐、或卧，悉听尊便（站位更方便，效果更好）。在旅游途中、上下班的公共汽车或地铁上没有座位的情况下，只要拉好扶手，都可以"秘密"进行，甚至在平时走路的时候也可以边走路边保健。有很好的清洁口腔、固齿生津和防治口腔病、牙病以及干燥综合征的功效。

另外，将双手托住下巴，下巴用力往下压；双唇紧闭并咬紧嘴唇；最大限度漱腮憋气 5 秒；咬紧牙关不放松；张大嘴巴并默喊 5 秒等，均有助于消除旅途疲劳。

四、颈项部简易保健法

（一）颈项部常用穴位简介

1. 廉泉

（1）定位：将头抬起，下颌与喉结连线的中点，女性没有喉结，可以取下颌与胸骨上窝连线的上 1/4 与下 3/4 的交点处。简易取穴法：将拇指掌面指横纹压在下颌处，指尖压向舌根，指尖下是穴（图 3-24）。

（2）功用主治：一切同舌头有关的疾病，如生疮，舌体肿痛、发麻，味觉障碍，舌歪，舌头不伸，舌强不语，口角流涎等。

（3）操作方法：头微抬起，用拇指尖端点压、掐按穴位 3 ～ 5 分钟。

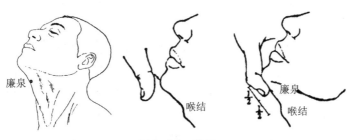

图 3-24　廉泉

2. 天突

（1）定位：前正中线上，胸骨上窝中央（图3-25）。

（2）功用主治：咳嗽、哮喘、慢性咽炎、梅核气、吞咽困难等。

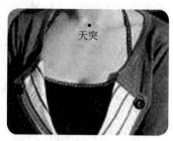

图3-25　天突

（3）操作方法：用拇指或中指端点压、按摩。垂直按压，会让人憋气或呛咳，正确的方法是，将拇指或中指弯曲向胸骨柄后下方"抠"。按摩过程中要求不停地做吞咽口水的动作，每次连续数十下。

（二）颈项部保健法

1. 掐揉廉泉，可解决舌体疾病。廉泉穴是一个专门治疗舌体病变的穴位，凡是舌体起疱、生疮，舌体肿痛、发麻，味觉障碍，舌歪，舌头不伸，舌强不语，口角流涎等，都可以掐揉廉泉穴。具体手法是：将拇指微微弯曲，指甲对穴位，一边用力朝舌根方向掐按，一边旋揉，同时配合舌体在口中不停搅动。时间可控制在2分钟左右。

2. 吞咽困难梅核气，抠压天突能顺气。吞咽困难常见于食道痉挛和食管癌患者。梅核气是患者的一种自我感觉，总觉得咽喉里有东西堵塞，吞之不进，吐之不出，其实用喉镜查看什么也没有。西医称这种现象为"神经

（官能）症"，中医称之为"梅核气"，认为是气滞、痰湿凝聚而成。以上两种症状，天突穴都有较好的治疗效果。

3. 颈部活动操：这是针对经常落枕及颈椎病患者的一种活动操，坐位、站立位均可以做。一共 4 节，每节 4 个八拍，每个节拍的单数是小幅度的轻动作，双数则是大幅度的强化动作。

（1）前俯后仰四八拍：在前俯后仰的强化动作中，前俯时要求下巴尽量能够接触到自己的前胸，后仰时要求眼睛能够看到头顶的蓝天或天花板。

（2）左顾右盼四八拍：在左顾右盼的强化动作中，要求眼睛能够看到肩膀水平线的方位。

（3）左右侧偏四八拍：在左右侧偏的强化动作中，要求耳朵尽量向肩部靠拢。

（4）前后左右慢旋转四八拍：从前到后先按顺时针方向旋转 1 圈（四拍），再按逆时针方向旋转 1 圈（四拍），如此反复 4 个八拍。要求动作缓慢柔和，不宜过快过猛。

一整套的颈部活动操做下来以后，颈项部甚至包括肩背部会有什么感觉呢？一是会发热，二是会感到头目清醒，颈肩部轻松，连同四肢都有一种轻松舒适的感觉。所以说，简易颈部活动操对我们每个人都是一种很好的活动颈部的方法，如果每天有空都能坚持这种活动，可延缓颈椎老化，还能大大减少落枕的概率，对颈椎病的治疗也会起到非常好的辅助效果。

五、胸腹部简易保健法

(一)胸腹部常用穴位简介

1. 膻中

(1)定位:胸部前正中线上,两乳头连线中点,平第4、5肋间隙(女性应根据乳房下垂程度适当向上移动,图3-26)。

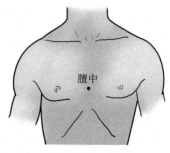

图3-26 膻中

(2)功用主治:本穴有宽胸理气、止咳平喘、和胃降逆、通利乳汁、提高免疫等作用,治疗范围很广,重点是各种与"气"相关的病证。①胸部气机不畅导致的胸痛、胸闷、扭挫伤、肋间神经痛、乳腺炎、产后乳少、乳腺增生等;②呼吸系统气机不畅引起的咳嗽、哮喘、气短不足以息、肺炎、肺脓肿、咳唾脓血等;③心血管系统气机不畅引起的心慌、心律不齐、心动过速或心动过缓、心绞痛等;④消化系统胃气上逆引起的恶心、呕吐、嗳气、呃逆、胃下垂、食管狭窄、吞咽困难等;⑤部分神志病证,如癔症、抑郁症等。

(3)操作方法:指压、按摩、叩击、捶打、艾灸、拔罐、皮肤针叩刺或皮肤滚针滚刺、穴位敷贴等。膻中是宽胸理气的要穴,所谓"宽胸理气",就是老百姓说的"顺气"

的意思。顺气，是一定要顺应胃肠道的蠕动方向从上往下推按才行，万万不可从下往上推按反其道而行之。否则，胃肠道中的腐败之气就会顺着大肠、小肠、胃、食管反流到口腔，引动膈肌或胃膈韧带、胃肝韧带，导致恶心、呕吐或嗳气、呃逆。治疗乳房病变时，则要顺着肋间隙横向按摩、擦搓。

"捶胸顿足"有益健康。"捶胸"能刺激位于胸骨后、胸腔前纵隔的胸腺，延缓胸腺萎缩，提高淋巴细胞的免疫防卫功能。

在动物中要数猩猩最喜欢捶胸了，它们所捶打的地方，其实就相当于膻中穴。猩猩为什么喜欢捶胸？动物学家给了我们 3 种解释：一是猩猩胸闷不舒服的时候就会用手握拳捶打胸部；二是母猩猩最喜欢捶打胸部，以免罹患乳腺炎、产后乳少等；三是当猩猩遇到敌人时，用捶打胸部来显示自己的强大。所以，我们利用膻中穴防治疾病、养生保健，不妨多向猩猩学习。

2. 神阙

神阙穴就是肚脐眼，属于人体前正中线任脉上的穴位。"阙"意为宫门，穴当脐中，胎儿由此处获取母体营养而具形神，喻为元神之阙门。可见，肚脐也算是人的"生命之门"了！所以中医学认为，肚脐是人生命之根蒂，人在出生之前，以胎儿的形式寄生在母体，就是靠脐带与母体相连，吸取营养，才得以生长、发育、不断长大。人出生以后，肚脐在人体担负的传输气血的功能还依然存在，是联系先天之根（脐下——下焦肝肾）和后天之本（脐上——中焦脾胃）的桥梁和枢纽。

（1）定位：在腹中部，脐中央。

（2）功用主治：神阙有温中散寒、回阳固脱、利尿消肿、调理月经的作用，主治消化系统疾病，以虚寒者为主，并有救治虚脱的作用。脐疗操作简便、容易掌握、经济实用、适用范围广、安全无毒副作用，不但能治疗内、外、妇、儿、五官各科疾病，还有养生保健作用，深受中老年朋友的欢迎。

（3）操作方法：本穴因系瘢痕组织，内中多藏污垢，不易消毒，针后易发感染，故在古代被列为禁针穴，故以指压、按摩（顺时针摩腹）、灸法（隔姜灸、隔盐灸）、拔罐和穴位敷贴（也称"天灸"）为主。

用灸法或热敷神阙穴，可以治疗急慢性、虚寒性腹胀、腹痛、腹泻，消化不良，便秘，脱肛等消化系统疾病；慢性咳嗽、哮喘；遗尿、便失禁、小便不利、尿潴留（尤其以产后尿潴留为佳）、水肿等泌尿系统疾病；月经不调、痛经、功能性子宫出血、产后出血不止等妇科疾病；疝气、潮热盗汗、四肢发凉、怕冷；低血糖、低血压、虚脱（休克）、晕厥、不省人事等多种疾病，可强身健体、益寿延年。

在国外，我还碰到有人把我给他的人丹捣碎后贴在肚脐上，可起到戒烟的作用，为什么呢？脐归属任脉，而任脉起始于胞中，及小肚子深处，经脐向上，过咽喉到达口腔（舌下）。这种传导作用，能使敷在肚脐的人丹起到将人丹含在舌下一样的作用。这种效应，也可以从黄连水滴入肚脐后不久，口腔内会发苦的现象中得到证实。

在这里，我介绍几种容易实施的，适合于旅途中保健的脐疗方法，以供读者临证选用。

第一，按摩法。以脐为中心顺时针方向摩揉 50 次左右，可解水土不服带来的各种不适，若能配合在脊椎两侧自下而上推摩 5 分钟，则效果更好。

第二，拔罐法。直接在脐部位拔罐 10 分钟左右，用于治疗寒性胃痛、腹痛、呕吐、泄泻和过敏性鼻炎、过敏性肠炎、支气管哮喘、皮肤瘙痒、荨麻疹等过敏性病变。用拔罐法治疗荨麻疹，每日 1 ～ 2 次，多在 1 周内（4 ～ 6 次）治愈。

第三，伤湿止痛膏贴脐法。取 4 厘米 ×4 厘米伤湿止痛膏贴于脐上，有祛风除湿、活血止痛之功。可用于治疗寒湿腹痛、腹泻等。

第四，风油精涂脐法。将风油精数滴滴于脐中，外贴伤湿止痛膏。可用于治疗寒性腹痛，效果快捷显著。

第五，水滴脐法。在脐中滴数十滴水，外贴伤湿止痛膏。有解暑辟秽、止吐止泻之功，用于治疗暑热腹痛、呕吐泄泻。

3. 中脘

（1）定位：腹部正中线，脐上4寸。从胸骨下端心口窝处到脐为8寸，脐上4寸正好就是心口窝与脐连线的中点（图3-27）。

（2）功用主治：本穴对于部分消化系统疾病、呼吸系统疾病、神经系统疾病等均很好的治疗效果。

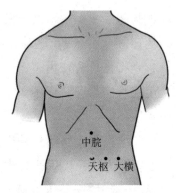

图3-27　中脘、天枢、大横

中脘为八会穴之腑会，也就是说六腑之气均会于此。六腑以通为顺，中医学有一句养生名言，即"若要长生，胃肠要清"。所以，中脘是一个通调腑气的主穴。六腑又以胃为中心环节，所谓"胃气一通，六腑皆通"。故中脘有和胃止痛、通调腑气、理气化痰、宁心安神的作用，治疗以消化系统疾病为主，如食欲不振、胃痛、反酸、恶心或呕吐（包括孕吐）、呃逆、胃溃疡、胃下垂、消化不良、腹胀、肠鸣、泄泻、痢疾、便秘、阑尾炎、肠梗阻、便血以及各种肝胆疾病。

中医学认为，脘腹喜暖是内中有寒，喜按则属虚；喜凉为内中有热，拒按则属实。中脘穴对于胃肠道和肝胆系统的病证，具有寒可温、热可清、虚可补、实可泻的特点。这也体现了本穴在治疗疾病时的良性双向调节作用。

中脘穴对呕吐也具有双向调节作用，既能止呕，又能催吐。在旅途中如果出现晕车、晕船、晕机等现象，不妨及时点按、揉摩此穴。中脘还可治疗妊娠呕吐，有效率可达 90% 以上。

中脘还是一个化痰要穴，对于呼吸系统疾病，如咳嗽、哮喘、痰多；神经系统疾病，如失眠、癫狂、癔症、抑郁症等有宣肺化痰、醒脑开窍的作用。

此外，本穴对头痛、高血压、白细胞减少症、荨麻疹、单纯性肥胖、产后血晕、子宫脱垂、子宫异位（配阳池穴）等也都有一定的治疗作用。

（3）操作方法

消化道疾病，证属虚寒者，如腹部冷痛，受寒或喝凉水、进寒凉食物后加重，喜热敷、喜按，可用摩腹（将手掌搓热后顺时针按摩腹部）、艾灸（艾条灸、隔姜灸、温灸器）、拔罐等方法以温中散寒、补虚止痛；证属实热者，如腹部怕热，胃中嘈杂，大便干结不爽，尿黄，受热或喝热水、进热烫食物后症状加重，腹部喜凉、拒按等，可用指压、顺时针摩腹、皮肤针叩刺或皮肤滚针滚刺（可出血）等方法，以清胃泻火、通调腑气。

4. 天枢

（1）定位：在腹部，脐中旁开 2 寸处（图 3-27）。

（2）功用主治：天枢穴有调理肠道、活血化瘀、理气止痛的功用。主要用于治疗：①胃痛、呕吐、食欲不振、消化不良、腹胀、腹痛、肠鸣、泄泻、痢疾、便秘等消化系统疾病；②月经不调、痛经、闭经、产后腹痛、产后小便不通、子宫肌瘤、卵巢囊肿等妇科疾病；③阑尾炎、肠道蛔虫症；④黄疸。此外本穴也是减肥瘦身的重要穴位。

（3）操作方法：指压、按摩、艾灸、拔罐、皮肤针叩刺、皮肤滚针滚刺。指压、按摩时，用中指或中指、食指、无名指一起，既可以两侧同时施术，也可以连带肚脐一起顺时针按摩。

5. 大横

（1）定位：在腹部，脐中旁开4寸，即肚脐向外的水平延线与乳头垂直向下的交点处（图3-27）。

（2）功用主治：同"天枢"穴。

（3）操作方法：指压、按摩、艾灸、拔罐、皮肤针叩刺、皮肤滚针滚刺。

6. 关元

爱好练习气功的朋友都知道，"丹田"是人体腹部肚脐以下3寸处的一个小小的区间，这里是男子藏精、女子蓄血、元气聚集的地方，也是调节、控制人体阴阳之气血运行的中心部位。元气，即先天的肾气，人在胎儿时期最先拥有的就是元气，这是由父母提供的。"元"是最早的意思，就像我们一年中的第一天叫作元旦一样。元气与人体的生长、发育和生殖，青年男女的第二性征

（内外生殖器，男性的喉结、胡子，女性的乳房和月经等）密切相关。

丹田具有很强的养生保健、益寿延年的作用，因为这个部位有一个十分重要的强身保健穴，那就是关元穴。"关"即关键、重要，"元"即元气、本源，是人体元阴、元阳交关之所，男子藏精、女子蓄血之处。本穴还是任脉与脾、肝、肾三经的交会穴，故又名"三结交"。

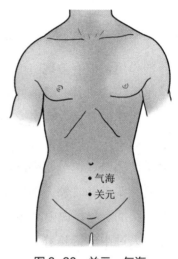

图 3-28　关元、气海

（1）定位：在前正中线上，脐下 3 寸处（图 3-28）。可用骨度分寸法，脐中至耻骨联合上缘为 5 寸；也可以用"一夫法"测量，即大拇指以外的四指并拢为 3 寸。

（2）功用主治：泌尿系统、生殖系统、消化系统的一系列病证。

本穴是任脉与脾、肝、肾三经的交会穴，关系到人体的先天之根和后天之本。先天之根是肝肾，后天之本是脾和胃，肾藏精，男性主要以肾为先天之本；肝藏血，女性以肝为先天之本。这就决定了关元在人体强身保健时的重要地位。

　　本穴具有滋养肝肾、调经止带、调理肠道、回阳固脱、强身保健之功效，是全身养生保健要穴之一。经常按摩或艾灸关元，可提高身体素质，强身健体，起到益寿延年的作用，能有效地防治与肾有关的病变。当然，我们这里所说的"肾"病，并非只是西医解剖学中的肾，而是中医学的肾病。西医学的肾仅仅只是主管泌尿系统功能，而中医学的肾病范围很广，除了泌尿系统以外，还有生殖系统、内分泌系统的病变、男性病、妇科病、耳朵病、头发和骨骼方面的疾病、前后二阴病等。可以说在中医的脏象学说中，肾的功能是最广泛，也是最复杂的。

　　人过中年，随着岁月的推移、年龄的增长、生活的操劳、结婚、性生活、生儿育女……从父母身上获取的有限的精血、肾阴、肾阳，即"先天之本"都在不断地消亡。后天之本，可以通过饮食不断地得到补充，但是先天之本是有限的。精气逐渐亏虚，六脏六腑的功能活动日益衰退，尤其以肝、肾这两个先天之本的功能衰退为主。出现一系列老化征象，如头晕眼花、耳鸣耳聋、健忘、须发变白或脱发、牙齿松动或脱落、弯腰驼背、反应迟钝、行动迟缓、肢体震颤，甚至痴呆等。如果人们能在步入中老年之前，就开始艾灸或按摩关元穴，持之以恒，就可以行之有效地预防或减慢上述衰老征象的出现，对于抗老防衰、益寿延年是大有好处的。

与关元配合应用最多、最好的搭档是位于小腿内侧、内踝高点上 3 寸的三阴交穴（属于脾经，善调脾、肝、肾三脏），如果再加上腰部的肾俞（第 2 腰椎棘突下旁开 1.5 寸）和腿上的足三里（犊鼻直下 3 寸），那么在强身保健、益寿延年方面的功效可就真的是如虎添翼、虎虎生威了。

泌尿生殖系统疾病，如小儿体虚遗尿，老人夜间尿频、白天小便失控，男子遗精、阳痿，女子月经不调、痛经、闭经、产后血虚腹痛等，我们都可以取关元、三阴交、肾俞、足三里等穴，利用指压、按摩、艾灸、拔罐、皮肤针叩刺或皮肤滚针滚刺等方法来治疗。

中老年人肾虚咳喘，动则气喘，少气不足以息，又称作"老年慢性支气管炎"，症状表现在肺，其实病因在肾，主要为肾不纳气。对于这种虚咳、虚喘，单纯治肺是难以奏效的，一定要配合灸关元、肾俞等穴。

慢性肠炎、结肠炎，患者每天会腹泻稀便 2 ～ 3 次，可以用关元穴配合三阴交、足三里，利用指压、按摩、艾灸、拔罐、皮肤针叩刺或皮肤滚针滚刺等方法来治疗。2005 年我回湖北老家探亲，有一位中年男性邻居说，他几乎每天大便 3 ～ 5 次，腹部轻微疼痛不适，大便不成形。我让他每天早晚用艾条灸关元、三阴交各 3 ～ 5 分钟。才灸了 3 天，大便就基本恢复正常了，每日最多排便 2 次，且都成形。

　　五更泄，表现为每天清晨 5 时左右腹痛隐隐、排出稀便后好转，几乎每天都是如此，严重影响中老年人的身体健康。比如说冬天，天气本来就冷，清晨 5 时正好是睡觉的时候，他却要起来上厕所；夏天呢？上半夜天气热，又有蚊子，清晨 5 时左右也是正好睡觉的时候，他肚子又痛起来了。这种疾病表现在肠道，其实病变也是在肾，主要为肾阳不足、命门火衰，单纯治肠是难以根治的，可以配合灸关元、肾俞等穴。

　　有一种腰痛，跟天气变化没关系，不是风湿，不是腰扭伤，也不是慢性腰肌劳损，就是腰酸、腰部隐隐疼痛、喜暖喜按、喜欢轻轻地捶打，伴有耳鸣、膝关节发软等，这是比较明显的肾虚腰痛。我们可以用关元穴配合三阴交、肾俞、命门（第 2 腰椎棘突下，即两肾俞穴连线中点）、足三里，利用指压、按摩、艾灸、拔罐、皮肤针叩刺或皮肤滚针滚刺等方法来治疗。

　　曾经有一位老者，因腰痛来找我诊治，我通过问诊和检查，认为患者是"肾虚腰痛"。于是让患者侧卧，在关元、气海（前正中线上，脐下 1.5 寸，肚脐与关元连线的中点）施灸，加腰部拔罐。老人不理解地问：医生，我是腰痛，不是肚子痛，为什么要在我肚子上治疗呢？我说：你这是肾虚腰痛，要补丹田之气，这是治本之法。也是我们中医针灸用穴位治疗的一种奥妙之处——前后配穴法。20 分钟后，老人躺在那里说：医生，我现在感觉非常好啊，腰已经不痛了，而且全身都很舒服。治疗结束后，老人还连声说：奇怪！奇怪！当然，还有另外两个字：谢谢！谢谢！

上述这些涉及肝肾不足病变的穴位保健治疗，都体现了中医学"异病同治"的原则。病情比较轻的往往1次就可以见效，3～5次就能够治愈。

关元还有升血压、回阳固脱的急救作用，凡是低血压、低血糖引起的虚脱、休克、出虚汗等，就可以采用3支艾条一起灸的方法，加强力量，促进虚脱、休克患者的苏醒和血压的回升，发挥很好的回阳固脱、醒脑开窍作用。

（3）操作方法：关元穴的操作方法多种多样，有指压、按摩、艾灸、拔罐、皮肤针叩刺或皮肤滚针滚刺等。

每天早上起床、晚上睡觉前用食指、中指、无名指指腹点按或旋揉3分钟左右。最好是双手配合，同时施术，或者是双掌重叠按揉，以增强力度并减轻疲劳（图3-29）。也可以用电动按摩器按摩10分钟左右。

艾条温和灸（上下移动灸）或雀啄灸（艾条一上一下地移动，好像小鸟啄食的动作一样）3～5分钟，艾灸器或艾灸盒着肤

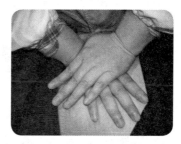

图3-29　双掌重叠按揉法

熨灸(较大的艾灸盒可以连同肚脐一起施灸)10～20分钟。

拔罐每次10分钟左右，可在每晚睡觉前或每天早上起床前在床上做（同时意守丹田）。当然，掌握了针刺技术者也可以施用针刺法。

皮肤针上下移动叩刺或皮肤滚针滚刺3～5分钟，使局部皮肤发红。

养生保健、益寿延年以灸法最好。宋代针灸名医窦材在《扁鹊心书·住世之法》中记载，宋高宗绍兴年间一个名叫王超的士兵，山西太原人氏。据说在一深山老林得到一位仙人的指点，学会了艾灸脐下丹田的技术，并且练得一身武艺。后来先是从军，退役后又当了贼寇，四处作案，很多百姓家遭受其害。因其有飞檐走壁的功夫，官府很难抓到他。在他年近百岁的时候，才设计抓到了他。因其罪大恶极，终获死刑。临刑前，监刑官见他年近百岁还犹如花甲之人，满面红光，声音洪亮，精神抖擞，身体强壮，便问其如此长寿的缘由。王超回答说，完全是靠"艾火之助"。原来他每年在夏秋之交都用艾火温灸脐下丹田上千壮，才使得他下腹部像火一样温暖，从来不怕寒热，很多天不知饥饿，年近百岁还犹有壮容，精力还出奇的旺盛。王超死后，监刑官令手下解剖王超的肚子，发现他的下腹部有一块既不是肉也不是骨头的硬块，像石头一样坚硬，这就是艾灸的效果。

施灸过程中，可用艾条固定灸，如果温度过高，局部感觉发烫，可将艾条移开数秒钟后继续施灸，或将艾条一上一下施行"雀啄灸"，或在同一高度围绕穴位旋转施灸（旋灸），当然也可以采用防病保健灸疗器施灸。可每日或隔日 1 次。

注意：身体发热、面红目赤、口干舌燥、小便发黄、大便干结、舌红苔黄者不宜施灸；孕妇也不宜在关元、三阴交穴指压、按摩、拔罐或施行皮肤针刺激。

希望我们广大的中老年朋友学会了关元穴的养生保健之后，再加上足三里这样一个强身保健第一穴，把我们的先天之根和后天之本都养得棒棒的。这样的话，你的先天之根壮实，后天之本旺盛，成为一个胃口好、睡眠好、精神好的"三好"老人，就可以在养生保健中永远都是强者。

7. 气海

"气海"，顾名思义，就是人体的"元气之海"，即元气汇集之处。中医学所说的气是物质世界的本源，宇宙间的一切事物，包括人的生命活动，都是由气的运动变化产生的。故《黄帝内经·素问·宝命全形论篇》说："天地合气，命之曰'人'。"《庄子外篇·知北游》中也说："人之生，气之聚也，聚则为生，散则为死。"从这个意义上说，气与生命是相互依存、密切相关的。

气对于人体是一种无形的要素，一指维持生命的基本物质——大自然之气和水谷之精气，一指促进脏腑机能活动的动力——经络之气。气对机体起着濡养脏腑、疏通经络、调节阴阳、抗御外邪的巨大作用。人之有气，如鱼得水，气旺则体魄健壮，抗病力强；气弱则体质虚衰，抗病力差；气乱则百病丛生，神情不安；气绝则精神散失，形体消亡。当然，气虽重要，但也并非越多越好，气过于旺盛则呈阳亢之势，气滞不行又可导致血瘀、肿胀、疼痛。

气的虚实是脏腑、经络功能盛衰的标志，也关系到一个人健康的程度，故中医学有"诸病皆生于气，诸痛皆因于气""气有一息之不运，则血有一息之不行。人之一身，调气为上，调血次之"的说法。因为气为血帅，气行则血行，气滞则血凝，故《黄帝内经》很明确地指出："正气存内，邪不可干"，"邪气所凑，其气必虚"。

（1）定位：在腹部前正中线上，脐中下 1.5 寸，也就是肚脐与关元连线的中点（图 3-28）。

（2）功用主治：①泌尿系统疾病；②生殖系统疾病；③消化系统疾病；④虚脱、昏厥等虚损性疾病。

气海穴的穴性与关元十分类似，有益气养血、补肾培元、回阳救逆、强身保健的作用，也是全身养生保健要穴之一。其主治范围以各种气虚证为主。在泌尿系统、生殖系统、消化系统疾病和急救虚脱、昏厥等方面的救治作用，均同"关元"穴。

此外气海还可以救治一切气虚证。《针灸集成》记载："一切气病，必取气海或针或灸之。"《经穴图考》记载："凡脏气虚惫，一切真气不足、久疾不愈者悉皆灸之。"如肺气不足之咳嗽，肾不纳气之哮喘，脾肾阳虚（中气不足或肾气不足）引起的形寒肢冷、久泄、久痢、遗尿、尿失禁、内脏下垂、疝气、脱肛、子宫脱垂、月经色淡量多、功能性子宫出血等。气海主治的气病，主要还是以气虚证为主。古有"气海一穴暖全身"之说，就是气足则阳气旺，阳旺而不畏寒之理。

气海还是强身保健要穴。宋代灸疗大师窦材在他的《扁鹊心书》中指出："人于无病时，常灸气海、关元……虽未得长生，亦可保百余年寿矣。"说得多好啊，既科学，又现实。因为人不可能长生不老或长生不死，但是如果我们能坚持在关元穴施灸，确可益寿延年。窦材本人就是一直实施灸丹田部位防病保健、益寿延年。他自己在书上说，他实行灸法第一是坚持，第二是量大，用他自己的话说是"艾火遍身烧"。当然这是夸张的说法，意思是说全身施灸的穴位比较多。以至于年过百岁还耳聪目明、牙齿完整、满面红光、行动矫健。还有唐代的药王孙思邈，也是艾灸养生的实践者，史载享年140多岁，80岁时写出第一部中医巨著《千金要方》，100岁时完成了第二部《千金翼方》。这都给我们后人养生保健树立了榜样。

又据《旧唐书》记载：唐代兵部尚书柳公绰与大书法家柳公权是堂兄弟，都善于养生，年过八十还精神抖擞、步履敏捷。人们问其养生之道，他们回答说，"吾养生无他法，但不使元气佐喜怒，使气海常温尔"！看到没有？人家的养生秘诀很简单，就是经常灸气海穴，使之常温而已。

为了达到防治疾病的最佳效果，心肺之气不足、气短不足以息，宜配肺俞、心俞、足三里；中气不足、内脏下垂、久泄、久痢，应配中脘、脾俞、胃俞、足三里、百会（灸）；肾气不足、遗尿、尿失禁、疝气、脱肛、子宫脱垂、月经色淡量多，可配关元、肾俞、三阴交、百会（灸）；气血不足，配膻中、肺俞、心俞、膈俞、肝俞、脾俞、足三里。

（3）操作方法：同"关元"穴。

（二）胸腹部保健法

胸腹部的保健可以隔衣在旅途中随时进行，如果需要脱衣解带的话，则可以在旅游驻地房间实施。

1.扩胸运动

按做广播体操的要求站好（坐位也可以），双上肢弯曲，双手握拳，肘关节不停地、规律性地、反复地向身后用力牵拉，也可以不时地伸展开来，水平地向前后牵拉，使胸部前挺。扩胸运动虽然看起来好像是上肢的运动，其实，这个时候的上肢运动其实是为了达到扩胸的目的。经常扩胸，能够促使胸肌发达，增加肺活量，改善呼吸功能，促进呼吸系统的新陈代谢。对于女性而言，还能起到一定的丰胸效果。

2. 胸腹式呼吸

人的呼吸法分为胸式呼吸和腹式呼吸两种，正常成年人的呼吸运动一般为胸式和腹式混合型，婴幼儿因肋骨的斜度小，活动度不大，故主要以腹式呼吸为主。

胸式呼吸：胸式呼吸是以肋骨和胸骨的活动为主的呼吸运动，靠肋骨的侧向扩张来吸气，用肋间外肌上举肋骨，引起胸廓前后、左右径增大。

端坐（或自然站立、平躺在床上均可），双手按住腹部，平心静气，嘴唇微闭，意守丹田。先缓缓深吸气，使胸廓渐渐扩张，闭气片刻，再缓缓呼气，胸廓缩小。如此反复进行。

胸式呼吸锻炼，既是练习胸部深呼吸，增加肺活量、肺部的供血量，从而增加心脏、大脑以及其他器官的供氧量。胸式呼吸对精神过于放松而打不起精神，或是容易分心，无法集中精力工作、学习的人群比较适合，有提高交感神经兴奋、调节松散情绪的作用。对男性能锻炼胸大肌，女性能起到丰乳作用。

胸式呼吸也有很大的缺陷，因为这个动作只有肺的上半部肺泡在工作，占全肺 4/5 的中、下部肺泡却在"休息"。长此以往，肺的中、下肺叶得不到锻炼，很容易使肺叶老化、弹性减退，呼吸功能变差，无法获得充足的氧气，满足不了各组织、器官对氧的需求，影响机体的新陈代谢，使机体抵抗力下降，易患各种呼吸道疾病。尤其是秋冬季节，老年人偶感风寒就很容易发生肺炎。肺的退行性疾病多侵犯老年人的中下肺叶，就与长期胸式呼吸造成的中、下肺叶废用有着密切关系。中、下肺叶长期废用，会导致肺泡关闭、肺组织萎缩，甚至纤维化。肺的氧气含量下降，会使身体出现不适反应，肾上腺素会代偿性增高，还会诱发心悸、痉挛、焦虑，这样又会使呼吸变得更浅，氧气含量进一步下降，如此则形成恶性循环。

新的健康理念，提倡以腹式呼吸为主，胸式呼吸为辅。因为腹式呼吸能够为人类的呼吸系统健康及言语活动提供更加自然、舒适和持久的动力支持。

3. 腹式呼吸

腹式呼吸是以膈肌运动和腹部活动为主的、使胸廓的上下径增大的呼吸运动。

端坐（或自然站立、平躺在床上均可），平心静气，嘴唇微闭，意守丹田。先缓缓深吸气，使膈肌收缩，膈的隆起部下降，上腹部脏器如肝、脾等随之下降，于是前腹壁向外突出，使腹部渐渐扩大；闭气片刻，再缓缓呼气，腹部缩小，如此反复进行。在感觉舒服的前提下，尽量吸得越深越好，呼气时再将肌肉放松。

中医学认为：气为血之帅，气行则血行，气滞则血凝；血为气之母，血旺则气足，血虚则气弱。肺和心其实就是人体的两个泵：一为气泵，一为血泵，心血依靠肺气的推动才能正常运行。经常练习腹式呼吸，就能鼓舞肺气，给心血注入活力，从而增强心、肺的功能，减少心、肺疾病。

4. 逆腹式深呼吸

逆腹式深呼吸是借助口鼻呼吸，以意念、拳势为导引，结合放松的气功，来推动内气的升降、鼓荡，达到"以心行气、以气运身"的作用。

端坐，平心静气，嘴唇微闭，舌抵上腭，意守丹田，排除各种杂念。先缓缓深吸气，气息从鼻孔吸入，想象着流经至丹田，肚脐以下的小腹部肌肉自然内收，使腹部缩小；闭气片刻，再缓缓呼气，呼气时再想象浊气从小腹一直向上，从口中呼出，小腹部慢慢鼓起来，如此反复进行。要求呼吸做到深、长、细、匀。

练习胸、腹式呼吸的要领：①呼吸要深长而缓慢；②用鼻呼吸而不用口；③一呼一吸掌握在 15 秒左右，即深吸气 3 ～ 5 秒，屏息 1 秒，然后慢呼气 6 ～ 10 秒（功力深者可以适当延长时间）；④每天练习 1 ～ 2 次，每次 5 ～ 15 分钟，30 分钟最好，坐式、卧式、走式、跑式皆可，练到微热微汗即可；⑤身体好的人，屏息时间可延长，呼吸节奏尽量放慢加深，身体差的人，可以不屏息，但气要吸足；⑥腹部尽量做到鼓起缩回 50 ～ 100 次；⑦呼吸过程中如有口津溢出，可徐徐下咽。

腹式呼吸，尤其是逆腹式深呼吸，是强壮肺功能的最好方法。每次呼吸，横膈肌下降 7 ～ 10 厘米，加大了胸部隔膜的运动幅度和范围，使胸廓得到最大限度的扩张，使肺下部的肺泡得到充分利用，让更多的氧气进入肺部，增加了肺活量，吸氧量比安静条件下增加了好几倍，从而减少肺部感染，尤其是减少患肺炎的概率。

吸氧量加大，令大脑氧气充足，对养心安神、健脑益智也大有好处。此外，逆腹式深呼吸还能使腹腔内的器官得到有效的按摩运动。顺腹式呼吸在呼吸过程中腹腔容积不变，腹腔内的压强保持不变，除了增大吸氧量外，对内脏器官没有按摩运动作用；而逆腹式深呼吸则相反，吸气时横膈肌下降，小腹内收，腹腔容积缩小，腔内压强增大，呼气时横膈肌提升，小腹隆起，腹腔容积增大，腔内压强缩小，腹腔里的内脏器官在压强忽大忽小的作用下，接受着全方位的按摩运动。这对各脏腑组织的机能保持与调节自然是大有好处的。同时，也使腹腔的内脏无形中得到了锻炼，有利于改善腹部脏器的功能，健运脾胃、舒肝利胆、促进胆汁分泌。因而也是一种强身健体的"呼吸体操"。

做逆腹式深呼吸 10 分钟左右即可引起副交感神经

亢奋，使心率减缓、末梢血管舒张、血压下降（降腹压也能降血压），内分泌得以调节。同时还会出现腹部发热，有一股暖流顺着脊背正中央的督脉向上涌，上身出汗等现象（"气感"促进了"内气"运动）。也能调节人体的各项机能，改善诸多慢性病的病情。吸氧量足，气血也就活跃，有利于损伤性疾病快速恢复。

5. 主动咳嗽

肺是呼吸器官，是人体最容易积存废气毒素的器官之一。平时旅游途中自然界的粉尘、金属微粒及废气中的毒性物质都会通过呼吸侵入肺脏，我们便可以借助主动咳嗽清扫肺中的这些垃圾。可以在每天清早起床后、中午或临睡前到室外空气新鲜的空旷地方做深呼吸（同时缓缓抬起双臂），然后主动咳嗽或"清嗓子"，使气流从口鼻喷出或者咳出痰液。如此反复数遍，每做完一遍就进行几次正常呼吸，以防过度换气。

6. 按摩或捶打中府穴

如果旅途中出现胸痛、胸闷、咳喘等不适，可以隔衣按摩或捶打中府穴（肩关节前内下方锁骨端下的凹陷中，属于肺经），左手捶打右侧，右手捶打左侧，连续60 ～ 100下，同时配合深吸气动作。

7. 按摩或捶打膻中穴

如果旅途中出现胸痛、胸闷、心慌、呛咳、恶心或呕吐、嗳气或反酸、呃逆（打嗝），可以从上至下单向隔衣按摩或指叩、握拳捶打膻中穴，连续 100 下左右，同时配合深吸气动作。

8. 摩中脘、神阙

如果旅途中有胃中不适、恶心或呕吐、嗳气或反酸、呃逆、腹胀等，可以隔衣指压、按揉并顺时针按摩中脘、神阙穴各 3 ～ 5 分钟。在驻地房间可以配合拔罐、施用艾条悬灸或隔姜灸法。

9. 天枢、大横保健法

如果旅途中有腹中不适、轻微腹痛、肠鸣、腹泻等，可以隔衣指压、按揉天枢、大横穴各 3 ～ 5 分钟。在驻地房间可以配合拔罐、施用艾条悬灸或隔姜灸法。

10. 按气海、关元法

每晚睡前，仰卧床上，用食指、中指各按一穴，在意守丹田、呼吸吐纳（双手掌护于小腹，吸气时双手掌慢慢向上托，至下巴时翻转托天；呼气时身体下蹲双掌同时向下压至两腿之间，手掌翻上）的基础上，实施指压、点揉、双手指端叠加揉法、掌根叠加揉法，并配合腹式呼吸、手掌拍打小腹，能够健脾益肾、调节泌尿、生殖系统功能，旺盛精力及脾肾肠道气血，对泌尿、生殖、肾虚性腰酸背痛等均有良好效应。若能配合艾条灸、艾灸器灸或拔火罐法，则疗效更佳。

六、腰背部简易保健法

（一）腰背部常用穴位

1. 大椎

大椎穴在第 7 颈椎棘突下，因其椎骨最大，古谓之"大椎骨""大杼骨"，故名"大椎"。又名"大杼""上杼""百劳"，属于督脉（阳经），又是"诸阳之会"，手三阳经（大肠、小肠、三焦）和足三阳经（胃、胆、膀胱）都在大椎穴交会，是人体阳气最旺盛的穴位。

（1）定位：肩背部正中，第 7 颈椎棘突下凹陷中，约与两肩中部水平连线相平（图 3-30）。取准大椎穴有 3 个要求：①尽量将头低到最大限度，此时在肩背正中找隆起最高的椎骨，其下凹陷处即是第 7 颈椎。②第 7 颈椎下大约与肩膀正中的高度相

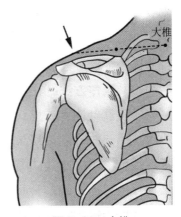

图 3-30　大椎

平齐。③若第 7 颈椎不明显，或者有好几个较高的椎骨，我们应该怎么来找呢？凭对动感颈椎的触摸手感来摸：将食指、中指或无名指指端分别放在几个较高椎体的上面，让患者大幅度地向前后左右几个方位慢慢活动颈部，

细心体会，指下感觉得到活动的是颈椎，而不是胸椎。

（2）功用主治：大椎有清热消炎、祛风解表、通阳散寒、疏经活络、镇惊宁神、平喘降压的作用，可以防病保健、提高免疫力。主治十分广泛：①头项强痛、落枕、颈椎病、肩背疼痛等局部病证；②伤风感冒、热病、恶寒发热、骨蒸潮热、咳嗽气喘、咽喉肿痛等呼吸系统疾病；③癫、狂、痫、癔症、抑郁症，小儿惊风、肢体抽搐，角弓反张等神志疾病；④五劳七伤，虚损乏力，自汗，盗汗，肢体发凉怕冷、麻木疼痛、瘫软无力，头痛，腰背疼痛，脊柱炎，关节痛等慢性虚弱性病证；⑤其他如中暑、疔疮、疟疾、荨麻疹、高血压、输液反应、白细胞减少症（肿瘤放疗、化疗后的毒性反应）等。

（3）操作方法：指压、掐按（图3-31）、艾灸、拔罐、刮痧、皮肤针叩刺或皮肤滚针滚刺等。风寒宜灸并加拔火罐；高热时行刺血疗法（三棱针点刺、皮肤针叩刺或皮肤滚针滚刺出血），并加拔火罐，以排除更多的瘀血，增加疗效（图3-32）。

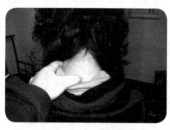

图3-31　指掐法

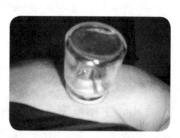

图3-32　刺血拔罐

2005 年 10 月，有一位女孩于前一天深夜突起高热，体温近 40℃，焦急得直哭。她妈妈当时正在南京中医药大学跟我学习针灸，紧急之中，她妈妈用指掐大椎、曲池穴（屈肘，肘横纹外侧纹头端）给女儿治疗。通过轮番掐按，1 小时后体温就下降到 38℃多。初战告捷，女儿高兴极了，要求妈妈隔 1 小时后再接着按。2 次掐按下来，天亮时女孩的体温已经恢复正常，没有影响到她第二天的重要工作。事后她妈妈向我提起此事时感慨地说：真没想到这么简单的方法，却能解决这这么大的问题！

2. 风门

"风"指风邪；"门"即出入之处。风邪易从此侵犯肺卫，引起外感疾病，故名"风门"。

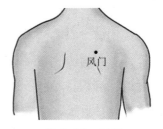

图 3-33　风门

（1）定位：在背部，第 2 胸椎棘突下，后正中线旁开 1.5 寸（图 3-33）。

（2）功用主治：本穴可祛风解表、止咳平喘，用于①感冒、发热、头痛项强、咳嗽、哮喘等呼吸系统疾病；②各种热病；③风湿痹痛、皮肤瘙痒等。

（3）操作方法：以灸法、拔火罐为最佳，也可以施行指压、按摩、皮肤针叩刺、皮肤滚针和刮痧。

3. 身柱

"柱"，即支撑之意，意指其穴之重要，犹如"一身的支柱"。

（1）定位：在背部，后正中线上，第3胸椎棘突下凹陷中，与两侧肩胛冈脊柱缘水平连线平齐（图3-34）。

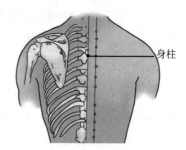

图3-34 身柱

（2）功用主治：本穴有止咳平喘、镇惊宁神、促进小儿生长发育的作用。其治疗包括：①伤风感冒、咳嗽、肺炎、肺结核、哮喘、儿童反复呼吸道感染等呼吸系统疾病；②心慌、失眠、癫、狂、痫、癔症、抑郁症等神志疾病；③小儿缺钙、发育不良、身形矮小、吐乳；④泄痢、疳积、脱肛、遗尿、夜啼；⑤小儿惊风、肢体抽搐、角弓反张。

身柱穴刺络拔罐治疗咳嗽，急性期一般1次即愈，慢性者2～3次可愈。2006年上半年，一位跟我学习针灸的中年妇女带来一个5岁左右的日本小华侨，是她亲戚的孩子。小儿患咳嗽已经有2个多月，在日本请西医治疗，吃药、打针、输液，也找过日本的针灸医生治疗，都不见什么效果。这次母亲因事回国就将孩子带回来，想请正宗的中国针灸医生治治看。我只在孩子的身柱、大椎、肺俞穴拔了几个玻璃火罐，每穴 10 分钟。结果怎么样呢？这个小孩在日本 2 个多月没治好的顽固性咳嗽，第 1 次治疗后病情就好转一大半，第 2 次治疗后就基本上不咳了。孩子妈妈高兴地说：看来论针灸，还是我们中国正宗针灸医生本事大啊！

日本泽田针灸学派认为，身柱为小儿要穴，古称"小儿之疳"，为"小儿万病之灸点"，对上述小儿一系列病证均有奇效。

（3）操作方法：指压、按摩（图 3-35）、艾灸、拔罐、皮肤针或皮肤滚针轻刺激。艾灸适合用较大的艾灸器连同双侧肺俞穴一同施灸，拔罐宜向两侧横向推罐，使治疗作用达到两侧肺俞穴。

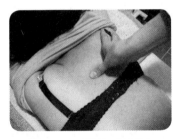

图 3-35 指压、按摩法

4. 肺俞

肺俞，即背部与肺相应的穴位。

（1）定位：在背部，第 3 胸椎棘突下（平两侧肩胛冈脊柱缘水平连线），后正中线旁开 1.5 寸（脊柱与肩胛骨内侧缘的距离为 3 寸，图 3-36）。

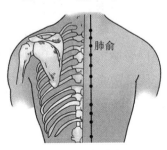

图 3-36 肺俞

（2）功用主治：①伤风感冒、咳嗽、咳血、百日咳、胸痛胸闷、肺炎、肺结核、肺气肿、鼻炎（肺开窍于鼻）、咽喉疼痛、声音嘶哑（肺系于咽喉）等呼吸系统疾病；②胸背疼痛、胸膜炎、胸背软组织损伤、神经痛等胸背部病证；③皮肤瘙痒、荨麻疹、痤疮、带状疱疹等多种皮肤病（肺合皮毛，配曲池、血海等穴）；④自汗、盗汗、骨蒸潮热等肺气虚证；⑤大便不爽或便秘、遗尿或小便不利、水肿、糖尿病（上消证）、小儿缺钙、发育不良（配灸心俞、膈俞）；⑥上肢内侧红肿、疼痛、抽搐、麻木、痿软无力、瘫痪、肌肉萎缩等肺经循行所过部位的病变。

中医学所指的肺，不完全等同于西医解剖中的肺脏，除了主管呼吸功能作用之外，还与皮毛相应，主毛孔的开闭和汗液的排泄；并且还与大小便的形成和排泄有关（肺与大肠相表里，主肃降、通调水道，下输膀胱）。其主治除了呼吸系统的病证之外，还涉及皮肤病证、汗液及大小便排泄障碍等方面的疾病。具有宣调肺气、止咳平喘、宣通鼻窍、祛风止痒、通调水道及脯气的作用。

（3）操作方法：指压、按摩、艾灸（用大型艾灸器连同督脉的身柱穴和双侧的肺俞穴一同施灸；治肺结核多用隔蒜灸）、拔罐（双侧横向推罐）、皮肤针叩刺或皮肤滚针滚刺等。

5. 心俞

心俞，即背部与心相应的穴位。

（1）定位：在背部，第 5 胸椎棘突下，后正中线旁开 1.5 寸。简便取穴：两侧肩胛冈脊柱缘水平连线为第 3 胸椎下，再向下数 2 个椎体；或两侧肩胛下角水平连线为第 7 胸椎下，再向上数 2 个椎体（图3-37）。

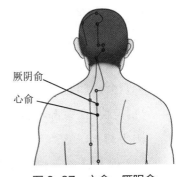

图 3-37　心俞、厥阴俞

（2）功用主治：①心血管系统疾病，如风湿性心脏病、冠心病、心绞痛、胸痛胸闷、胸痛引背、心慌、心烦、心律不齐、心动过速或心动过缓；②神志病，如神经症、癫狂、痫证、癔病、抑郁症、失眠或嗜睡、健忘；③其他疾病，如咳嗽、气喘、盗汗、口舌生疮、中风失语、呕吐不食、胃出血、吐血、胆囊炎、尿赤、尿少、尿道灼热疼痛、梦遗、背部软组织损伤等；④心经循行所过部位的病变，如上肢小指侧红肿、疼痛、抽搐、麻木、萎软无力、瘫痪、肌肉萎缩等。

中医学所指的心，同西医解剖中的心有很大的不同，除了主管血液循环的功能作用之外，还主神明，即大脑的情感、思维、记忆等，开窍于舌，与小便的形成和排泄有关（与小肠相表里）。其主治除了循环系统疾病外，还涉及神经系统、舌体病变、小便的排泄障碍等方面。

可通调血脉、宽胸理气、养心安神、开舌窍、利小便等。

（3）操作方法：同"肺俞"穴。

6. 厥阴俞

厥阴俞，即心包在背部的相应穴位。

（1）定位：在背部，第4胸椎棘突下，后正中线旁开1.5寸（图3-37）。

（2）功用主治：同"心俞"穴。

（3）操作方法：同"心俞"穴。

7. 膏肓

膏肓，古称"心包"，穴在厥阴俞（背部与心包相应的穴）旁，故名。又解，病证年久，隐深难治，称之为病入"膏肓"，能治虚损重证，故名。

（1）定位：在背部，第4胸椎棘突下，后正中线旁开3寸，紧靠肩胛骨内缘（图3-38）。

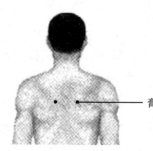

膏肓

图3-38 膏肓

（2）功用主治：本穴可补益气血、养阴清热。用于治疗：①心血管系统疾病，如胸闷、心悸、心律不齐等；②呼吸系统疾病，如肺结核、咳血、四肢倦怠、骨蒸潮热、自汗、盗汗、咳嗽、气喘；③其他病证，如头晕目眩、健忘、贫血、白细胞减少症、遗精、久病体虚、性功能低下等。

8. 至阳

（1）定位：在背部正
中线上，第 7 胸椎棘突下
凹陷中，约与两肩胛骨下
角（将患者的任意一只胳
膊向后背弯曲，并且尽量
向上抬高，肩胛下角会明

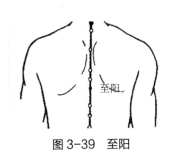

图 3-39　至阳

显在后背凸显）水平连线相平（图 3-39）。

（2）功用主治：本穴可宽胸理气、疏利肝胆、通调
膈肌。用于治疗：①消化系统疾病，如急性胃痉挛（重
力按压 1 ～ 2 分钟即可止痛）、胁痛、肝炎、食欲不振、
恶心、黄疸、胆道蛔虫症、胆绞痛等以肝胆为主的病证；
②呼吸系统疾病，如咳嗽、哮喘；③其他病证，如身热、
胸痛、胸闷、心绞痛、腰背疼痛、脊柱强痛、四肢酸重、
身体羸瘦、少气懒言等。据《中西医结合杂志》1987 年
第 4 期和《中医杂志》1988 年第 11 期报道，解放军第
266 医院按压本穴治疗冠心病心绞痛 105 例，即时缓解
104 例，有效率达 99%。

（3）操作方法：指压、按摩、艾灸、拔罐、皮肤针
叩刺、皮肤滚针滚刺、刮痧。在施术手法上，剧烈疼痛
时用力要重，刺激要强。

9.膈俞

膈俞穴，向内应于横膈膜，相当于膈肌在背部的对应穴，主治膈肌之病，故名。

（1）定位：在背部，第7胸椎棘突下（至阳穴），后正中线旁开1.5寸，与两侧肩胛骨下角的水平连线相平（图3-40）。

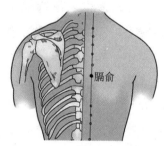

膈俞

图3-40 膈俞

（2）功用主治：本穴可宽胸理气、调节心肺、理脾和胃、活血化瘀、止血敛汗、祛风止痒。主要用于治疗：①呼吸系统疾病，如咳嗽、气喘、肺炎、咽喉炎；②心血管系统疾病，如胸痛、胸闷、心悸、冠心病、心绞痛、心律失常、胸膜炎、心内膜炎、高血压、高脂血症、脑血管意外及其后遗症；③消化系统疾病，如胃胀、胃痛、胃炎、胃出血、胃排空延迟症、膈肌痉挛、食管狭窄、贲门梗阻、呕吐、食管癌（吞咽困难）、腹胀、腹中痞块、肠炎、胆绞痛；④血液系统疾病，如咯血、吐血、鼻出血、尿血、便血、月经过多、子宫出血、贫血、血小板减少、白细胞减少症、血小板减少性紫癜等各种慢性出血性疾病；⑤皮肤科疾病，如皮肤瘙痒、荨麻疹、痤疮、银屑病、黄褐斑、淋巴结核、皮肤结核、骨结核；⑥运动系统疾病，如颈椎病、强直性脊柱炎、慢性腰肌纤维炎、类风湿关节炎；⑦其他病证，如血管性头痛、失眠、疮疡痈疽、淋巴结核、更年期综合征、夜盲症、产后乳少、自汗、盗汗、糖尿病、四肢怠惰等。

（3）操作方法：同"肺俞"穴。

10.肝俞

肝俞，即背部与肝相应的穴。

（1）定位：在背部，第 9 胸椎棘突下，后正中线旁开 1.5 寸（图 3-41）。

（2）功用主治：本穴可疏肝利胆、理气解郁、

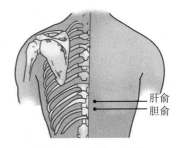

肝俞
胆俞

图 3-41　肝俞、胆俞

滋养肝血、清肝明目。用于治疗：①肝胆系统病证，如急慢性肝炎、胆囊炎、胃脘痛、纳呆、呃逆、吞酸吐食、胁痛、黄疸、腹痛腹胀、饮食不化、腹泻、脘腹积，聚痞块；②神志病证，如癫、狂、痫证，神经症，精神病；③头面五官病证，如头痛、眩晕、目赤肿痛、近视、夜盲、色盲、迎风流泪、视物昏花、目眦红肿、胬肉攀睛、眼睑下垂、视网膜炎、眼底出血；④妇科疾病，如月经不调、痛经、闭经、更年期综合征；⑤出血性疾病，如咳血、吐血、鼻衄；⑥其他病证，如贫血、白细胞减少症、产后乳少、黄褐斑、疮疡痈疽、淋巴结核、颈项强痛、腰背痛、寒疝、甲状腺功能亢进等；⑦肝经循行所过部

位的病变，如下肢内侧正中红肿、疼痛、抽搐、麻木、痿软无力、瘫痪、肌肉萎缩等。

（3）操作方法：同"肺俞"穴。

11.胆俞

胆俞，即胆在背部的相应穴位。

（1）定位：在背部，第10胸椎棘突下，后正中线旁开1.5寸，即肝俞穴下（图3-41）。

（2）功能主治：同"肝俞"穴。

（3）操作方法：同"肝俞"穴。

12.脾俞

脾俞，即背部与脾相应的穴，又名"智慧囊""智慧袋"。

（1）定位：在背部，第11胸椎棘突下，后正中线旁开1.5寸（图3-42）。

（2）功用主治：本穴可健脾和胃、补中益气、

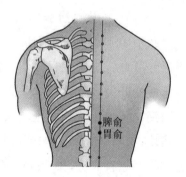

图3-42 脾俞、胃俞

养血统血、祛湿化痰，治疗范围主要涉及消化系统、血液系统、呼吸系统等方面的病证。

消化系统疾病，如急慢性胃炎、胃痛、胃或十二指肠溃疡、胃下垂、呕吐、消化不良、食欲不振或多食身瘦、肝脾肿大、腹胀、腹痛、泄泻、痢疾、黄疸、黄疸性肝

炎等都是脾俞穴的适应病种。我们知道，脾和胃是一对互为表里的脏腑，共同担负人体对饮食的受纳和消化、吸收。胃基本上只负责把食物吃进去，暂时储存起来，剩下的消化和吸收任务则主要依靠脾来完成。如果脾的功能活动低下，则消化食物的功能和吸收食物中的营养物质的功能就会大大降低，而产生上述一系列病证。

黄疸、黄疸性肝炎虽然从表面上看属于肝胆系统疾病，但是，它同脾的关系也非常密切。原因有二：其一，无论是西医学还是中医学，都认为肝胆本身就是属于消化系统的，中医学所谓的"肝主疏泄"和"脾主运化"其实是同出一辙的。其二，中医学认为，黄疸是"成于肝胆而因于脾胃"，也就是说，表面上看起来黄疸是肝胆的病变，但其根源还是由于脾虚不能运化水湿，湿热熏蒸肌肤，最终导致黄疸的出现。我曾经在大学毕业之后，进行过针刺治疗黄疸型肝炎的临床研究，治疗方案中除了肝胆经脉本身的穴位之外，脾俞、胃俞、足三里都是组方中必不可少的主穴。

再来看血液系统及出血性病证，中医学对"脾主运化和吸收水谷精微"的功能作用认识非常深刻，鉴于人体内的气和血都是水谷精微物质所化，反过来说，没有脾对营养物质的消化吸收，气血就没有生化之源，这是谁都会明白的一个最简单、最基本的道理。所以，中医学才有"脾胃是后天之本""脾统血"的说法。大凡气血不足、白细胞减少症、血小板减少性紫癜、吐血、尿血、便血、功能性子宫出血等疾病的治疗，都离不开脾俞穴的参与。国内外针灸临床实践证明，刺激脾俞穴能够增加血液中红细胞、血色素、白细胞和血小板指数，同时还可降低血中胆固醇的含量和血液黏稠度。

脾虚不能运化水湿还会演变成一种病理现象，那就是水湿在体内聚集日久成为痰湿，从而引发一系列病变，如咳嗽、哮喘、痰多、头重眩晕、肌肤水肿、肥胖、关节或肢体肿胀疼痛，甚至还会导致某些精神意识障碍，如嗜睡、癫痫、癔症、抑郁症、焦虑症、神经官能症、精神分裂症等。咳嗽、哮喘、痰多本来是属于呼吸系统的病证，但是如果兼有痰多，那就与脾有着直接的关系了。所谓"脾为生痰之源，肺为储痰之器"，脾不运化水湿，聚而生痰，储存于肺中，中医学称之为"有形之痰湿"。

另外还有"无形之痰湿"，流窜于经络之中则肢体或关节肿胀疼痛；积聚于肌肤之间则见肌肤水肿、肥胖；上蒙清窍（大脑），使脑神不请，则见头重眩晕、癫、狂、痫等精神意识障碍。而要想化解上述有形或无形之痰湿，脾俞与胃俞穴的健运脾胃作用就是关键的治本之法了。脾的运化功能改善了，水湿便能及时地化解、排出，从而发挥消水肿、瘦身减肥的治疗作用。

本文一开始，我们就说到，脾俞又名"智慧囊""智慧袋"。有人可能会问，一个穴位怎么会同智慧联系到一起呢？了解中医学基础知识的人都知道，在人的情志之中，脾是主思维的。思维就是想问题、思考问题，通过"思"和"想"进而出主意、想办法，这就是智慧！当一个人对外界的人和事反应迟钝了，他的记忆力也会伴随着下降。经常以各种形式刺激脾俞穴，有促进思维、提高记忆的良好作用。

其他对糖尿病、胸胁胀满、全身疲乏无力、怕冷、腰背酸痛者，有温补脾阳、通达肢体的效果；还有因为中气不足引起的遗尿、肾下垂、脱肛、子宫脱垂等也都能起到补中益气、提升固脱的作用。

最后是经脉循行所过部位的病变，如下肢内侧前缘红肿、疼痛、抽搐、麻木、痿软无力、瘫痪、肌肉萎缩等。

（3）操作方法：同"肺俞"穴。

13. 胃俞

胃俞，即胃在背部的相应穴位。

（1）定位：在背部，第 12 胸椎棘突下，后正中线旁开 1.5 寸，即脾俞穴下 1 个椎体（图 3-42）。

（2）功用主治：同"脾俞"穴。

（3）操作方法：同"脾俞"穴。

14. 命门

命门，有"生命之门"的寓意，穴属督脉，位于两肾之间。中医学认为：肾为先天之本，两肾之间谓之"命"。即两肾之间为人体生命活动的原动力所在，原动力即肾阳和命门真火。

（1）定位：在腰部后正中线上，第 2 腰椎棘突下凹陷中，约与两肋弓下缘（或肚脐）相平，或两侧髂棘水平连线的中点，向上数 2 个椎体(图 3-43)。

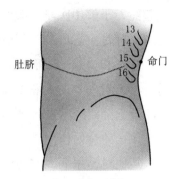

图 3-43　命门

（2）功用主治：本穴可补肾培元、壮命门真火、强健腰膝。主要用于治疗：①下肢痿痹、腰痛，尤其是肾阳虚腰腿疼痛、四肢发凉怕冷、五更泄；②泌尿系统疾病，如遗尿、夜尿增多、尿失禁；③生殖系统疾病，如遗精、阳痿、性冷淡等；④妇科疾病，如月经不调、月经清稀色淡、肾虚痛经、闭经、白带偏多、宫寒不孕等。并能强身健体、益寿延年。

《玉龙赋》云："老者便多，命门、肾俞须着艾。"这里所说的"老者便多"是指肾阳不足引起的小便不能自控、夜尿偏多及五更泄，治以灸法为主。

对于胎位不正的孕妇，在每次灸至阴穴的基础上再灸命门穴 3 壮，能够巩固治疗效果。

（3）操作方法：指压、按摩、搓揉、热敷、艾灸（尤其是隔附子灸）、拔罐、穴位敷贴。

连同肚脐一起施术，可以发挥调节阴阳平衡、振奋肾阴肾阳、疏通阴阳气血、强壮虚弱体质的养生保健作用。

15. 肾俞

肾俞，即背部与肾相应的穴位。

（1）定位：在腰部，第 2 腰椎棘突（即命门穴）下，后正中线旁开 1.5 寸，大致与第 12 肋骨下缘或肚脐相平（图 3-44）。

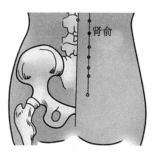

图 3-44　肾俞

（2）功用主治:本穴可滋养肝肾、补肾壮阳、聪耳明目、利水通淋。用于治疗:①泌尿、生殖系统疾病，如遗尿，尿闭，小便频数、不利、淋痛，肾炎，水肿，肾结石，尿血，肾下垂，遗精，阳痿，月经不调，痛经，带下，不孕，性功能障碍，前列腺病;②头面五官科疾病，如头晕目眩、近视、夜盲、视物昏花、耳鸣、耳聋、虚火牙痛、咽干喉燥、声音嘶哑、失音;③其他病证，如神经衰弱、肾虚咳喘（动则尤甚）、五更泄、糖尿病、腰痛、腰肌劳损、腰椎间盘突出症、腰骶痛、腰膝酸软、小儿脑瘫；④肾经循行所过部位的病变，如下肢内侧后缘红肿、疼痛、抽搐、麻木、痿软无力、瘫痪、肌肉萎缩等。

（3）操作方法：同"肺俞"穴。

16. 腰阳关

（1）定位:腰部后正中线上,第 4 腰椎棘突下凹陷中,约与两侧髂棘最高点水平连线平齐，或从两侧肋弓下缘水平连线中点向下数 2 个椎体（图 3-45）。

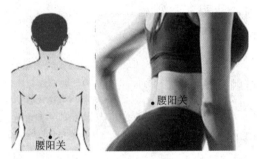

图 3-45　腰阳关

（2）功用主治：本穴可疏通督脉、调理肝肾。用于治疗：①腰及下肢病证，如腰骶疼痛、下肢痿痹；②泌尿、生殖系统疾病，如淋证、遗精、阳痿、月经不调、赤白带下等。

（3）操作方法：指压、按摩、艾灸、拔罐、皮肤针叩刺、皮肤滚针滚刺、刮痧等。

17. 夹脊

夹脊，因穴紧傍脊柱两侧，故名。传说此穴是东汉时期名医华佗所创，故又名"华佗夹脊"。现在将华佗夹脊向上延伸到颈椎两侧，则统称"夹脊"。

（1）定位：颈、背、腰部各脊椎棘突下，后正中线旁开 0.5 寸处，一侧 17 穴，左右共 34 穴（图 3-46）。

（2）功用主治：本穴可通经活络、调理脏腑，上部夹脊穴治疗心、肺、胸、神志、上肢病证；中部夹脊穴治疗肝、胆、胃、肠病证；腰部夹脊穴治疗腰、腹、泌尿、生殖系统及下肢病证。

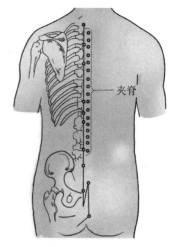

图 3-46 夹脊

（3）操作方法：指压、按摩、捏脊、艾灸、拔罐、皮肤针叩刺、皮肤滚针滚刺、刮痧等。

夹脊穴是皮肤针、皮肤滚针的常规部位，宜从上向下反复施术 3 ～ 5 次；艾灸适合用艾灸盒大面积施灸 10 ～ 20 分钟；拔罐宜推罐、"坐"罐结合各 5 分钟；捏脊宜从下（骶骨两旁）向上（第 7 颈椎旁）反复施术 3 ～ 5 遍；刮痧宜从上至下反复操作 10 遍左右。

（二）腰背部保健法

腰背部的保健可以在旅途中随时隔衣进行操作，如果需要脱衣解带的话，则可以在旅游驻地房间实施。

1. 用按摩锤捶打上、中背部的大椎、身柱、至阳、肩井、天宗、风门、肺俞、心俞、膏肓、膈俞、肝俞、脾俞等穴，能通经络、行气血、调理心肺及消化系统功能。

2. 如果没有按摩锤，单用手操作又有困难时，可以就地取材，用脊背对着大树以中等力度慢慢撞击，对于背部穴位也能起到一定的刺激作用。

3. 站立或坐位，双手叉腰（拇指向前、四指向后），以食指、中指、无名指指端按揉后腰部正中的命门穴和两旁的肾俞穴及肾俞穴外上方 0.5 寸处的痞根穴各 1 分钟；按摩之后用四指掌面水平搓揉腰部 20 ～ 30 次；再用手掌向下分搓两侧腰部 20 ～ 30 次；最后拍打或捶打腰部 50 次左右。

南京金陵老年大学的一位学员体检时查出左肾"多发性囊肿"，其中较大的囊肿为 31 毫米 ×37 毫米；血尿（+），红细胞计数 $1.82×10^{12}$/ 升。我让她尝试在背部的肾俞、痞根穴上进行按摩治疗，每日 2 次，每次 3 ～ 5 分钟。另外，嘱咐她多活动，不能久坐不动。按摩 3 天后感觉精神很好，小便颜色也有所改变，就去原体检单位江苏省中医院进行尿检，化验单上显示"正常"。后来坚持穴位按摩，病情一直很稳定，没有复发。

4. 站立或坐位，双手掌置于骶髂关节正中的腰阳关穴处，以食指、中指、无名指指端按揉 1 分钟；四指掌面水平搓揉腰部至腰眼穴（腰阳关穴旁开 3.5 寸的凹陷中）20 ～ 30 次；再用手掌向下分搓两侧骶部 20 ～ 30 次；最后拍打或捶打骶部 50 次左右。

5. 活动脊椎关节，先双手叉腰，缓慢地做小幅度的前俯后仰、左右侧弯及旋转腰背（左右旋转），再根据自己的体力和能力做下腰活动（腿部绷直，趾尖尽量接触地面）。

6. 双手同时或交替拍打臀部，能够益肾固腰、消除腰臀部的酸痛或麻木。

7. 在驻地房间，可以脱去上衣，在腰背部实施经穴按摩、捏脊、艾灸、拔罐、刮痧、皮肤针叩刺或皮肤滚针滚刺等。尤其是在大椎、身柱、风门、肺俞等穴施术，能有效提高抗病能力、预防风寒感冒；在肝俞、胆俞、脾俞、胃俞等穴施术，则能调理消化系统功能，防治肝胆、脾胃和肠道病变。

8. 躯干部无形练习，包括小周天、大周天、撮谷道（即收缩肛门）。

（1）小周天：①坐位或站立，微闭双眼，入静，双手护住脐下3寸（关元穴）处，排除杂念，意守丹田。意念丹田有"火球"，随着意念，"火球"沿着腹部正中线（任脉）上升，依次经过肚脐→上腹部→胸部→咽喉→口唇→鼻梁→两眉之间（印堂穴）→头顶正中（百会穴）→后项部→沿脊柱下行→腰骶部→肛门→会阴部→前阴→返回到丹田；②坐位或站立，微闭双眼，入静，双手护住脐下3寸（关元穴）处，排除杂念，意守丹田。意念丹田有"火球"，随着意念，"火球"沿着腹部正中线（任脉）下行，依次经过前阴→会阴部→肛门→尾骶部→沿脊柱上行→腰部→背部→后项部→头顶正中（百会穴）→两眉之间（印堂穴）→鼻梁→口唇→咽喉→胸部→上腹部→肚脐→返回到丹田（关元穴）。

（2）大周天：坐位或站立，微闭双眼，入静，双手护住脐下3寸（关元穴）处，排除杂念，意守丹田。意念丹田有"火球"，随着意念，"火球"沿着腹部正中线（任脉）上升，依次经过肚脐→上腹部→胸部，而后使气流进入手太阴肺经→手阳明大肠经→足阳明胃经→足太阴脾经→手少阴心经→手太阳小肠经→足太阳膀胱经→足少阴肾经→手厥阴心包经→手少阳三焦经→足少阳胆经→足厥阴肝经，再回到胸部手太阴肺经，经上腹部→肚脐→返回到丹田（关元穴）。本锻炼应该懂得一些关于人体十四经脉的循行知识，方能循序渐进，由浅入深，顺经传递，循环往复。

（3）撮谷道："谷道"即肛门，古人将肛门称之为"谷道"，意指肛门是五谷杂粮残渣排泄之通道。"撮"，指肛门的收缩上提动作，是一种甚为独特的养生之法。据清朝皇室医籍记载，乾隆皇帝之所以能活到89岁高龄，成为我国历代皇帝中的第一高寿者，与他几十年如一日坚持"撮谷道"有关。

"撮谷道"简单易行，不受时间、地点、环境、条件的任何限制，随时随地都可以锻炼，或站、或蹲、或坐、或卧，悉听尊便（站位更方便，效果更好）。在旅游途中，甚至上下班的公共汽车或地铁上没有座位的情况下，只要拉好扶手，都可以进行。

具体方法：有规律、慢节奏地收缩肛门，提肛时可闭气停顿；也可以配合呼吸进行，吸气时用力提肛，连同会阴一起收缩、提升，略停片刻，呼气时放松。每次 20 ～ 30 下或者更多，每日 3 ～ 5 次。

"撮谷道"是一种能同时强化人体上中下三焦之气（肺气、脾气、肾气）的简单实用的练习方法，有通经脉、行气血、通行和提升三焦之气的作用，能化解盆腔经脉瘀血，增强血液循环，使盆腔整体肌肉得到锻炼。可以防治长期腹泻或便秘、胃下垂、肾下垂、肝下垂、脱肛、痔疮、肛裂、大小便失禁等。适合于各年龄段的人群，尤其是中老年人。此外，对冠心病、高血压、下肢静脉曲张等慢性病，也有一定的辅助治疗作用。如果在"撮谷道"的同时，将口腔保健的叩齿、漱腮、搅海、咽津或搓脚心等保健方法结合进行，可谓是"任、督、肾气总动员"啦！

七、上肢简易保健法

（一）上肢常用穴位

1.曲池

（1）定位：屈肘 90° 以上，肘横纹拇指侧纹头端；

微屈肘时，在肘横纹肱二头肌拇指侧（尺泽穴）与肱骨外上髁连线的中点处（图3-47）。

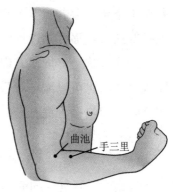

图3-47　曲池、手三里

（2）功用主治：本穴有通经活络、调理肠道、清热祛风、凉血止痒的作用。用于治疗：①本经所过的肢体病证，如肘关节病变、上肢疼痛、麻木、瘫痪、肌肉萎缩、肩关节或腕关节疼痛；②头面五官病证，如前额痛、面瘫、目赤肿痛、下牙痛、咽喉肿痛；③消化系统疾病，如腹痛、腹泻、痢疾、便秘、阑尾炎；④皮肤疾病，如皮肤干瘙痒、荨麻疹、水痘、湿疹、丹毒、疥疮、扁平疣或寻常疣、疮疡痈疖、带状疱疹、面部痤疮等；⑤其他病证，如高热、疟疾、高血压、乳腺炎、甲状腺病、颈淋巴结核、急性腰扭伤等。曲池自古就是治疗各种皮肤病和美容的名穴，被誉为远端循经取穴中的润肤、美容第一要穴。

（3）操作方法：指压、旋揉、按摩、艾灸、拔罐、刮痧、皮肤针或皮肤滚针刺激、三棱针刺络放血等。

2.手三里

（1）定位：曲池穴下2寸（图3-47）。

（2）功用主治：本穴可疏经通络、调理胃肠，用于治疗①本经所过的肢体病证，如手臂肩膀酸痛、上肢麻木、瘫痪；②头面五官病证，如面神经麻痹、牙痛、颊肿；③消化系统疾病，如胃痛、呕吐、腹痛、腹胀、腹泻；④其他病证，如急性腰扭伤等。

（3）操作方法：同"曲池"穴。

3. 合谷

合谷，俗称"虎口"，意为人体的重要关口所在。

（1）定位：手背第1、2掌骨之间，略靠第2掌骨中点处。简易取穴法：①将1、2掌骨并拢，掌骨之间肌肉隆起最高点即是；②张开第1、2掌骨，将另一手的拇指横纹放在张开手指的指蹼（像鸭掌的蹼）上，并压向第2掌骨中点，指端点到处是穴（图3-48）；③用一手的拇指在另一手的1、2掌骨之间按压，有酸、麻、胀、重、疼痛或经气行走感觉的地方。酸、麻、胀、重的感觉，是按压穴位比较准确的一种现象和标志，疼痛往往是身体病变的反应；而经气行走感则表明此人的经络系统比较敏感。

（2）功用主治：本穴有疏通经络、行气活血、消肿止痛、清利五官、醒神开窍、清热解毒、祛风止痒等诸多作用，主治范围亦非常广泛。

我们先从手背局部的作用开始，合谷穴对手背、手指以及整个上肢的红肿、疼痛、麻木、酸软乏力、瘫痪、肌肉萎缩等具有最直接的疏通经络、行气活血、消肿止

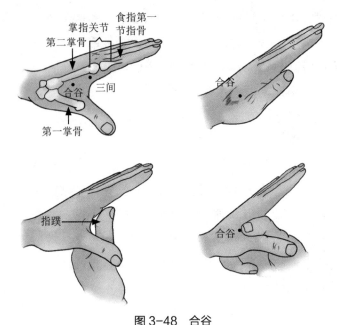

图 3-48　合谷

痛等作用。

　　针灸学中有一句歌诀，叫"面口合谷收"，意思是对于头面及五官病证，我们都可以用合谷穴来治疗，是治疗风火上炎引起的下牙痛的特效穴。"收"在这里有"收拾"之意，按照现在的话来说，叫作"摆平""搞定"。可见，合谷是治疗头面、五官病证的第一主穴。

　　我们都知道，人体中数我们的头面最重要，因为头是人体的司令部，面部分布着五官七窍，是人体外在形象的第一标志。所以，过去要给一个人处以极刑，首先选择的就是杀头。

　　但是苦恼的是，日常生活中我们每个人都会或多或少地面临很多"面子问题"，什么"面子问题"呢？那就是头面、五官的疾病。诸如前额痛（包括眉棱骨痛、青光眼、鼻窦炎、牙病引起的头痛）、面瘫、面部肌肉痉挛、眼皮跳动、三叉神经痛、下颌关节炎、腮腺炎、面部水肿、面痒、面部蚁行感、面斑、青春痘、面部疮疖及各种眼病、鼻病、耳鸣、口腔溃疡、口舌生疮、牙痛、咽喉疼痛、中风失语、流涎、舌体麻木，等等。对于如此众多的"面子问题"，合谷穴可以说是它们的克星。

　　这里要重点说一下牙痛。有的人平时非常爱喝酒，吃辣椒、火锅、油炸食品，这样的话出现牙痛的概率就会大大增加。这种牙痛的牙龈是红肿的，有时甚至还可以见到牙龈出血。中医称之为"风火牙痛"。遇到这种牙痛患者，按压合谷穴时，患者会觉得牙齿有一种清凉的感觉，就像含了薄荷的一样。因为风火牙痛是因于风、火、热毒，合谷穴此时所起的作用就是清热泻火、消炎解毒、消肿止痛，所以牙龈局部会有清凉的感觉。但是要注意，基于大肠经经络的走行，合谷穴治疗牙痛的目标主要是下牙齿疼痛。上牙齿疼痛用合谷穴也有效，但不是主要的穴位。

　　有一次我在江苏省推拿按摩学校上课，有位女学生正好牙痛，课间有同学给她按压了合谷穴，没有收到效果，下课后她就找我给她看看。她痛在下牙，属于风火牙痛，我说下牙痛取合谷穴是对的，怎么能没有效呢？我也是给她按压了合谷穴，结果手到病除。她说怪了，怎么老师一按就好了，我们同学怎么按不好呢？我问那个学生是怎样按压的，然后发现她们用的是错误的横向按压，所以收效甚微。

合谷穴为什么能够重点治疗头面五官病证呢？因为它所属的大肠经脉是从手走向头面的，并入下齿龈，绕口唇，经脉在交水沟之后，从左至右、从右至左到达面部，终于对侧鼻孔旁。针灸学有这样一句话，叫作"经脉所过，主治所及"，意思是说一条经脉，它通向哪里，那么，它上面的穴位的治疗作用也就能够随之延伸到哪里。正是由于大肠经是从手走向头面，并入下齿龈，绕口唇，所以，合谷穴的治疗范围也就能随之延伸到头面部了。

除了治疗手指、手背、上肢以及头面、五官的各种病证以外，还能通经活络、行气活血，用于治疗周身关节、肌肉的红肿、疼痛、麻木、瘙痒、瘫痪、伸屈不利。

合谷的祛风清热、止痛的作用，可以治疗感冒、发热（38℃以内）；调和脾胃、调理肠道的作用，可以治疗恶心呕吐、呃逆、腹痛、腹胀、腹泻或便秘；养血活血、化瘀通络的作用，可以治疗月经不调、痛经、经闭、产后乳汁少、乳腺炎；醒脑开窍、镇静安神的作用，可以治疗部分神志病，如神志不清、癫、狂、痫、癔症、神经官能症等。

（3）操作方法：用合谷穴进行家庭针灸保健，可以酌情选用指压、按摩、艾灸、皮肤针叩刺或皮肤滚针滚刺等方法。当然，对于已经掌握了针刺技术的人来说，针刺也是非常安全的。那么在家庭穴位保健中，合谷穴究竟应该怎么操作呢？因为合谷穴就在手背，用起来比较方便，随时、随地都可以操作。所以尽管很多人能够准确找出合谷穴，但是可以说几乎百分之百的人拿起合谷来都是用另一只手的拇指横向按压的（图3-49）。这种人为地阻断经脉的按法显然是错误的，正确的方法应该是顺着经脉的走向按压。

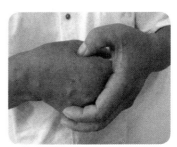

图3-49 错误的指压方法

指压法：为了避免拇指妨碍对合谷穴的指压操作，不妨将一手的指尖对准自己的胸部，拇指与食指自然分开，用另一手的拇指指端顺着经脉的走向按压，一边向深层按压，一边向前后揉动，自觉有明显的酸、麻、胀的感觉（图3-50）。

指压治疗风火牙痛最好用拇指指甲掐按，力量要尽量重一些，向穴位深层按揉，使穴位局部发酸、发胀。四肢部穴位一定要顺经掐按，同时向上揉动，不要横向

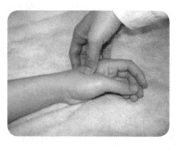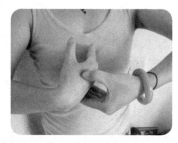

图 3-50　正确的指压方法

按压，横向按压的结果会人为地造成经脉中断，气血受阻，经气（指压时出现的酸、麻、胀感）也不能上传，疗效会大打折扣。若能出现向上方（头面部）发散的指压感则疗效更佳。敏感的患者口腔和牙齿会有清凉之感。每次每穴按压 2 ~ 3 分钟，患者同时配合做咬牙或叩齿动作。

按摩法：用大、小鱼际或掌根按摩穴处。

艾灸法：艾条温和灸或隔姜灸。

皮肤针叩刺或皮肤滚针滚刺法：皮肤针法不管从哪个方位来刺激都是可以的，这个不存在方向和阻断经络的问题。但是最好要刺激到出一点儿血。为什么呢？因为合谷穴的功用有一个特性，偏于清热解毒、消肿止痛，治疗实性病证，比如上面说的风火牙痛、风热感冒、头痛、咽喉肿痛、青春痘等，都是热毒所致。如果不出血，那么热毒就得不到宣泄。所以对于实证刺出血来，是顺其穴性、提高疗效的必要措施。

合谷穴在实际操作方面有没有什么注意事项呢？有！

第一，由于大肠经在面部的走行具有"左右交叉"的特点，即左上肢的经脉到面部后就到了右边，而右边的经脉到了面部后就走到了左边。这就告诉我们：合谷治疗面部病证应该注意左右交叉取穴，即左侧面部的病证取右侧合谷，右侧面部的病证取左侧合谷，以增强治疗效果。

我湖北老家的姐姐，有一次打电话给我说她面瘫了。我问她，有没有进行针灸治疗？有没有取手背上的合谷穴？她回答说，都做过了，合谷穴也用了，但是治疗半个多月了，还不见好，没有效果。我说，那不对啊，合谷穴本来是个很常用、效果很好的穴，针灸治疗应该是很有效的。于是我又问她是哪一边面瘫，医生用的是哪一边手上的穴位？她说是左边，合谷穴也针的是左边。这就错了，我让她到另外一个医院去找我的一位学生治疗，她知道左右交叉取穴的方法，结果前后治疗十几次就完全好了。

注意，大肠经的经脉循行进入的是同侧下齿龈，所以，下牙痛还是取同侧的合谷为好。

第二，运用合谷穴的第二个注意事项是基于合谷的活血化瘀作用，可以治疗女性由于气滞血瘀导致的痛经、闭经，还有像古代医书中记载的需要堕胎流产者，都是利用合谷的活血化瘀作用。现在对合谷穴的研究表明：重力刺激合谷穴，会引起子宫强烈收缩。加之合谷穴对各种刺激均比较敏感，强刺激能引起子宫的收缩，孕妇应谨慎使用，以免动胎流产。我的一位学生，在一家大的宾馆医务室工作，有时一些部门经理喜欢到他那里休息治疗，也有人向他学习一些简单的医疗保健知识。有一次，一位经理找到他，说自己的爱人流产了。问起缘由，原来经理的爱人夜间突然牙痛，我们这位对合谷穴治疗牙痛一知半解的经理为了在自己爱人面前露一手，就为爱人重力掐按了合谷穴，牙痛很快就止住了。没想到两天之后爱人就开始小肚子疼痛，同时伴有阴道流血现象。经医院妇科医生检查，确认是流产了。所以，对于成年育龄期的女性，如果涉及需要用合谷穴的情况，事先一定要了解她的月经史，在排除受孕的情况下方可取用合谷穴，切不可马虎从事！

4. 内关

（1）定位：在前臂外侧，掌面腕横纹中点上2寸，两筋之间（图3-51）。

首先用力握拳，找到手臂内侧两条明显的肌

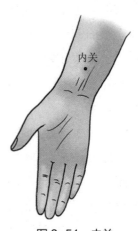

图3-51　内关

腱，正中间的那条肌腱是掌长肌腱，靠拇指侧还有一条肌腱叫桡侧腕屈肌腱，内关就在这两条肌腱之间；再从掌面腕横纹的中点向上2寸处就是内关穴。我们既可以通过分寸法测量而得，也可以用指量法。针灸学将腕横纹至肘横纹定为12寸，取其下1/6的长度定内关穴。再告诉大家两个非常简单的指量法，就是拇指的宽度是自己同身寸的1寸，2拇指的宽度即是2寸；拇指指端到指蹼的长度或食指上面两个指节的长度也是2寸。

（2）功用主治：说到内关穴的主治作用，那可是心、脑、胃、肠、口腔、咽喉等疾病均有效，"五项全能"啊！

我们在电影、电视剧中经常会看到这样的镜头：革命老干部由于过度激动或生气，会突然发生心前区疼痛，于是手捂着胸口，茶杯也掉在地上，马上口含救心丸，立即转危为安。这就是冠心病心绞痛发作的情况。

心绞痛是冠状动脉硬化性心脏病（简称"冠心病"）的一个主要症状表现，就是说专门营养心脏的冠状动脉硬化了，管腔变窄了，向心脏供应的血液不足了，致使心肌缺血缺氧。轻者仅感胸闷、憋气、呼吸不畅；重者左侧心前区剧痛、如同刀绞。其病有虚实之分：实为气滞、血瘀、痰阻心脉；虚为心阳不振、心血不足。

针灸治疗冠心病心绞痛，曾被联合国世界卫生组织列为疗效较好的43种病证之一。而今，生活水平提高了，各种心脑血管病发病率也在大大增加，严重威胁人们的健康和生命。本讲我将告诉大家，平时应该怎样应用内关穴来防治心脑血管病证以及神经系统病变。

内关对于心脏疾病具有良好的调治作用，无论是平日里患有高血压、低血压、心动过速、心动过缓、心律不齐、期外或期前收缩（早搏）、心慌、胸痛、胸闷，还是冠心病心绞痛发作时，用拇指掐按并轻揉穴位，或者用皮肤针叩刺、皮肤滚针滚刺，均可收到比较好的防治疾病或保健效果。急性发作时用指力重压、皮肤针或皮肤滚针重刺激；间歇期以中度力度指压，皮肤针或皮肤滚针中度刺激，也可以施行艾灸疗法，一般可很快恢复正常。

几年前，我在南京市中医院针灸科出门诊时，一位60多岁的老太太心动过速，主诉心慌、胸闷，当时我叫学生给她测量了一下心率，接近 100 次 / 分。当即为她针刺双侧的内关穴，就在留针 6 ～ 7 分钟的时候，再次测量脉搏，就下降为 70 次 / 分了，心慌明显好转。可见，内关对调节心脏的功能、血管的搏动是非常有效的。

再给大家介绍一个非常生动的病例。南京市胸科医院前任老院长患冠心病多年，时常有心绞痛发作现象。就像我们一开始说的那样，每次发作的时候都是急服硝酸甘油片缓解，用后几秒钟就好转了。但是有一次在家又发心绞痛，口含硝酸甘油片十几分钟竟然不起作用，胸痛、胸闷如故，没有缓解。因为他们夫妻二人都是医生，老伴儿是市中医院神经内科主任，家里也有心电图机，然后老夫人就给他测心电图，心电图不正常。老院长就感到很纳闷，以往服用硝酸甘油片后很快就好转了，这一次怎么不管用了呢？于是就对老夫人说：你现在不是正在南京中医药大学跟王教授（指笔者）业余学习针灸吗？老师有没有教给你关于针灸穴位缓解心绞痛的方法呢？经老院长提醒，老夫人马上在他的两个内关穴上同时施以按揉法。5 分钟不到，老院长欣喜地说，不痛了，不痛了，感到心胸开阔了。再测一下心电图，结果一切正常。所以说，有时候我们不能小看这一个保健穴位，用得及时，用得正确，往往能起到大的作用。

心包是心脏外面的包膜，起保护心脏的作用。具有生理上"代心行事"，病理上"代心受邪"，治疗上"代心用穴"的特点和作用，这也算是心包的"三个代表"吧。所谓生理上"代心行事"，是指心包的生理功能与心脏是一致的，如心统血脉、主神志（即神经系统），那么，心包也能统血脉、主神志。病理上"代心受邪"，说的是外邪如果侵入心脏，首先由心脏外围的心包承受。心包别名"膏肓"，一旦"病入膏肓"，也就逼近心脏了，如果心包的功能健全，外邪就不会侵犯心脏；反之，如果心包的功能低下，外邪也就会突破心包这层防线而侵入心脏，病情也就很危重了。治疗上"代心用穴"，是说各种心、脑、血脉的病证，都可以在心包经上选穴治疗。

内关是心包经的代表性穴位，可以说是各种心脑血管病保健、治疗的首选穴位。

有人会问了，心绞痛万一用内关这一个穴位还不能完全解决问题，还有哪些穴位可以选用呢？这就要分是急性期（即发作期）还是缓解期了。急性期有效穴位还有前胸部的巨阙穴（前正中线上，脐上 6 寸）和膻中穴（两乳头连线中点）、心包经的郄门穴（掌面腕横纹中点上 5 寸，即内关穴上 3 寸）、心经的阴郄穴（掌面腕横纹小指侧上 0.5 寸凹陷中）；缓解期有效穴位有心俞穴（第 5 胸椎棘突下旁开 1.5 寸）和厥阴俞（第 4 胸椎棘突下旁开 1.5 寸）。

在针灸学中，巨阙和膻中这两个穴位因为离心脏很近，分别是与心和心包密切相关的两个特定穴，在局部能疏通心胸的经脉之气，对心绞痛能起到很好的缓解作用；而"郄"在针灸学中是用来表示具有急救作用、专治急性病的穴位；心俞、厥阴俞直接归属于心和心包，所以诸穴在治疗心绞痛中所起的作用就不言而喻了。在冠心病不发心绞痛期间，每天坚持指压、灸疗心俞、厥阴俞，以保健心脏，调节心脏的功能，让心气足一些，心血多一些，从而起到巩固疗效、防止病情复发作用。

治疗心血管病证仅仅是内关穴的主治范围之一，内关还有养心安神、宽胸理气、调理胃肠的作用，主治神志病证，呼吸系统和消化系统疾病，如失眠、健忘、癫痫、癔症、神经官能症、精神失常、哮喘、恶心、呕吐、胃痛、腹痛及咽喉疼痛、口舌生疮、舌强不语、舌缓不收等，尤其是对各种原因（如胃肠病、肝胆病、孕妇、晕车、晕船、晕机等）引起的恶心呕吐效果极佳，可以说是疏肝和胃、降逆止呕第一要穴。

明代伟大的医药学家李时珍在他的中药学巨著《本草纲目》中记载：中医学的心有"血肉之心"和"神明之心"。所谓"血肉之心"，就是说解剖学中有血有肉的心脏；而"神明之心"即指大脑。所以，许多神志方面的病证，中医学也称之为"心病"。经常掐按内关、人中、百会、丰隆（犊鼻与足外踝高点连线的中点）等穴，有醒脑开窍、安神定志的作用，对于改善心神失调、减轻或减少疾病发作大有好处。

有些老百姓会经常说自己心口痛，部位也在偏左侧的胸腹部，其实他们所说的心口痛是指胃痛。中医学为了区别心绞痛和胃痛，还特别给心绞痛取了一个病名叫"真心痛"。当然，无论是"真心痛"还是"心口痛"，内关穴都有治疗作用。所以说，这种情况下用内关穴，可以一箭双雕、一举两得。

内关穴可通调血脉、养心安神、疏调三焦、宣上导下、和内调外、宽胸理气、调和胃肠，其主治范围主要包括：①心血管系统病证，如胸痛、胸闷气短、心慌、心绞痛、心律不齐、心动过速或过缓、高血压或低血压、动脉粥样硬化、脑卒中；②神志病证，如神经衰弱、失眠多梦、癫、狂、痫、癔症、晕厥；③消化系统疾病，如胃痛、呃逆、腹胀、腹痛，或各种原因（晕车、晕船、晕机、水土不服、孕妇、中暑、急性胃炎等）引起的恶心、呕吐；④呼吸系统疾病，如咳嗽、哮喘；⑤口腔、咽喉病证，如咽喉疼痛、口舌生疮、舌强不语；⑥其他病证，如偏头痛、落枕、急性腰扭伤、中暑、疟疾、麻疹、热病汗不出、乳腺炎、荨麻疹等。

（3）操作方法：内关穴的家庭保健操作方法主要是指压按摩法，在这方面有一个规范化的要求，很多人在指压内关穴时都是将一侧拇指横向压在对侧手臂上（图3-52），这种方法是错误的，错就错在这种方法实际上是人为地把经脉阻断了。因为经脉是从胸部顺着上肢内侧一直走到指尖，如果横向掐按，那显然不行，会影响经气的运行。

正确的方法是一定要顺着经脉来操作，可以单用拇指顺经掐按，同时朝前后方向揉动（不要旋转），这样的话就可以把经气从下往上走窜（图3-53），也可以用

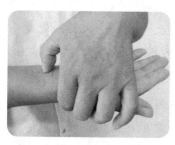

图 3-52　错误的指压方法

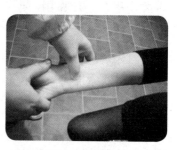

图 3-53　正确的指压方法

一手拇指与食指或中指同时掐按内关及与内关相对的外关穴（腕背横纹中点上 2 寸，两骨之间）。这样，指力会从一侧穴位透达另一侧穴位，这在针灸临床上称为"透穴法"，也可以用异性磁极对置在两个穴位上，产生磁力线穿透作用。所以我们说，内关透外关，心病自然安。

在手法力度上，治疗心绞痛和神经精神疾病时要求重力按压，治疗恶心呕吐则只需轻刺激。因为内关穴轻刺激止呕，中等和强刺激反而会催吐，适用于暴饮暴食或食物中毒的情况。

5. 外关

（1）定位：前臂外侧，腕背横纹中点上 2 寸，尺骨与桡骨之间（图 3-54）。

（2）功用主治：本穴可通经活络、行气止痛、清热解表、聪耳明目。用于治疗：①本经所过的肢体病证，如手指疼痛、麻木，腕关节疼痛，肘臂屈伸不利，上肢麻木、震颤、瘫痪，落枕、肩周炎；②头面、五官病证，如偏头痛、面瘫、腮腺炎、目赤肿痛、耳鸣、耳聋、鼻出血、咽

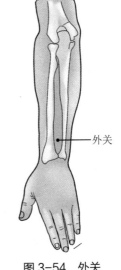

外关

图 3-54　外关

喉肿痛;③其他病证,如感冒、热病、中暑、惊风、腹胀、腹痛、便秘、胸胁疼痛、急性腰扭伤等。此外还是眼区、胸部手术时针刺麻醉的止痛要穴。

（3）操作方法：可行重力指压、按摩，艾灸、拔罐（小）、皮肤针或皮肤滚针刺激、刮痧等，出血效佳。

6. 神门

神门,"神"指心神;"门"指出入之处,寓"心神出入的门户"之意。

（1）定位：在腕部,掌面腕横纹小指侧紧挨小鱼际的凹陷中（图3-55）。

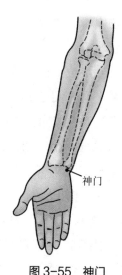

（2）功用主治：本穴有养心安神、宽胸理气、行气活血的作用,体现在对神经衰弱、失眠、健忘、心慌、心烦、心痛、精神失常等病证的防治方面。

（3）操作方法:指压、按摩、皮肤针叩刺等。

图3-55 神门

7. 尺泽

（1）定位：在肘横纹中,肌腱（肱二头肌腱）拇指侧凹陷处（图3-56）。

（2）功用主治：本穴可清泻肺热、调理胃肠、舒筋活络。用于治疗：①呼吸系统疾病，如实证咳喘、风热感冒、咽喉疼痛、咯血；②神经系统疾病，如中风、小儿惊风、无脉症；③消化系统疾病，如胸胁胀满、食物中毒、呕吐、中暑、胃肠痉挛绞痛；④循经所过病证，如肩关节疼痛、肘臂挛痛。

（3）操作方法：指压、拍打、按摩、皮肤针叩刺、皮肤滚针滚刺，尤其是刮痧和拍打法对清热解暑、解痉镇痛疗效明显。

8.孔最

（1）定位:在前臂掌面拇指侧,尺泽穴直下 5 寸(图3-57)。

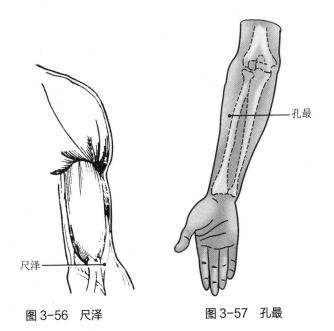

图 3-56　尺泽　　　　　图 3-57　孔最

（2）功用主治：本穴可止咳平喘、凉血止血、清利咽喉。用于治疗：①呼吸系统疾病，如急性咳嗽、咳血、哮喘、支气管扩张、肺结核、肺炎、肺脓肿等；②头面、五官病证，如头痛、头晕、咽喉肿痛、失音、声音嘶哑；③经络所过病证，如肘臂疼痛、前臂麻木不仁、手指屈伸不利；④其他病证，如痔疮出血、倒经、热病汗不出。

（3）操作方法：指压、按摩、拔罐、刮痧、皮肤针叩刺、皮肤滚针滚刺等。

9．劳宫

（1）定位：掌心横纹中，第2、3掌骨之间偏于第3掌骨，握拳屈指时中指尖处（图3-58）。

（2）功用主治：本穴可清心安神、消肿止痒。用于治疗：①循经所过的肢体病证，如掌心热、多汗、手指麻木、鹅掌风；

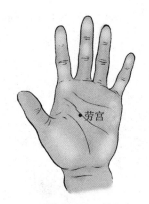

图3-58　劳宫

②神志病证，如心痛、癫、狂、痫、癔症、抑郁症、小儿惊痫、昏迷；③消化系统疾病，如胃痛、呕吐、口疮、口臭；④其他病证，如中暑、身热、血压骤升。

（3）操作方法：高血压时，可用拇指从劳宫穴开始按压，再逐一按压每个指尖，左右交替，按压时保持心

平气和，呼吸均匀。可控
制血压并使血压逐渐恢复
正常。

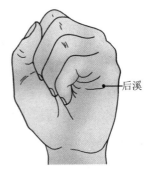

图 3-59　后溪

10. 后溪

（1）定位：微握拳，
在靠小指侧第 5 指掌关节
后的肌肉突起处（图 3-59）。
然后把手掌打开，看一下，
哦！原来此处有 3 条纹路，形成后溪穴的这条线是爱情
线，爱情线形成了后溪穴，为我们提供了一个治疗颈肩
腰背疾病很好的穴位。

（2）功用主治：本穴可通经活络、疏调督脉、镇痉
宁神、祛风清热。用于治疗：①循经所过的肢体病证，
如指掌关节肿痛、麻木、挛急不舒、伸屈困难，头项、
颈肩强痛，落枕，急性腰扭伤（以不能前俯后仰者为主）；
②头面、五官病证，如头痛（后枕部为主）、面瘫、面
肌痉挛、目赤肿痛、睑腺炎、迎风流泪、耳鸣等；③神
志病证，如失眠、癫、狂、痫、癔症、抑郁症、抽搐、
角弓反张等；④其他病证，如热病、疟疾、盗汗、小便
赤涩及疼痛。

后溪穴除了主治手指、手背以及沿小指向上的上肢
内后缘的红肿疼痛、麻木之外，其远端的治疗作用最拿
手的当属颈、肩、背、腰、腿的痛证了，堪称颈肩腰背

痛的克星。

后溪属于小肠经，是一个通督脉的穴位。它可以调治长期伏案工作或操作电脑带来的一切不利影响。台湾有一位汽车司机，通过多年来长期实践，体会到后溪是能统治一切颈、肩、腰、腿疾病的神奇大穴。他开车十几年，每天机械性的僵硬姿势，患上了颈椎病。以往开车的时候，路上遇到红灯或堵车，心里难免心急火燎的，有时会急得用拳头捶打方向盘，无意中竟发现捶打后溪穴时颈部的强硬不适感有所好转。后来只要一遇到红灯或堵车现象，他就会下意识地在方向盘上主动捶打后溪穴，或者将后溪穴放在方向盘上来回搓擦，久而久之，就养成了开车刺激后溪的习惯。随时随地，一有机会就刺激刺激。这个时候，别的司机心里都在上火，而他却一不着急，二不发火，而是愉快、潇洒的享受保健按摩，居然还觉得堵车堵得很值！行车途中随时随地刺激后溪穴，确实让他受用无穷。十多年来颈椎病没有再犯，视力疲劳消失了，就连腰背脊柱也比以前端正了。

我们旅游者也能像这位司机一样，遇到行车过程中的红灯或意外停车时，千万不要心急火燎、烦躁不安，积极地、有意识地做一些小小保健活动，不失为明智之举。

举一反三，在电脑上工作和学习的作家、学生、文职人员、白领朋友们，每天都在电脑前一手紧握鼠标，一手不停地敲打着键盘。这种持续、重复性的工作，把人都弄僵化了。在连续电脑工作途中，不是也可以利用休息时间，把自己的双手解放出来，离开一下键盘和鼠标，握拳，将后溪穴处放在电脑桌或键盘的边缘来回摩擦吗？每工作一个小时左右就刺激一次，每次 3 ～ 5 分钟。这样一天坚持做下来，到了下班的时候，脖子不会痛，腰也不会酸，脊椎自然会轻松挺直，视力疲劳也会在很大程度上获得缓解。

如果由于忙，总是忘记做怎么办呢？不妨利用手机闹钟提醒功能，每隔 1 小时提醒一下。不管忙到什么程度，这点微不足道的几分钟时间还是能抽得出来的吧？何况，这每小时短短的三五分钟带给我们的是宝贵的健康啊！积少成多，集腋成裘，只要坚持，必有好处！

鉴于后溪穴对颈椎病的特效作用，而且其应用频率远比肺经的列缺穴要高，因此我在自编的《二十总穴歌》中将传统的"头项寻列缺"改为"头项寻后溪"。

（3）操作方法：后溪穴的操作方法以指掐为佳，最好是半握拳，用另一手的拇指指甲顺着经脉的走向掐按在穴位上，同时反复揉按（图 3-60）。

当然也可以用刮痧法、艾条悬灸，或皮肤针叩刺，每穴每次 3 ～ 5 分钟；或

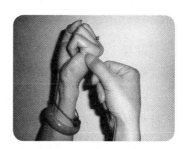

图 3-60　掐按后溪法

者像上面那位汽车司机一样，随时随地，在汽车方向盘上、车门里面的突起处摩擦后溪穴。

（二）第二掌骨全息穴位图

何谓"全息"？全息的意思就是部分包含整体，比如，每个国家的驻外使馆，虽然只不过是一个小小的局部，但是却代表着他们的整个国家。我们平时挖地，经常会挖断一些蚯蚓的身体，有时还会断成好几节，可是蚯蚓并不会因此而死亡，而是繁殖得越来越多。为什么？就是因为那些被挖断的一节一节的蚯蚓，都包含有完整蚯蚓从头到脚全部信息的细胞，只要有适宜的环境（土壤、空气），过一段时间，这些被斩断的蚯蚓就会重新形成数量更多的蚯蚓。

全息现象表现在人体，可以说人体的每一个相对独立的组织、器官，如头、耳朵、鼻子、嘴唇、手足等，都包含着整个人体，即从头到脚的生命信息，也能客观反映和治疗全身各个部位的病变。于是，才有了头针疗法、耳针疗法、鼻针疗法、唇针疗法、手针疗法、第二掌骨疗法、足针疗法等。

这里重点介绍临床应用较为广泛的"第二掌骨疗法"。

在第二掌骨侧面存在着一个新的有序穴位群，恰似人体的缩影。指掌关节处代表头部，近腕关节的基底部为足部，头与足连线中点是胃，头与胃连线中点为心和肺，头与心肺之间依次为颈和上肢，心肺与胃连线中点为肝，胃与足连线中点是腰，胃与腰之间依次为十二指肠、肾，腰与足之间依次是下腹、下肢。从头至足顺序为头、颈、上肢、心（肺）、肝、胃、十二指肠、肾、腰、下腹、下肢、足（图 3-61）。其中，头包括五官，颈包括咽、

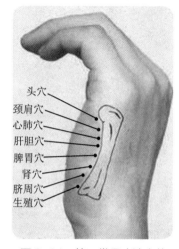

头穴
颈肩穴
心肺穴
肝胆穴
脾胃穴
肾穴
脐周穴
生殖穴

图 3-61　第二掌骨疗法穴位

喉、气管和食管的上部、甲状腺，上肢包括气管和食管中段，心（肺）包括胸、乳房、气管和食管的下段，肝包括胆，胃包括脾、胰，肾和腰包括大肠、小肠，下腹包括子宫附件、膀胱、直肠、阑尾、前后二阴。

1. 定位与主治

（1）头：第二掌骨头后下凹陷处，主治头和五官的病证。

（2）足：第二掌骨基底部，主治足、踝的病证。

（3）胃：头与足连线的中点，主治胃、脾、胰的病证。

（4）心（肺）：头与胃连线的中点，主治心、肺、气管、支气管、食管、胸、乳腺、背部的病证。

（5）肝：心、肺与胃连线的中点，主治肝、胆的病证。

（6）颈：头与心、肺连线的前 1/3，主治颈、咽、气管、食管、甲状腺的病证。

（7）上肢：头与心、肺连线的后 1/3，主治上肢、肩、气管、食管的病证。

（8）腰：胃与足连线的中点，主治腰、大肠、小肠的病证。

（9）十二指肠：胃与腰连线的前 1/3，主治十二指肠、结肠的病证。

（10）肾：胃与腰连线的后 1/3，主治肾、大肠、小肠的病证。

（11）下腹：腰与足连线的前 1/3，主治阑尾、直肠、肛门、膀胱、尿道、睾丸、子宫、卵巢、骶部的病证。

（12）下肢：腰与足连线的后 1/3，主治下肢的病证。

根据穴位全息规律，人体的任何一个肢节都存在着与第二掌骨侧面相同的穴位分布，且每两个相联系的肢节的连接处多是对立的、两极连在一起的。例如，前臂腕横纹桡侧的太渊至尺泽段之间为头至足；上臂尺泽以上的手太阴肺经循行线至腋前水平线也为头至足；下肢大腿内侧正中腹股沟到膝关节为头至足；小腿胫骨内侧髁至内踝后也为头到足；足内侧趾跖赤白肉际（内踝后下）至大趾内下缘为头到足；胸腹部胸骨上窝至耻骨联合上为头到足。

2．取穴原则

（1）部位对应：根据病患部位取相应穴位。例如头痛取头穴，咳嗽取肺穴，胃痛取胃穴，肩周炎取上肢穴等。

（2）同侧对应：取患部同侧的穴位，例如左侧牙痛，取左侧第二掌骨的头穴；右侧踝关节扭伤，取右侧第二掌骨的足穴。

（3）双侧取穴：有些病证不能用部位来表示，则取双侧穴位。如神经官能症，取双侧心、肺穴；泌尿系统感染，取双侧下腹穴等。

（4）辨证取穴：根据中医理论取穴。例如肝主筋，开窍于目，伤筋和眼病可取肝穴；肺合皮毛，皮肤病应取肺穴等。

3．穴位压痛点的意义

（1）用于诊断：利用第二掌骨侧生物全息疗法诊断疾病，一般用按压法。若某穴压痛，则表明相应器官或同一横截面等其他器官病变。如腰点压痛提示腰、肾、膀胱、子宫的病变；肺点压痛提示肺、胸、心、背、食管、胁肋的病变。与本点密切相关部位的病变，如肝穴压痛除了表明肝病以外，还提示有胆病、眼病；肾点压痛除了表明肾病之外，还提示有膀胱、耳疾病或骨病。各穴的前后、左右、上下出现压痛，提示相应部位病变，如头疼在枕部，则头部的背侧出现压痛。左右手哪一侧压痛提示病在哪一侧，哪一侧压痛重提示哪一侧病重。

1980 年 7 月 7 日，在中国包装总公司科学院动物研究所，山东大学一名教师为美籍华人、著名生物学家牛满江教授按压左手第二掌骨侧，发现胃穴有压痛，当即指出其患有胃病，牛教授连连点头称是，对该法诊断的准确性赞不绝口。

（2）用于治疗：治疗则以按摩或针刺法为主。病侧对应，部位对应，脏腑对应，组织对应。例如肺点可以治疗肺、气管、鼻部和皮毛的相应病证。

山东大学运用该法测试 2074 例，诊断准确率高达 93.5%；张颖清教授通过对 11338 例病例统计，压痛点出现与疾病符合率为 92.7%。对其中的 685 例通过按摩、针刺予以治疗观察，疗效达 94.8%。对各种扭伤、神经疼痛、胃肠炎、溃疡病、感冒、咽喉炎、心绞痛、腰腿疼痛等均有明显效果。

1982 年 3 月 10 日上午，上海市嘉定体育场上，辽宁省运动员、全国纪录保持者王春堂在训练中不慎将左髋关节扭伤，随队医生当即在其左手第二掌骨侧腰腿穴处按摩 100 多下，然后令他活动大腿，竟然一点儿也不痛了。次日又按摩 300 多下，13 日参加 20 公里竞走比赛获得全国冠军。

4.操作方法

首先在病变部位同侧的第二掌骨侧相应部位找出痛点，然后用拇指尖或按摩棒、刮痧板顶角以痛点为圆心施以小范围的环揉。揉压要有力度，使局部产生较强的酸、麻、胀、重、疼痛感为佳。每分钟环揉 150 下左右，共操作 5 ～ 10 分钟即可。

（三）上肢保健法

上肢保健法在旅游途中操作起来也还是比较方便的，在不妨碍他人的情况下，尤其是在活动空间比较大的交通环境里，要经常活动活动肩关节以及肘、腕和指关节。拇指、掌根、第 5 掌骨、第 5 指掌关节以及随身携带的小器具（如刮痧板、火柴杆或头、牙签尾、圆珠笔，甚至圆滑的茶杯盖边缘或盖面上的凸起等）均可作为按摩工具。

1. 拍打上肢，先以左手掌拍打右肩关节内下方的中府穴，再自上而下拍打右上肢内侧，到手掌后便改为自下而上拍打外侧，到肩臂外侧为止，如此反复操作 2 ～ 3 次；接着用右手按同样的方法拍打左肩关节内下方的中府穴以及上肢 2 ～ 3 次。可解除肩臂酸痛。

2. 扩胸、甩手、抖动四肢，可以很好地改善末梢循环，让积聚在肢体末梢的血液进入到大循环，同时还能通过肢体的活动，舒筋通络，行气活血，消除久坐不动的疲劳以及肢体肌肉、筋骨的疼痛。

3. 肩关节不适、肩周炎患者除了按压肩部痛点及曲池、手三里、三间、鱼际下 0.5 寸等穴之外，还应该不时地向不同方位活动肩关节：前伸（将胳膊抬起，手指伸直，向前方平伸）、后伸（将胳膊伸直，向身体后方尽量抬高）、甩臂（前伸同后伸连贯摆动）、外展（将胳膊抬起，向外侧平伸）、上举并拉扯对侧耳朵（先将胳膊紧贴耳朵向上抬起，手掌向内，然后顺势弯曲，经头顶拉扯对侧耳朵）、单侧前胸内收搭对肩（胳膊朝向对侧胸部或肩部弯曲，手指尽量触及肩胛骨）、单侧后背内收（胳膊从后背朝向对侧弯曲，且尽量向上抬高）、双上肢同步甩臂（单侧前胸内收与单侧后背内收同步进行）。

4. 手腕四动，包括反复掌屈、背屈、双向侧屈、双向旋转。

5. 手用力做无形动作，如反复紧握双拳再松开、反复捏键力圈、做拧毛巾状、折弯硬管子、练习拉力器等。

6. 双上肢前伸，一手在上，一手在下，反掌相对并左右交叉，由内下方向外上方、前方翻转，再由外上方向内下方还原。反复进行。

7. 有上肢疼痛、麻木、酸软无力情况者，旅途中可以经常按揉曲池、手三里、合谷、外关、后溪等穴位获得缓解；有落枕或颈椎病的患者，可随时随地指掐或按揉后溪、合谷、外关、落枕（手背第2、3指掌关节后0.5寸）等穴，可以缓解颈部不适；旅途中突发急性腰扭伤，可即刻指掐后溪、腰痛点（手背指掌关节与腕背横纹中间横线上第 2、3 掌骨之间和第 4、5 掌骨之间），与此同时，慢慢活动腰部。

8. 有伤风、感冒、咳喘等呼吸道不适者，可以指压、按摩内关、尺泽、孔最、合谷等穴，可以促使病愈；旅途中突发面瘫、面肿、面痒、面肌痉挛、三叉神经痛和牙痛的患者，除了经常搓摩面部以外，还应该时刻按揉合谷、曲池、手三里、后溪等穴，有较好的舒筋通络、行气活血、消肿止痛的作用。胃肠系统不舒服者，可以及时按压或捶打曲池、手三里、合谷、内关等穴，一般都能及时缓解；上吐下泻者急按内关穴，拍打曲泽穴（肘关节横纹中肱二头肌腱小指侧）；便秘者可经常按压外关和支沟穴（外关上 1 寸）。

9. 心血管系统有病变者，可以随时随地按揉劳宫、神门、内关、郄门（掌面腕横纹中点上 5 寸）等穴以及中指指腹的正面或侧面，以预防旅途劳累所造成的心脏方面的问题；高血压患者可以经常按压曲池、内关、劳宫等穴以及中指指腹的正面或侧面，以减少血压的波动。

10. 旅途中睡眠欠佳者，可以随时按揉神门、内关、劳宫等穴，或者用大拇指指腹或大鱼际向掌面第 1、2 指间（指蹼）反复轻擦，具有安神助眠的作用，能缓解旅途疲劳、安神促眠。

11. 皮肤病患者和爱好美容的女士，可以随时随地按摩曲池、手三里、合谷、尺泽、内关等穴，既治皮肤病，又有美容作用。

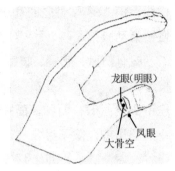

图 3-62　龙眼、凤眼、大骨空

12. 做眼部保健的朋友，除了在眼区局部做眼保健操之外，手上还有几个很重要的刺激点，那就是大骨空、小骨空、龙眼穴、凤眼穴（图 3-62）。大骨空，即拇指背面指关节中点。龙眼穴，又称"明眼"，大拇指屈曲，大骨空外侧（靠小指侧）纹头端赤白肉际处。一说龙眼穴在小骨空外侧纹头端，但作用近似。凤眼穴，在大骨空内侧纹头端赤白肉际处。

13. 口苦、咽干、口臭者，宜经常指压或掐按大陵（掌面腕横纹中点）、少府（掌面第 4、5 指掌关节之间的"爱情线"横纹上）和劳宫穴。

14. 现代社会，随着人口的老龄化，老年痴呆现象越来越多。老年痴呆症重在及早预防，老年人可

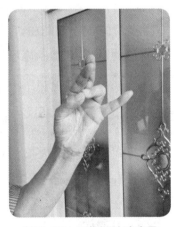

图 3-63　手指活动防痴呆

以将一手的拇指同无名指对接，食指和中指上下重叠，然后看能否随意活动小指（图3-63），能自如活动者即无痴呆之忧。如果小指不能自如活动，那就应该及时到正规医院做一些神经方面的检查，并经常叩击头顶百会穴和四神聪、后项部风池穴下面的供血和健脑穴及小腿外侧下面的绝骨和大钟穴，以防治老年痴呆。

　　最后，还要提醒一下各位，旅行中如果要参观各种表演，可不要吝啬自己的掌声啊！要记得多为表演者鼓掌。须知，你为人家鼓掌，一是尊重和感谢了演员们的辛勤劳动，体现出自己是个文明观众；二是鼓掌也是刺激位于手掌和手指部位的肺经、心经和心包经的相关穴位，对于心脏和肺脏的功能也有一定的保健作用！

八、下肢简易保健法

（一）下肢常用穴位

1. 风市

（1）定位：大腿外侧正中线上，膝关节腘横纹上7寸，臀横纹至腘横纹的中点水平线与大腿外侧中线的交点。古今文献所载"垂手取穴法"与临床

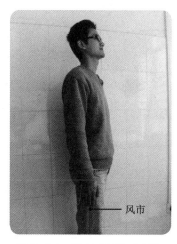

图3-64　风市（仅作参考）

不合，仅作参考（图3-64）。

（2）功用主治：本穴可通经活络、祛风止痒，用于治疗下肢疼痛、麻木，坐骨神经痛，偏瘫，肌肉萎缩，皮肤瘙痒，荨麻疹，早期耳鸣，脑鸣，听力减退等。

（3）操作方法：指压、按摩、艾灸、拔罐、刮痧、皮肤针叩刺或皮肤滚针滚刺，会针刺操作者可直刺1～2寸。

2.血海

（1）定位：膝关节内上方髌骨内上缘上2寸，股四头肌内侧头的隆起处。简易取穴：正坐屈膝，将手掌内旋指尖向上，左右交叉按在膝盖骨上（左手按右膝，右手按左膝），拇指在内侧，与食指成45°，拇指尖所达之处即是（图3-65）。

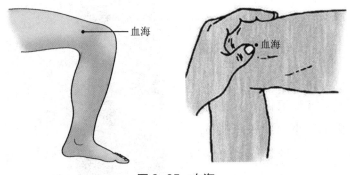

图3-65　血海

（2）功用主治：本穴可理脾养血、祛风止痒、维护卵巢功能。用于治疗：①泌尿系统疾病，如小便带血、淋涩疼痛等；②妇科疾病，如月经不调、功能性子宫出血、痛经、经闭、带下、产后恶露不禁；③皮肤病证，如皮肤干燥、瘙痒、荨麻疹，阴部瘙痒，湿疹；④其他病证，如各种出血症、贫血、诸虫症等。

（3）操作方法：指压、按摩、艾灸、皮肤针叩刺或滚针滚刺。

3. 梁丘

（1）定位：膝关节外上方，髌骨外上缘上2寸。简易取穴与血海相似，但方向相反，与血海内外对应：正坐屈膝，自己取穴时将手掌内旋指尖朝上按在同侧膝盖骨上（若是由他人面对取穴则双手交叉，左手按患者左膝，右手按患者右膝），拇指在外侧，与食指成45°，指尖所达之处即是（图3-66）。

（2）功用主治：本穴可理气和胃、舒筋活络、消肿定痛。用于治疗：①消化系统疾病，如急性胃痛、胃胀、嘈杂、吞酸、呃逆、胃及十二指肠溃疡；②膝关节肿痛、屈伸不利；③乳腺炎、产后乳汁不通，产后乳少等。

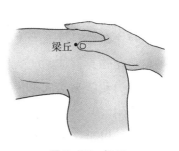

图3-66　梁丘

（3）操作方法：重力指压、按摩、刮痧、皮肤针叩刺或皮肤滚针滚刺（可出血），会针刺者可直刺 1 寸左右，强刺激手法。

4. 膝眼

（1）定位：膝关节下方髌韧带两侧凹陷处，内侧称"内膝眼"，外侧称"外膝眼"，又称"犊鼻"穴。

（2）功用主治：一切膝关节病证。

（3）操作方法：指压、按摩、艾灸、皮肤针叩刺或皮肤滚针滚刺，会针刺者可向膝关节中直刺 1 寸左右，或者内外膝眼相互透刺。

5. 足三里

在人体 300 多个穴位中，具有强壮保健作用的穴位有很多，像脐下的关元、气海，腰背部的命门、肾俞，下肢的足三里、三阴交，脚心的涌泉穴，等等。若是给它们排个顺序，那么，足三里穴无疑应该是其中的第一要穴了。

为什么足三里能坐上强身保健穴中的"头把交椅"呢？它在强身健体、防病保健方面究竟有什么神奇功效呢？今天我就来给大家说说这强身保健第一穴——足三里的妙用。

古人以足三里强身健体、防病保健，可以追溯到两千年前的东汉末年，华佗以本穴疗"五劳羸瘦、七伤虚乏"（即各种慢性虚弱病证）。到了唐宋时期，由于艾灸疗法的盛行，用艾灸足三里防病保健就更为广泛了。

宋代医书《医说》中有："若要安，三里常不干"，意思是说一个人想要平安无恙，就必须长年不断灸足三里穴。因所灸处经常会灸出水疱，故以"常不干"言之。现代有人还戏言说针灸 1 次足三里，就等于喝一碗老母鸡汤呢！足三里真的有这么神奇的功效吗？我先给大家讲个故事吧。

日本有一位名叫原志免太郎的人，小学期间，因体弱多病，不得不休学半年。在家经过灸足三里等穴，身体变得壮实起来，后来，不但顺利完成了学业，而且还致力于灸法的研究，写出了《灸法医学研究》一书。书中转录了日本《帝国文库·名家漫笔》中所载的一个长寿之家的故事：日本国天保十五年（相当于 1845 年）九月，东京都旁边的永代桥换架竣工，要举行一个剪彩仪式。这种剪彩仪式很特别，按照当地的习俗，要找一位当地年龄最大的老寿星先过这个桥，然后其他的人和车才可以经过这个桥。经过户籍警的调查了解，一位叫满平的老人获此殊荣。当时满平已经是 242 岁的高龄，他提出来希望自己能和全家人一起过这个桥，组织者同意了。仪式开始的那一天，只见 242 岁的满平带头，221 岁的妻子紧跟其后，下面就是 196 岁的儿子和 193 岁的儿媳妇，再后面是 151 岁的孙子和 138 岁的孙媳妇……在这个长寿之家，超过百岁的人竟然有十几口之多。如此长寿之家令世人惊叹不已。有人就想啊，难道这老爷子一家有什么法术不成？怎么这么多人长寿，而且个个都体魄健壮呢？有人就问满平了：老爷子，请问你们家长寿的秘诀是什么？老爷子捋捋胡须笑了笑说，我们家族有个习惯，每个月初一到初八全家男女老幼都灸足三里，世世代代、祖祖辈辈都一直坚持，始终不渝，仅此而已。

由于年代久远，日本的这个长寿之家已无从考证，但是，从古至今，足三里的养生保健作用是经得起实践检验的。所以，原志免太郎在书中奉劝军队当局和大工厂厂主们，废除对士兵和工人的鞭挞惩罚，以施灸（瘢痕灸）代替之，使惩罚与保健并顾。并希望上自大臣，下至国民，皆体验足三里之灸，以建设世界第一健康之国。1937 年元旦，日本政府卫生省（即卫生部）向全国发出通令，号召掀起一个"人民三里灸健康"运动。足三里强身壮体、防病保健的威力由此可见一斑！

那么，足三里穴最擅长治疗哪些方面的病证呢？

第一，消化系统疾病，如食欲不振、恶心呕吐、胃痛、腹痛、腹胀、腹泻、便秘、肝胆疾病等。在这方面，可以毫不夸张地说，足三里的治疗速度和效果，明显要超过多种中西药物。所以针灸医学中自古就有"肚腹三里留"的歌诀。这里的"肚腹"，就是泛指一切消化系统疾病。

第二，慢性虚损性病证，如由于后天之本亏虚、气血生化无源引起的贫血、眩晕、肢软无力、神经衰弱、产妇乳汁减少，以及因中气不足、脾虚下陷引起的久泄、久痢、遗尿、脱肛、子宫脱垂、内脏下垂等，刺灸足三里都能收到较好的治疗效果，从而为人们探索刺灸本穴防病保健开拓了思路。

足三里穴的强身健体功效已被古今大量的临床实践所证明，验之临床，疗效确切。例如我国解放初期《针灸医学杂志》刊登了一篇名为"足三里的保健作用与灸法的改进"的文章，介绍了这样一个真实的病例：患者汪某，有胃溃疡病史多年，曾先后 5 次发生胃出血和大便下血，致使面黄肌瘦，贫血严重，身体极端虚弱。后经灸足三里穴 1 个月，病情显著好转。灸 3 个月后，饮食增加，面色红润，身体日渐强壮起来，再未发生过出血。可见，前人所云，并非戏言。

在我 50 多年的行医生涯中，用足三里防治疾病取得良好效果的病例很多。我湖北老家有一位老同学因患癌症，先是放疗、化疗，导致白细胞下降，头发掉得很多，后来做了手术又不能进食，身体瘦弱，体重下降近 20 斤。我让他每天用艾条灸足三里 1 ～ 2 次。1 个月后，饮食、睡眠、精神就开始好转，4 个月下来，白细胞恢复正常，面色红润，人也长胖了一些，体重增加了 16 斤。

第三，提高免疫力，防治感冒、咳嗽、哮喘、肠炎等。解放战争时期，陕甘宁边区的解放军医务人员在环境艰苦、药品缺乏的情况下，在延安和平医院开设了针灸门诊，以足三里穴为主，防治感冒、疟疾、肠炎等疾病，为保障广大军民的身体健康、支援解放战争做出了巨大贡献。

据报道，建国初期，全国各地也都以刺灸足三里开展过预防流行性感冒、麻疹、肠炎、细菌性痢疾的工作。例如陕西省原延安县医院曾在感冒流行区域为 818 名未病者针刺足三里 1 次（用补法），2 个月内，被针刺者无一人发病；对已病者刺灸足三里、大椎等穴，其治疗效果也超过口服阿司匹林。1959 年 5 月哈尔滨市流行小儿痢疾，死亡率很高。医务人员在一家幼儿园为 144 名幼儿针刺足三里穴，发病率仅为 0.7%，而未针刺的幼儿发病率却高达 8%。

第四，预防中风。早在宋代王执中所著《针灸资生经》一书中就记载了前人灸足三里等穴预防中风的经验：但未中风时，二月前或三四月前，不时胫上发酸、麻、重，良久方解，此将中风之候也。宜急灸足三里、绝骨四穴。说的是素有头晕目眩（相当于高血压）的患者，在还没有中风的前 2 个或 3～4 个月，如果一侧的上下肢不时发酸、发麻、发软，手持物容易掉，下肢沉重，容易摔倒，这是将要发生中风的先兆，应该急灸足三里、悬钟（足外踝高点直上 3 寸）穴。因为灸足三里可以预防中风，使人延缓衰老，延年益寿，故被后人誉为"长生灸""长寿灸"。这对于研究老年医学是极有价值的。

第五，克服水土不服，消除旅途疲劳。唐代医书《千金方》中所记："凡宦游吴蜀，体上常须三、两处灸之，勿令疮暂瘥，则瘴疠温疟毒气不能著人。"足三里就是其中的主要穴位。说的是唐朝盛世，一些达官贵人喜欢到江浙一带和天府之国四川旅游，注重养生者身上总是要带上一些艾条或艾绒，休息的时候就在足三里等穴上施灸，则瘴疠温疟毒气就不能伤人。现在我们国家国富民强，旅游事业日益兴盛，但是不少人在旅游过程中由于水土不服、旅途劳累，很容易患感冒或闹肚子，影响旅游。如果在旅途中能每天灸足三里穴，就能提高免疫力和对外在环境的适应性，还能调节胃肠，从而适应旅游中的气候、饮食等，防止各种疾病的发生，保障旅途的顺利和愉快。

由于刺灸足三里既能强身防病，又能消除疲劳，所以，在日本也有"不灸足三里，勿为旅行人""旅行灸三里，健步快如飞"等说法。

足三里为什么具有如此显著的强壮保健作用呢？原来，足三里是胃经的穴位，脾胃乃后天之本，气血生化之源。刺灸足三里穴，可以旺盛后天之本，调节和振奋脏腑机能，使气穴生化有源，增强卫外功能，从而提高机体的免疫防卫能力。现代研究表明，刺灸足三里对消化系统、呼吸系统、运动系统、神经系统、泌尿系统、生殖系统、内分泌系统、循环系统、血液系统、体温调节、防卫免疫反应等方面都有一定的影响。其中在对消化系统的影响方面，能提高多种消化酶的活力，增进食欲，帮助消化；在对神经系统的影响方面，可以促进脑细胞功能的恢复，提高大脑皮层细胞的工作能力；在对循环系统、血液成分的影响方面，可以改善心功能，调节心律，增加红细胞、白细胞、血色素和血糖含量；此外，还能调节内分泌的平衡、提高机体免疫防卫和应激能力等。凡此种种，对增进机体防卫功能和抗御病邪的能力具有重要意义，从而有效地达到强身壮体、防病保健、延缓衰老、益寿延年的目的。

通过上面古今中外大量的实例，我们已经知道了足三里在养生保健中的重要作用。要想用足三里保健，我们首先得学会如何正确找到足三里这个穴位，只有把穴位找对了、取准了，无论是指压，还是艾灸，都能获得满意的疗效，否则其防治疾病效果就会大打折扣。

我们明白了足三里的养生保健功效，下面该教给大家关于足三里的定位取穴及操作的方法了。

（1）定位：在小腿前外侧，当犊鼻穴下3寸，距胫骨前缘2横指。

足三里穴究竟该怎么找呢？这里我教大家4种方法，以便临证使用。

第一，分寸法。足三里在犊鼻穴下3寸，距胫骨前缘1横指。坐位或卧位，屈膝，犊鼻穴中点距足背横纹为 16 寸，我们可以用松紧带测穴尺定位取穴。在松紧带测穴尺找到 16 格的地方，上端"0"放在犊鼻穴处，下端"16"就放到足背横纹中点，从上往下数 3 寸，再向胫骨前缘外 1 横指的地方就是足三里穴（图 3-67）。

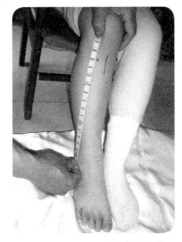

图 3-67　足三里（分寸法）

第二，四指并拢横量法（又称"一夫法"）。坐位或卧位，屈膝，将一手拇指以外的四指并拢，食指第 2 指节置于犊鼻穴，四指向下横量，小指下缘距胫骨前嵴外缘 1 横指处是穴（图 3-68）。

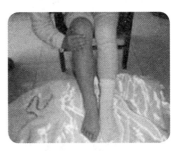

图 3-68　足三里（一夫法）

第三，中指测量法。坐位或卧位，屈膝，将一手掌心正盖在膝关节髌骨上，四指向下伸直，食指紧靠在小腿胫骨前缘，中指尖所抵达处即是（图 3-69）。

第四，骨标志法（手推胫骨法）。坐位或卧位，屈膝，以一手拇指顺着小腿胫骨前嵴由下往上或由上往下推至胫骨粗隆下方,再向外侧旁开1横指处即是(图3-70)。

怎么样?学会了吗?朋友们可以根据自己的喜好和习惯,按照上述方法准确地找到足三里的位置。

这里还要向大家说明一点,那就是针灸学中的分寸法、指量法都是指的"同身寸"——也就是每个人的手指只能测量自己身上的穴位,不能用在其他人身上。如果高矮胖瘦和手指长短粗细差不多的人可以互用,否则,就得根据实际情况增加或减少。

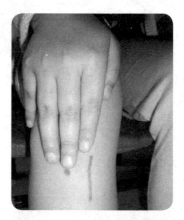

图 3-69　足三里(中指测量法)

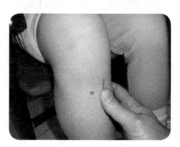

图 3-70　足三里(手推胫骨法)

(2)功用主治:足三里为保健要穴,对部分消化系统、呼吸系统、运动系统、神经系统、泌尿系统、生殖系统、内分泌系统、循环系统的疾病有较好的治疗效果,此外还适用于一切虚损性的病证。

(3)操作方法:①用拇指或中指指端点压、按揉;②双手握拳,以弯曲的拇指指关节突起处或小指侧指掌关节处捶打；③皮肤针或皮肤滚针刺激；④艾条灸或艾灸器温灸。

怎么样？操作起来也不难吧？我想每位读者都可以掌握了。那么，上述各种方法具体应该怎么运用呢？每种方法需要操作多长时间？间隔多少天做一次？几种方法是单独用，还是结合用？一般情况下，每次操作时间，一侧穴位可 3～5 分钟，艾灸器可适当延长 5～10 分钟。如果用于保健可单独选用，每日或隔日 1 次；治病疾病时应结合使用，每日 1～2 次。关键是持之以恒，长年坚持，必有奇效。

南京观众王晓红女士来电反映：她有多年的胃病，在 2010 年之前几乎是天天反酸，感觉很不舒服。医院诊断为"反流性胃炎"，药物治疗效果很差。自从学会了足三里穴位保健之后，她每天用拇指指关节突起处捶打足三里穴（即上述操作方法②）2～3 次，几个月后反酸现象竟奇迹般地消失了，至今也没有再复发过。

6. 阳陵泉

（1）定位：小腿外侧，腓骨小头前下方凹陷处。将拇指按在外踝前方，沿腓骨向上推至顶端（腓骨小头），前下方是穴；也可以借助腓骨小头与胫骨外侧髁的突起取穴，即以腓骨小头和胫骨外侧髁突起为底边，向下呈等边三角形的那个点即是（图 3-71）。

（2）功用主治：本穴为胆经第一要穴，可通经活络、舒筋止痛、疏利肝胆、镇痉宁神。用于治疗：①经脉循行所过部位的病证，如偏头痛、面瘫、眼睑眴动或下垂、面肌痉挛、颞下颌关节炎、耳鸣、耳聋、落枕、肩关节病、胸壁挫伤、肋间神经痛、带状疱疹后遗神经痛、腰骶部疼痛、腰扭伤、中风偏瘫、

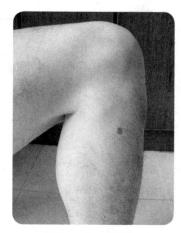

图3-71 阳陵泉

下肢痿痹及痉挛疼痛、坐骨神经痛、小儿脑瘫、膝关节及其周围组织疾患、腓肠肌痉挛、踝关节扭伤等；②肝、胆及消化系统疾病，如胸胁支满疼痛、肝炎、胆囊炎、胆石症、胆道蛔虫症、胆绞痛、口苦、呕吐胆汁等；③其他病证，如心绞痛、胃肠痉挛、膈肌痉挛（呃逆）、胃下垂、肝下垂、肾下垂、泌尿系绞痛、遗尿或尿潴留、阳痿、疝气、高血压、癫痫、小儿急惊风、遗尿、小便不利、手术后疼痛等。

　　我在临床上观察过黄疸病和胆道手术后体外胆汁引流的情况，阳陵泉和太冲都可以不同程度地增加胆汁的排泄速度，如正常情况下每分钟排泄胆汁30滴左右，通过分别对阳陵泉、太冲穴施以针灸或按摩刺激，可以使胆汁流量增加到每分钟60滴左右，两穴合用，甚至可以

高达 90 滴左右。足以表明这两个穴位有帮助胆囊收缩的作用，有利于排出胆汁和结石。从而使胆汁能够正常地随着胆囊的收缩排到十二指肠，进入肠道系统，促进消化功能的好转，并让大便由灰白色变成正常的浅黄色。

（3）操作方法：指压、按摩、艾灸、拔罐、刮痧、皮肤针或皮肤滚针刺激；会针刺技术者，可直刺 1～2 寸。

7. 胆囊

（1）定位：膝关节外下方，阳陵泉穴直下 1～2 寸的压痛点处（图 3-72）。

（2）功用主治：本穴可疏利肝胆、通经活络。用于治疗：①肝胆病证，如急慢性肝炎、胃痛、黄疸、胆囊炎、胆石症、胆绞痛、胆道蛔虫病等；②胁肋痛；③下肢痛麻等。

（3）操作方法：同"阳陵泉"穴。

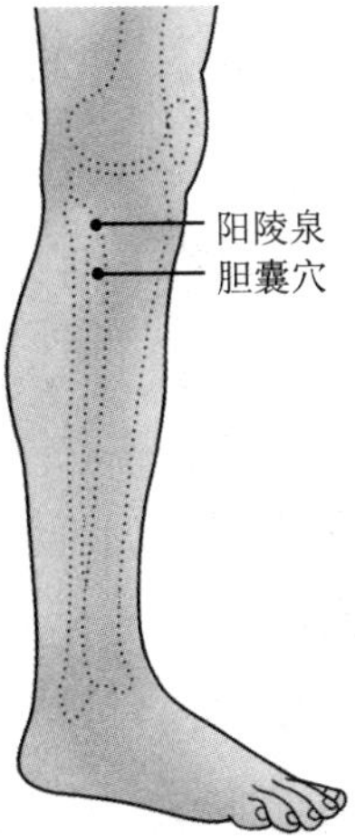

图 3-72　胆囊

8. 阴陵泉

（1）定位：小腿内侧，当胫骨内侧髁下缘凹陷中。简易取穴法：用拇指从内踝顺着胫骨内侧向上推，当拇指端被膝关节内下方的高骨阻挡住时，指尖下即是（图 3-73）。

（2）功用主治：本穴可清利湿热、通利三焦、舒经活络、滑利关节。用于治疗：
①消化系统疾病，如腹胀、
腹痛、不思饮食、呕吐、
泄泻、黄疸；②泌尿、生
殖系统疾病，如小便黄赤、
小便不利、水肿、尿失禁、
淋证、遗精、阴茎痛、带下、

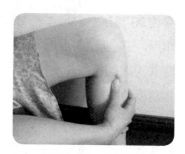

图3-73　阴陵泉

子宫脱垂；③其他病证，如膝关节红肿疼痛、下肢痿痹、
瘫痪等。

（3）操作方法：同"阳陵泉"穴。

9. 地机

（1）定位：膝关节内下方高骨下（阴陵泉穴）下3
寸（图3-74）。

（2）功用主治：本穴
可健脾渗湿、调经止带。
用于治疗：①消化系统疾
病，如胃痛，胃、十二指
肠溃疡，腹胀，腹痛，食
欲不振，急、慢性结肠炎，
泄泻，痢疾；②泌尿、生
殖系统疾病，如遗尿、小
便失禁或不利、水肿、遗
精、月经不调、痛经、带下、

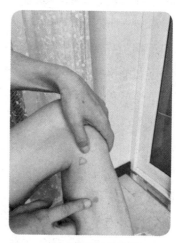

图3-74　地机

功能性子宫出血、子宫脱垂；③下肢疼痛、麻木，小腿内侧肌痉挛等。

（3）操作方法：同"阳陵泉"穴。

10. 委中

（1）定位：在腘窝横纹正中点（图3-75）。

（2）功用主治：本穴可舒筋活络、缓急镇痛、祛风止痒。用于治疗：①

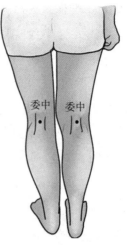

图 3-75　委中

腰背疼痛、急性腰扭伤、腘筋拘急、风湿痿痹、中风偏瘫、坐骨神经痛；②泌尿系统疾病，如遗尿、小便不利、尿潴留、水肿；③消化系统疾病，如急性吐泻、腹痛、痔疮；④皮肤科疾病，如痈疽发背、丹毒、湿疹、荨麻疹、皮肤瘙痒、乳腺炎、阴门瘙痒；⑤其他病证，如热病汗不出、中暑、鼻出血、皮下出血等。

（3）操作方法：指压、按摩、艾灸、拔罐、刮痧、皮肤针或皮肤滚针刺激。急性腰扭伤宜用无菌三棱针或采血针点刺出血并加拔罐，以增加出血量，提高治疗效果。

11. 承山

（1）定位：小腿后面正中，腓肠肌（小腿肚）两肌腹之间凹陷的顶端。伸直小腿或足跟上提时，在腓肠肌肌腹下部出现"人"字陷纹,当"人"字纹头下方处是穴;如果腓肠肌肌腹下"人"字陷纹不明显,可在与外踝高点相平的足后跟处与委中连线的中点取穴(图3-76)。

(2)功用主治:本穴可疏通经络、缓急止痛、理肠导滞。用于治疗:①腓肠肌痉挛、腰脊疼痛、落枕、足跟痛;②消化系统疾病,如痔疮、便秘、腹泻、脱肛等。

(3)操作方法:指压、按摩、艾灸、拔罐、刮痧、皮肤针或皮肤滚针刺激。

12.丰隆

(1)定位:小腿前外侧,外踝高点上8寸(犊鼻与外踝连线中点),胫骨前嵴外侧旁开约2横指(中指)处(图3-77)。

(2)功用主治:本穴

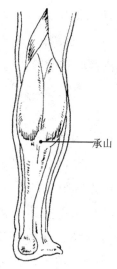

图3-76 承山

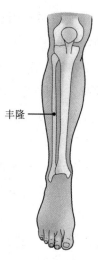

图3-77 丰隆

可调理脾胃、化痰通络、醒神开窍、利尿行水。用于治疗：①下肢潮湿感重、疼痛、麻木不仁、瘫痪、肌肉萎缩；②消化系统疾病，如呕吐、腹痛、腹泻、痢疾、便秘；③呼吸系统疾病，如咳嗽、哮喘、痰多；④心脑血管疾病，如胸痛、满闷、癫、狂、痫、癔症，高血压、高血脂；⑤泌尿、生殖系统疾病，如小便不利、面肿、肢体肿胀、经闭、带下；⑥头面、咽喉病证，如头痛、眩晕、咽喉疼痛、声音嘶哑、失音、梅核气等。

丰隆是人体化痰第一要穴，无论是有形之痰湿，如呼吸道能咳出来的痰；还是无形之痰湿，如痰蒙脑窍的头痛、眩晕、头重如裹、癫狂、癔症、抑郁症，痰湿闭阻经络的肥胖，肢体肿胀、沉重、疼痛、麻木、肌肉萎缩等，丰隆都有化解作用，均可以作为首选穴位。

另外，中医学自古就有"怪病治痰""难病治痰""顽证治痰"的经验。这种经验也能提示我们，若临证遇到一些久治不愈的怪病、难病和顽证，不妨从"治痰"的角度打开思路，以丰隆为主穴，配合中脘、内关、足三里等共同发挥化痰通络的治疗作用，以获得奇效。

（3）操作方法：指压、按摩、艾灸、拔罐、刮痧、皮肤针或皮肤滚针刺激等。

13. 光明

（1）定位：小腿外侧，足外踝高点上 5 寸，腓骨前缘（图 3-78）。

（2）功用主治：本穴可养肝明目、通经活络、回乳。用于治疗：①眼部病证，如近视、夜盲、色盲、飞蚊症、视物昏花、目赤肿痛、视网膜炎、早期白内障、视神经萎缩、单纯

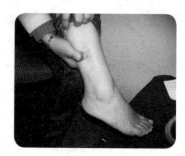

图3-78　光明

性青光眼等；②偏头痛、颈淋巴结核、乳房胀痛、产后乳不通、乳腺炎；③急性腰扭伤、下肢痿痹、活动不利、腓肠肌痉挛等。

（3）操作方法：同"丰隆"穴。

14.悬钟（绝骨）

（1）定位：小腿外侧，足外踝高点上3寸，腓骨前缘。简易取穴法：拇指以外的四肢并拢，食指在上，小指在下，小指下缘置于足外踝高点，食指上缘的腓骨前方是穴（图3-79）。

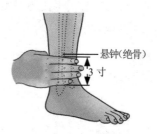

图3-79　悬钟

（2）功用主治：本穴可健脑益智、舒筋通络，为"髓"之会穴。用于治疗：①头面、五官及脑神经病证，如偏头痛、眩晕、脑萎缩、脑供血不足、小儿脑瘫、大脑发育不全、小脑共济失调（走路摇摆不稳）、失眠、健忘、老年痴呆，耳鸣、耳聋，鼻出血、鼻中干痛，咽喉疼痛等；②颈项强痛、落枕、颈椎病、肩周炎、胸胁疼痛（包括肝胆疾病），腰骶部疼痛、急性腰扭伤、半身不遂、坐骨神经痛、下肢及小腿外侧疼痛、踝关节及其周围软组织损伤、跟骨骨刺、足内翻等各种痛证；③贫血、高血压、高脂血症。

悬钟，又名"绝骨"，乃八会穴之髓会，有生骨髓的功用，骨髓通脑，脑为髓海，髓海充盈，则耳聪目明、精力充沛、思维清晰、记忆力强。许多高龄寿星仍能保持一定的思维、理解、判断和记忆能力，对外界反应不迟钝，都是髓海充盈、脑细胞机能不衰减的表现。

另外，骨髓还是造血器官，能升高红细胞、白细胞及血红蛋白，经常刺激悬钟，不仅贫血的状态可以改变，还可以促记忆，防衰老，从古到今的一直是健脑益智要穴。

针刺悬钟穴并配合动刺法治疗落枕，诸多报道显示，绝大部分病例均能 1 次而愈。

（3）操作方法：指压、按摩、艾灸、拔罐、刮痧、皮肤针叩刺或皮肤滚针滚刺等。

指压悬钟穴最好是由他人来做，因为自己操作不容易用力。取穴后，施术者的双手两边同时施治，以拇指指端向上紧按穴位，手指朝膝关节方向用力，一边重力点按，一边向上挤压，使它的作用能通过经络向上传导到病变部位，同时让患者活动颈项，做最大幅度的活动。每次 2～3 分钟为宜。

皮肤针叩刺手法要求重一些，最好能叩刺出血。

15. 三阴交

三阴交穴为脾经上的腧穴，因为是脾经、肝经、肾经三条阴经经脉的交会穴，故得此名。

（1）定位：内踝高点上 3 寸胫骨后缘，取穴时可将拇指以外的四指并拢，小指放在内踝高点，食指上缘就是本穴（图 3-80）。

（2）功用主治：本穴可健脾和胃、调理肠道、滋养肝肾、调节小便、调理经带、强身保健、益寿延年。三阴交是人体养生保健、防治疾病的大穴，在临床上的应用非常广泛，其主治都与脾、肝、肾的功能活动密切相关，主要用于防治因脾、肝、肾功能失调引起的多种疾病，消化系统、泌尿系统、生殖系统的疾病（包括男性病、妇科病）尤为重要。

消化系统疾病：脾胃虚弱、不思饮食、消化不

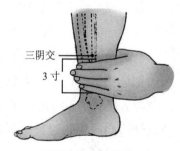

图 3-80　三阴交

良、完谷不化、腹胀、腹痛、腹鸣、泄泻、痢疾、黄疸等。对于发病较急、腹痛较甚、拒按、腹泻较重者，最好用针刺法，直刺 1 ~ 1.5 寸，留针 20 ~ 30 分钟；而起病较缓、腹痛隐隐、喜暖喜按、腹泻较轻者，可用指压、按摩、皮肤针或皮肤滚针刺激，也可以单用灸法，每次以艾条（或艾灸器）灸 10 ~ 15 分钟，每日 1 ~ 2 次。

有一次我和一位老师监考，他说他今天闹肚子了，监考的第一节课就跑出去上厕所好几趟，我说：你不是抽烟吗？我告诉你两个穴位，一是三阴交，二是申脉穴（足外踝高点下凹陷中），你用香烟灸灸看。结果，腹泻就止住了，第二节课即能正常监考。

泌尿系统疾病，如小便频数、淋漓不尽、遗尿、小便失禁等，此类病证若伴有尿黄、口渴、尿道痒痛、大便偏干时，宜用针刺法；若小便清长、面色萎黄、气短乏力者，可以指压、按摩、皮肤针或皮肤滚针刺激，如果能针灸并用，则疗效更佳。每日 1 次。

针灸治病，对人体有一种良性的双向调节作用，三阴交既能治疗遗尿，又能治疗尿闭，原因就在于此。因为小便不利、尿闭，膀胱常常处于充盈状态，指压、按摩的力度不宜重，否则，患者会有紧张不适感；皮肤针或皮肤滚针宜中度刺激，艾灸或针灸并用。每日 1 ~ 2 次。

2010 年上半年，也就是我的"儿童穴位保健"电视讲座节目播出之后，江西观众胡珍仙女士就用所学到的穴位保健方法给姐姐的孙女治疗遗尿（每晚尿床1～2次），当天晚上就没有尿床，获得了很好的效果。胡女士打电话给我兴奋地说，尝到了穴位保健的甜头，很希望能有机会继续学习，以便今后能为自己的孙子防病保健。后来她果真从江西来到南京参加了我在华夏老年大学的中医养生班的课程。

生殖系统疾病，男子之遗精、阳痿、早泄、男性不育、阴茎痛、疝气等，可以经常施行指压、按摩、艾灸、皮肤针叩刺或皮肤滚针滚刺。治疗期间，须注意畅达情志，避免性生活。长期坚持，多收良效。

女子之月经不调、痛经、闭经、崩漏、赤白带下、子宫脱垂、产后血晕、恶露不行或不止、腹痛、胞衣不下、癥瘕，不孕症等。大凡女子的这些病证，都会在三阴交穴出现不同程度的压痛，因此，各种刺激方式均可有效地治疗这些常见的妇科病证。若见月经色红或紫、甚至带有血块，腹痛连及两胁、拒按，乳房胀疼，小便黄，大便偏干者，可行指压、按摩、皮肤针叩刺或皮肤滚针滚刺，不灸或少灸；若见月经色淡、质稀、腹痛喜暖喜按、面色苍白或萎黄者，应指压、按摩、针灸并用。像痛经、产后腹痛这种病，一般艾灸10～15分钟即可止痛。于下次月经来潮前的2～3天，提前针灸，还能预防痛经的发生。在日本，很多青年人都很崇尚灸三阴交、关元穴，以旺盛生殖机能，防止性病，于女子并调理月经。三阴交穴可以广泛治疗经、带、胎、产、乳及诸多妇科杂病，可以说是妇科要穴之一。

我在农村巡回医疗的那一年，有一天我背着药箱走在乡间的小路上，农田里人们都在插秧，一片繁忙景象。只见路边有一位20多岁的姑娘双手捂着肚子蹲在地上。一问才知，她因为月经来潮，又下水田干活引起痛经。由于在田边地头宽衣解带不大方便，我立即就地给她按压了小腿上的三阴交穴，腹部马上就不痛了。然后叫来生产队的干部，说明情况让这位女青年回家休息。

前些年出差去天津，在火车上遇到一位二十岁左右的小姑娘正在为她的同伴掐人中，我问她们是怎么回事？她说女同伴肚子痛得很厉害。我又问那个女孩子是不是来月经？她点头称是。于是我当即给她重力按揉三阴交穴，腹痛顿时就缓解了。

神志病证，如失眠、抑郁、痴呆、癫证、狂证、痫证。

三阴交穴可强身保健、益寿延年。中医学认为：肝肾为人的先天之根，脾胃是人的后天之本，任脉统率一身之阴气、精血，关元是人体元阴、元阳交关之所在。常常刺灸和按摩三阴交，可以振奋人的先天之根、后天之本、元阴元阳之气，使人的肝肾之气充足、脾胃之气旺盛，食欲增加，使气血生化有源，脏腑功能健全，从而起到强身壮体、推迟衰老、益寿延年的作用。由于三阴交穴位于内踝高点上 3 寸，其强身保健、益寿延年的作用又十分类似于足三里穴，故又有"下三里"之称。

三阴交穴的其他治疗作用还涉及对血液、血压和血糖的双向调节，故既能用于高血压、高血糖，也能用于低血压、低血糖；另外还有养血活血、祛风止痒的功能，对贫血、下肢（尤其是双脚）发凉、怕冷、阴股内廉疼痛、瘫痪以及皮肤干燥瘙痒、荨麻疹、湿疹、丹毒、疮疡痈疽、眼睑下垂、咽干喉燥、声音嘶哑等有较好的疗效。

鉴于三阴交、关元穴都与脾、肝、肾的功能活动有关，故针灸临床常将两穴合用，有健运脾胃、调理肠道、滋养肝肾、调节小便、调理月经以及强身保健、益寿延年的作用。

（3）操作方法：可酌情选用指压、按摩、搓擦、皮肤针叩刺或皮肤滚针滚刺、艾灸、拔火罐等。

三阴交穴的搓法，最好能连带着内踝后的太溪穴和脚心一起施术（图3-81）。三阴交为脾经的腧穴，太溪为肾经的腧穴，一个属于后天之本脾，一个属于先天之根肾，三阴交搓太溪法，脾、肝、肾都得到了调节，以调补先后天之气血，既补气又养阴，还有强壮泌尿系统、生殖系统功能的作用，还能生津止渴、润肠通便，对中老年人习惯性便秘、糖尿病等有一定的治疗作用。

如果同时用力搓擦双侧三阴交穴以及小腿内侧脾经，既节省时间，又增强效果。取坐位，双脚掌相对，双手虎口分开，掌心护着双侧小腿前面的胫骨（迎面骨），拇指朝下，以三阴交穴为中心，上下移动摩擦小腿内侧的足三阴经（图 3-82）。

　　由于三阴交主血，对各种刺激又比较敏感，故孕妇不宜针刺，其他手法刺激也不宜过强，以免伤及胎儿，引起流产或早产。据明代针灸医书《针灸大成》记载："宋太子出苑，逢妊妇，诊曰'女'。徐文伯曰'一男一女'。太子性急欲视，文伯泻三阴交、补合谷，胎应针而下，果如文伯之诊。"说的是：宋太子喜医术，有一天太子同他的老师徐文伯一同外出踏青，迎面碰见一名孕妇。宋太子想在老师面前卖弄一下自己的本事，给孕妇诊脉后说道该妇人怀的是一个女孩，而徐文伯诊脉后认为是双胞胎一男一女。太子性急，当即就要剖腹看个究竟。徐文伯制止说道：不可，臣请针之。于是用针泻三阴交、补合谷穴，胎应针而下，果如文伯所言。后世遂以三阴交（泻）、合谷（补）为孕妇禁针之穴。

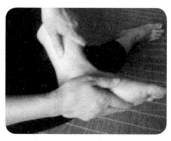 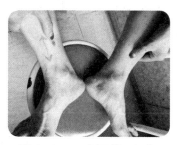

图 3-81　三阴交搓法　　　　图 3-82　双侧同搓三阴交

补合谷、泻三阴交为什么能堕胎？因为胎儿在母体，主要依赖精血的滋养。脾统血，为后天之本、气血生化之源。三阴交是脾经第一要穴，又与肝、肾两脏密切相关，为足三阴经之交会穴。肝藏血，为女子先天之本，肾藏精，内系于胞宫。所以，三阴交也主精血，系于胞宫。女子在妊娠期，精血当补不可泻，泻三阴交必损胞胎。

合谷，大肠经第一要穴，与肺经相表里，主一身之气。补合谷致气盛。现代研究表明：补合谷能增加子宫收缩的力度和频率，促使宫口开放，在泻三阴交之血的同时又补合谷之气，是谓"血衰气旺"，堕胎即为子宫强烈收缩损伤阴血的结果。根据这一作用，古代针灸医书又有"难产补合谷、泻三阴交"之说，这倒可以为大龄产妇分娩时出现难产提供一个缩短产程的方法。如果反其道而行之，对孕妇补三阴交，使其血旺以养胎，泻合谷使其气弱，减少对胞宫的压力，能起到保胎的作用。这既是腧穴良性双向调节作用的体现，又是逆向思维在针灸医学上的应用。

现代对泻三阴交、补合谷堕胎和催产的理解和认识及临床观察结果不尽相同，这应该是与孕妇本身的体质强弱、气血盛衰有关。

16. 太溪

（1）定位：内踝与跟腱之间的凹陷中，平内踝高点（图3-83）。

（2）功用主治：太溪是肾经的本源之穴，能够激发、调动身体的原动力，能补益肝肾、滋阴降火、温肾纳气、止咳平喘。用于治疗：①内踝及足跟痛、下肢痿痹、腰痛；②泌尿、生殖系统疾病，如尿频、遗尿、小便不利、尿潴留、水肿、遗精、阳痿、月经不调；③头面、五官病证，如头痛、目眩、眼睛干涩、视物昏花、近视、夜盲、耳鸣、

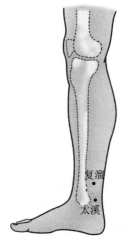

图 3-83　太溪、复溜

耳聋、牙痛（肾虚型）、鼻出血、咽干喉燥、声音嘶哑；④神经系统疾病，如失眠、健忘、心烦、善怒易惊；⑤其他病证，如肾虚咳喘、习惯性便秘或五更泄、脱发、糖尿病等。

（3）操作方法：指压、按摩、艾灸、刮痧、皮肤针叩刺。会针刺技术者，可直刺 1 ～ 1.5 寸，深刺可透昆仑穴。

有些身体虚弱的人在按揉太溪穴的时候，只感到指下空软，而没有其他反应。在这种情况下，要本着针灸学"痛至不痛，不痛至痛"的指导思想，指下不痛的一定要把它揉痛；反之，指下疼痛的就要把它揉得不痛。

17. 复溜

（1）定位：小腿内下方，太溪穴直上 2 寸，跟腱前

缘（图3-83）。

（2）功用主治：本穴可补肾益阴、利水消肿、调和营卫，主治范围基本同"太溪"穴，另外还有止汗作用，用于自汗（白天出虚汗）、盗汗（睡眠中出汗）。

（3）操作方法：同"太溪"穴。

18. 昆仑

（1）定位：足部外踝后方，外踝尖与跟腱之间的凹陷处（图3-84）。

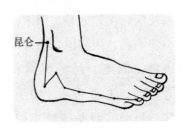

图3-84　昆仑

（2）功用主治：通经活络、理气止痛、镇痉宁神。用于治疗：①足踝痛连及足跟、脚肿不能着地、腰背疼痛、肩背拘急、头项强痛；②头面、五官病证，如头痛、眉棱骨痛、目眩、目痛如脱、鼻炎、鼻出血；③神志病证，如癫证、抽搐、小儿痫证；④其他病证，如便秘、原发性高血压、滞产、难产、胞衣不下等。

（3）操作方法：同"太溪"穴。会针刺技术者，可直刺1～1.5寸，深刺可透太溪穴。孕妇慎用。

19. 申脉

（1）定位：足外踝正下缘凹陷中（图3-85）。

（2）功用主治：舒经通络、祛风止痛、镇惊宁神。用于治疗：①踝关节病变，如关节炎、扭伤、肿胀、疼痛、活动不利等；②头项、背、腰、腿疼痛，下肢痉挛、麻木、软弱无力、瘫痪、肌肉萎缩、功能失用；③头面、五官病证，如头痛、目眩、口眼㖞斜、面肌痉挛、目赤肿痛、鼻出血；④神志

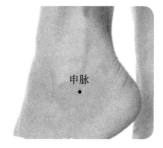

图 3-85　申脉

病证，如失眠、癫狂、痫证（白天发作者）、角弓反张；⑤其他病证，如急性肠炎（灸法）。

（3）操作方法：指压、按摩、艾灸、刮痧、皮肤针叩刺等。

20. 照海

（1）定位：足内踝尖下方凹陷处，两足底相对时，内踝下凹陷处（图3-86）。

（2）功用主治：通经活络、调理肝肾、镇惊宁神、滋阴润肺、清利咽喉。

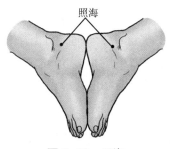

图 3-86　照海

用于治疗：①局部病证，如踝关节病（关节炎、扭伤、肿胀、疼痛、活动不利）、足跟痛、下肢痿痹；②泌尿系统疾病，如小便频数、淋沥不尽、尿潴留；③妇科疾病，如月经不调、赤白带下、阴痒、难产、产后恶露不

下、产后腹痛、子宫脱垂；④头面、五官病证，如面瘫、头目昏沉、面黑、眼睛干涩、夜盲、耳鸣、咽喉干痛、声音嘶哑或失音、喉肌或声带麻痹、咽神经症（梅核气）、虚火牙痛；⑤神志病证，如失眠或嗜睡、精神恍惚、忧郁、善悲不乐、梦游症、癫痫夜发、惊恐不宁、小儿惊风（《三因方》："小儿初生，脐风撮口，诸药不效，取照海穴针入三分或灸三壮，立效"）；⑥其他病证，如咳嗽、气喘、咯血、高血压、梅尼埃病、便秘属虚者（《玉龙歌》："大便秘结不能通，照海分明在足中，更把支沟来泻动，方知妙穴有神功"）。

（3）操作方法：同"申脉"穴。

21. 太冲

（1）定位：足背第1、2跖骨结合部前方凹陷处（相当于脚虎口）。简便取穴：用手指顺着第1、2趾缝向足背方向推，被第1、2跖骨结合部位堵住时，其前下方是穴（图3-87）。

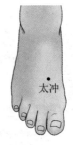

图 3-87　太冲

（2）功用主治：太冲是肝经的第一要穴，具有疏肝理气、通经活络、醒脑开窍、镇惊宁神、固崩止带、清热利湿的作用，用于治疗肝胆疾病、生殖系统疾病、神志病证、局部及其他病证等。

第一，下肢痿痹、瘫痪、足背及足趾麻木或肿痛。《标幽赋》："行步难移，太冲最奇。"对于下肢各种原因导致的肢体软弱无力、瘫痪失用等，太冲穴确有一定的临床指导意义，但这里更多的是指癔症性瘫痪。

1975 年 4 月 28 日，我正在吉林医科大学第四临床学院针灸科门诊值班。一位 50 多岁的老工人背着一位 24 岁的张姓年轻女子，诉说其女前一日在工厂上夜班，离家时还是好好的，回来时神情慌张，一进门就瘫软在地，一句话也说不出来。直到次日清晨，还是不能说话，也站不起来。

我接诊后发现该患者神志、发育均正常，其父说以往从未有过类似发作。我初步诊断为"癔症性瘫痪、失语"，当即为其针刺廉泉、合谷穴，强刺激泻法，并有意识地询问患者的感觉及昨晚究竟出了什么事？对于这种患者，医者千万不要以为她真的不能说话了，一定要有意识地同她讲话，诱其回答。

果然，患者突然失声大哭起来，旋即开口讲话。原来她在下夜班回家途中，遇到小流氓跟踪，并无理纠缠，受到惊吓后飞跑回家就发病了。

接着，我就为其针刺足三里、太冲、阳陵泉 3 穴，并告知（开始暗示）取针后就能走路了。留针 30 分钟后取针，患者下床便行走自如，自行回家了。

然而，1 周之后，该女又一次被其父亲背来（这次只有下肢瘫痪，没有失语）。诉说：前晚做梦，梦见那个小流氓又来与之纠缠不休，清早起床就不能动了。我一边为其进行针灸治疗，一边佯称那个流氓在"五一"期间作案已被公安拘捕了。她信以为真，十分高兴，从此再未发病。

1990年10月4日，我在江苏省中医院针灸病房接治了一位72岁的赵姓女患者。患者有高血压病史20余年，10月2日清晨上公共厕所时，遇见一患有"中风后遗症"的老邻居，一瘸一拐的，担心自己也会这样（自我暗示），紧张之感油然而生。数分钟后自觉心慌、头痛、头昏，左侧肢体麻木，酸软无力，随即瘫痪在厕所，同时伴有口角歪斜。

家人迅速将其送往江苏省中医院急诊室救治，脑CT显示：左侧丘脑部位有1.31cm×1.31cm的高密度区，诊为"脑出血"。10月4日病情稳定后以"脑出血后遗症"收住（抬入）针灸科病房。

首次针灸治疗，取合谷、太冲、足三里、阳陵泉等穴，中强刺激，留针30分钟。在取常规腧穴通经活络、疏调气血的基础上，配合语言暗示。我胸有成竹地告诉老人家：类似你这种情况的病我治得多了，都是一针见效，待一会儿取针后，你也会立即下床走路，而且不久便会恢复正常，放心好了。

留针过程中，间歇行针3次，取针后下床，果然能在家属"象征性"的搀扶下行走数十米。此例患者因确有轻度脑出血，故住院 1 周而告痊愈。

第二，肝、胆及消化系统疾病，如肝病、黄疸、胃痛（肝气犯胃型）、呃逆、胸胁满闷疼痛、腹胀、肠鸣、泄泻、大便难。

我们在临床上观察到针刺太冲和阳陵泉穴，能加强胆囊的收缩，大幅度增加黄疸病和胆道手术后体外胆汁引流的滴数和速度，有利于排出胆汁和结石（已经在阳陵泉穴中叙及，此不赘述）。

第三，头面、五官病证，如巅顶痛、眩晕、面瘫、面肌痉挛、目赤肿痛、鼻出血、牙痛、咽喉肿痛。

第四，前阴及泌尿、生殖系统病证，如遗尿、小便不利、尿潴留、淋证、疝气、睾丸肿痛、阴中痛、外阴瘙痒、阳痿、阳强、月经不调、痛经、经闭、功能性子宫出血、赤白带下、阴缩、子宫脱垂。

第五，神志病证，如急躁易怒、郁闷不舒、失眠、癫狂、痫证、癔症、中风、昏厥、小儿惊风。

第六，其他病证，如肝火犯肺咳嗽、咳血，高血压，血小板减少症，乳腺炎，肝郁腰痛，腰扭伤。

《护理学杂志》2004 年第 9 期报道：指压太冲穴可防止肌肉注射痛。在肌肉注射前指压太冲穴 1 ～ 2 分钟，配合指揉法，以酸胀感为度，止痛效果显著。

由于合谷与太冲所在手、足的部位相似，合谷位于上肢手"虎口"，太冲位于下肢足"虎口"，是人体四肢的四个关口，所以，两穴相配又称为"四关"（图3-88），临床应用甚为广泛。有通经活络、行气活血、消肿止痛、祛风止痒、平肝降压、养肝明目、醒脑开窍、镇惊宁神等多种作用，广泛应用于针灸临床内、外、妇、儿、骨伤、皮肤、五官各科疾病的治疗。

在治疗上述病证时，应该首先针灸这4个穴位，以打开"四关"，让病邪能在针灸的作用下从四肢末端离开我们的身体——给病邪以逃遁的出路。比如说风湿性疾病，肌肉或关节会疼痛，我们一般都可以先掐按合谷、太冲，把四关打开，再在相关病变部位取适当穴位治疗，古人将其称为"开四关"法。如果不把"四关"打开，那么身上的病邪就无路可走。

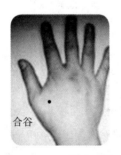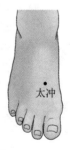

图3-88　四关

（3）操作方法：以指压、按摩、刮痧、皮肤针或皮肤滚针刺激法为主，少灸且不便拔罐。会针刺技术者，治疗肾阴虚、肝阳亢、本虚标实的高血压及巅顶痛，宜向涌泉方向透刺 1.5～2 寸，或手指上下对压，或用极性不同的磁片对贴太冲和涌泉穴，能起到同透刺针法一样的滋阴潜阳、标本同治的作用。

22. 内庭

（1）定位：足背第 2、3 趾间，趾蹼缘后方赤白肉际处（图 3-89）。

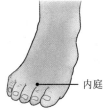

内庭

图 3-89　内庭

（2）功用主治：清胃泻火、通络止痛。用于治疗：①局部病证，如足趾、足背红肿疼痛麻木；②头面、五官病证，如面痛、面肿、面瘫、睑腺炎、口噤不开、鼻出血、下牙痛、牙龈肿痛、咽喉肿痛；③消化系统疾病，如胃中嘈杂、消谷善饥、便秘；④其他病证，如高热、中暑、风疹及癫、狂、癔症等。

（3）操作方法：指掐、点按、刮痧、皮肤针小头叩刺等。

23. 涌泉

（1）定位：在足底部，正中线上不连脚趾的前 1/3 与后 2/3 交点凹陷中（图 3-90）。

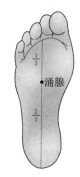

涌泉

图 3-90　涌泉

（2）功用主治：泻热开窍、回阳救逆、滋养肾阴、清心润肺、平肝降压。用于治疗：①足心热、足底痛；②头面、五官病证，如巅顶痛、头晕目眩、腮腺炎、视物昏花、眼干涩、鼻出血、口疮、口角流涎、肾虚牙痛、舌强不语、咽干喉燥、声音嘶哑；③神志病证，如失眠、中暑、中风、昏迷、癫痫、癔症、小儿惊风；④其他病证，如高血压、体虚咳喘、慢性支气管炎、乳腺炎、五更泄、遗尿、二便不利、尿潴留、肾结石等。

足心涌泉是肾经经气的起点，从足底顺经而上，贯穿脊髓直通大脑。与大脑、小脑、五官等组织器官有关的都相对集中在脚趾部位（足大趾端的内外侧和足心分别是脾、肝、肾三条经脉的起始点），对此部位进行正确的按摩刺激，能够达到增强记忆力的目的。配合关元、内关、太溪等穴还能治疗惊恐伤肾之证。

刺激涌泉穴有很好的降血压作用，有观察表明：刺激涌泉穴与口服硝苯地平的对照组具有同等快速的降压效果（郭长青等.针灸特定穴临床实用集萃.北京：人民卫生出版社，2002年）。

（3）操作方法：指压、按摩、搓法、药物敷贴法，可灸。

涌泉穴最好采用搓法：每晚睡前先用40℃左右的热水（如果能针对性加入适当的药物则更好）泡脚30分钟左右，然后坐在床上，弯曲膝关节，根据自身情况，选择实施各种各样的搓法。

传统搓法：一手握住同侧足趾，另一手手指并拢，斜向搓擦足心（图 3-91），300 ～ 500 下，以足心发热、发麻为宜。最后用抓握足趾的手围绕脚趾做圆周揉搓（或一手在足背、一手在足底对摩足趾）50 ～ 100 下。

改良搓法：用对侧手掌搓足心，同侧手拇指和其余四指自然分开，虎口轻轻护住小腿下端，随着搓足心的节律，拇指指腹从脾经三阴交穴向下搓至肾经太溪穴（图 3-92），300 ～ 500 下，以足心发热、发麻为宜。

实施上述传统搓法和改良搓法，如果感觉到搓的手有些累了，也可以改为拳心搓法、掌根搓法和指关节搓法、第 5 指掌关节搓法等。以拳心搓法为例：一手握住同侧足趾，另一手半握拳，用拳心搓擦足心（图 3-93），300 ～ 500 下，以足心发热、发麻为宜。

急性子、业余时间不多者，还可以改用双手交叉搓法（图 3-94），这样可以节省一些时间。坐位，两足心相对，

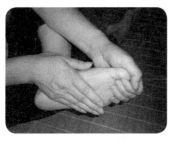

图 3-91　传统搓法

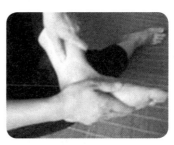

图 3-92　改良搓法

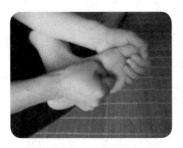

图 3-93　拳心搓法

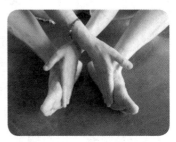

图 3-94　双手交叉搓法

双手掌交叉置于足心，同步搓擦，200～300 下，以足心发热、发麻为宜。

就算有时候很累了，不想坐在床上搓脚心，也可以半靠在床沿上，将一只脚的足心压在对侧小腿上，在膝关节与足背之间上下反复搓擦（图 3-95），双侧交替进行。这样，足心的肾经涌泉穴摩擦小腿前面的胃经和内侧的脾经、肝经、肾经诸穴，既强壮先天之根，又补益后天之本，"先天""后天"同时都得到了调节。

搓涌泉法每天可酌情操作 2～3 次，只要在睡觉前、起床前或平常休息时搓揉几分钟就行了。有交通心肾、引火归元、温肾壮阳、促进睡眠的作用。长期坚持，对于健全脑神经功能、延缓脑细胞衰弱、改善睡眠、旺盛精力、提高智能、

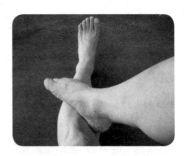

图 3-95　足心擦小腿

防治健忘、增强记忆等大有裨益。

在搓涌泉的同时，如果能同步进行叩齿（在闭口的情况下上下齿轻轻叩击）、漱腮（在闭口的情况下反复做漱口状）、搅海（在闭口的情况下用舌头在牙齿的上下左右乃至上下颚之间反复搅动）、咽津（经过上述反复叩齿、漱腮、搅海等动作，口腔里的津液会越来越多，此时将这些津液分 3 次小口缓缓吞下——三口为"品"嘛！当然，口腔炎、牙周炎者例外），则更能发挥固齿生津、补益肾气的作用，适用于肾虚牙痛，眼、鼻、口干燥综合征等。

（二）下肢保健法

旅游是以走路观光为主的活动，下肢的负担最重，自然下肢的保健也就显得非常重要了。旅途中我们可以利用一切可以利用的空闲时间，如等车、等导游购门票、等候缆车等做下肢保健。

1. 长时间坐火车、乘飞机，也会感到下肢酸痛、腿脚浮肿或静脉曲张，特别是高血压和缺血性心脏病的患者，长时间久坐不动，很容易造成下肢血管栓塞。所以，在环境允许时，最好每隔 1 ～ 2 小时起身在车厢或机舱里来回走动走动，或者做几次下蹲、起立活动，以疏通经络、行气活血，缓解下肢的酸痛、麻木和浮肿。

2. 拍下肢正面的胃经和穴位。双手握成空拳，从大腿前面的髀关穴（约平腹股沟中点）开始，用拳心对准

胃经经脉，从上至下伴随弯腰依次拍打伏兔（髌骨外上
缘上 6 寸）、梁丘、犊鼻、足三里、上巨虚（足三里下 3 寸）、
下巨虚（足三里下 6 寸）、丰隆穴；也可以转向下肢内侧，
从下向上伴随直腰逐一拍打足三阴经经脉。能够疏通经
络、行气活血，消除下肢疲劳及肌肉、关节酸痛，调理
胃肠等消化系统疾病。

3. 捶拍胆经和足三阴经穴。双手握成空拳，从臀部
的环跳穴开始，用拳心对准胆经经脉，从上向下伴随弯
腰依次拍打大腿外侧正中的风市、膝阳关（阳陵泉穴上
3 寸）、膝关节外侧、小腿外侧正中的阳陵泉、胆囊、光明、
悬钟穴等；再转向下肢内侧，从下向上伴随直腰逐一拍
打复溜（肾经）、三阴交（脾经）、地机（脾经）、阴陵泉（脾
经）、阴谷（肾经；屈膝，膝关节内侧纹头端可以滚动
的两筋之间）、曲泉（肝经；约膝关节内侧纹头端上 1
寸的凹陷中）、血海（脾经），一直到大腿内侧；可以再
转到大腿外侧反复进行。能够疏通经络、行气活血，消
除下肢疲劳及肌肉、关节酸痛，调理肝胆疾病。

4. 双手反复按摩大腿内侧和外侧，拇指同四指尽量
分开，从腹股沟到膝关节内侧，反复操作 10 次；再从大
腿外侧到膝关节外侧，反复按摩 10 个来回。能疏通经络、
行气活血，消除和减轻下肢内侧肌肉的酸痛，调理脾（经）、
肝（经）、肾（经），即消化、泌尿、生殖系统的疾病。

5. 摇晃、旋转膝关节。两脚并拢，弯腰，双下肢微

弯曲，双手掌盖住膝关节，分别向左右摇晃、旋转膝关节各 10 次。能疏利膝关节经络气血，强化膝关节的功能，改善和减少膝关节病证。

6. 水土不服、胃肠不适、腹泻的游客，可以点压和按揉足三里、三阴交穴各 3 ～ 5 分钟。在缓解水土不服、胃肠不适的同时还能消除腿部酸痛和疲劳。

7. 旅途中如果不慎发生急性腰扭伤，应立即停止走动，请他人就地重力指压腘窝处的委中穴和膝关节外下方的阳陵泉，同时配合做腰部的前俯后仰、左顾右盼或下蹲、起立等动作。

8. 行走过程中或睡觉时突然出现下肢（特别是小腿）抽筋疼痛，这个时候应该忍住疼痛，快速将下肢伸直，然后马上拿捏小腿肚子正中的承山和阳陵泉穴。

9. 旅游中有人偶然发生鼻出血，可迅速交叉掐捏足跟，左鼻孔出血掐捏右足跟，右鼻孔出血掐捏左足跟，一般情况下可快速止血。

10. 旅游中可充分利用空闲时间做一些下肢和足部的"小动作"，如"金鸡独立"、跺脚跟、脚趾头象征性抓地、脚尖或脚跟着地行走、踮着脚尖跳跃且不断增加高度等。长此以往，都能起到很好的调补肝肾、维护平衡功能的作用。

11. 白天旅游累了，回到驻地就泡泡脚、搓脚心，或踩石子等，都有助于缓解疲劳，促进睡眠，让人以更

加饱满的精神状态迎接第
二天的旅游观光。

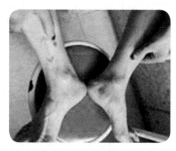

图3-96　双侧同搓三阴交

12. 坐位，双脚掌相对，
双手虎口分开，掌心护着
两侧小腿前面的胫骨（迎
面骨），拇指朝下，以三阴
交穴为中心，上下移动摩
擦小腿内侧的足三阴经（图3-96）。

13. 在旅游途中或回到驻地休息时，可以脱掉鞋袜，
按照涌泉穴的保健要求做各种足部保健。高血压者，一
边搓擦三阴交或脚心涌泉穴，一边配合按摩太冲和行间
穴（图3-97和图3-98）。糖尿病患者，可以一边搓擦三
阴交穴或脚心涌泉穴，一边配合按摩然谷穴（图3-99
和图3-100）。

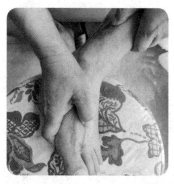

图3-97　搓擦三阴交、太冲和
行间穴

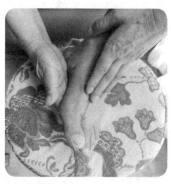

图3-98　搓擦涌泉、太冲和行
间穴

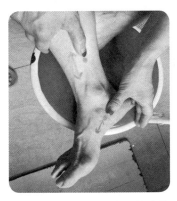

图 3-99　搓擦三阴交、按摩然谷穴

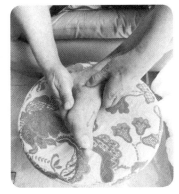

图 3-100　搓擦涌泉穴、按摩然谷穴

14. 四肢同保健，为你省时间。在旅游保健中，手指和足趾的握拳、伸展、牵拉等动作都是不会妨碍他人的"小动作"，可以同时进行，方法是：先紧握双拳几秒钟，再放开双拳，张开手掌将手指向手背反翘（背屈）几秒钟；一握一伸为 1 次，12 次为 1 组，反复操作 3 ～ 5 组。脚趾的屈伸动作与手指的动作类似，可以把鞋脱掉，双脚平放在地面，先将脚趾弯曲，用力"抓"地面几秒钟，然后脚趾再用力向上翘（足背屈）几秒，一屈一翘为 1 次，12 次为 1 组，反复操作 3 ～ 5 组。

第 4 章
旅途常见疾病的简易防治

外出旅游，最怕的就是在途中生病，尤其是长途旅行，身体很容易疲惫、酸痛，意外突发的伤病又会影响旅客游山玩水的心情和雅兴。即将踏上旅途的朋友，在享受旅游带给自己快乐的同时，还要提防在旅途中容易出现的常见病和多发病。如果能掌握一些小伤小病保健按摩的简易方法，就可以在旅途中为自己或他人解除一些病痛，并缓解旅行带来的心身劳累。这里就教给大家一些应对旅游中常见疾病的简易解救法。

一、急性病

● 高热

凡口腔温度在 39℃以上，或腋温超过 39.5℃，肛温超过 38.5℃，即为高热，同时伴有烦躁、口干渴、小便黄、舌红苔黄燥、脉洪大而快症状等。

治则：清热、泻火、解毒。

1. 生活起居

病轻者可予营养丰富、易于消化的清淡饮食，忌油腻、辛辣厚味和鱼虾；病重者应禁食，送附近医院输液或鼻饲进食。

2. 一般处理

（1）物理降温：用冷毛巾或冰块敷额头、腋窝或腹股沟等部位，毛巾不凉后应及时更换。

（2）高热汗多者应多饮糖盐水，病情严重者应急时送往附近医院或诊所救治。

3. 穴位保健

（1）刺血拔罐法：取大椎（肩背正中，第 7 颈椎棘突下凹陷中）、曲池（屈肘，肘横纹拇指侧纹头端）、中冲（中指顶端）、耳垂下端，点刺出血或皮肤针叩刺出血，大椎穴并加拔罐，以增加出血量。每日 2～3 次。

（2）推拿法：儿童可实施小儿推拿手法清天河水、揉小天心。

清天河水：患儿取仰卧位或抱坐位，将胳膊上的衣袖卷至肘关节以上，施术者用拇指侧面或食、中两指指腹从腕掌横纹中点（大陵穴）一直推到肘横纹中点（曲泽穴），100～200 次（图 4-1）。由于"清天河水"的距离比较长，3 岁以内的婴幼儿可以只用拇指指腹推擦；如果是大孩子，就可以用食指和中指并拢从下向上推擦，要求有一定的力度。可以事先涂抹按摩油、冬青膏一类的润滑油，一直把局部皮肤推红。这种推擦，就相当于拔罐疗法的"推罐"，也类似于用手指刮痧。适用于发热、幼儿急疹、麻疹、肺炎、腮腺炎、夜啼、荨麻疹、鹅口疮、扁桃体炎等。

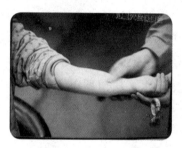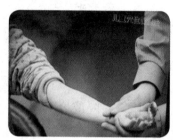

图 4-1　清天河水

掐揉小天心：小天心位于手掌大鱼际与小鱼际之间的交界处，近掌根的地方，施术者用拇指端不断地掐揉（掐中带揉、揉中带掐）或用中指指腹不断地点捣100～200次。适用于高热、神昏、惊风、夜啼、幼儿急疹、麻疹、尿频、脑瘫、荨麻疹、流涎、口疮等。

4．简易食疗

（1）绿豆100克，酸梅50克，水煎取汁，加白糖适量，放凉后代茶饮。

（2）青竹叶1把，鲜藿香叶30克，青蒿15克，先煎取汁，冲泡茶叶10克左右。

（3）绿豆100克，粳米150克，合煮至绿豆开花，再加百合（鲜品100克，干品减半，但应先用水泡发），煮熟食用。

（4）生石膏 30 克，知母 15 克，甘草 6 克，共用布包好扎紧，水煎取汁约 1000 毫升，加粳米 50 克，煮粥，放凉后加西瓜（榨汁）1 个，同服。

5. 常用药物

（1）安乃近、白加黑胶囊等，按说明书服用。

（2）中成药：至宝丹、紫雪丹、清开灵、板蓝根冲剂、银翘解毒散、安宫牛黄丸、柴胡口服液、正柴胡饮冲剂或胶囊、莲花清瘟冲剂或胶囊等，均按说明书服用。

● **中暑、热痉挛**

中暑，古称"痧证"，俗称"发痧"，是盛夏季节突发于高温环境中的一种急性外感热病，以高热、汗出、心慌、头痛、头晕、烦躁，甚则神昏、抽搐等为主要临床表现。

热痉挛是中暑的一种特殊类型，在热而湿度高的地方长时间旅游，有时会突然脸色发青，感到头痛、恶心或呕吐、头晕，并发生四肢或腹内胃肠道抽筋。若不及时处理，会进一步发展，以致意识消失，最后危及生命。

治则：清泻暑热，解暑宁心。

1. 生活起居

夏季外出旅游，应戴上遮阳帽和墨镜，撑打太阳伞，多饮水，尽量避免在烈日下行动。

2. 一般处理

中暑发病较急，病情变化快，需及时抢救。

（1）首先是离开高温环境，将患者移到阴凉通风处，就地仰卧（头低足高位），解开衣扣、腰带。

（2）先用温水敷头，然后逐步用冷水敷，有条件时可采用冰袋或淋浴。

（3）神志尚清醒者，用凉开水或淡盐水，送服人丹或十滴水。

（4）意识丧失、肢体抽搐者，应让患者取侧卧位，头向后仰，以保证呼吸道畅通，同时尽快联系附近急救中心。

3. 穴位保健

针灸治疗中暑疗效肯定，方法简便，可作为急救的首要措施。

速取水沟、百会、大椎（肩背部，第7颈椎棘突下凹陷中）、曲池（屈肘，肘横纹拇指侧纹头端）、合谷、内关、曲泽、委中（腘横纹正中凹陷中）等穴。头晕头痛加印堂、太阳；呕吐加中脘；神志昏迷加中冲；手足抽搐加阳陵泉、太冲；汗出肢冷，脉微欲绝，重灸百会、脐中、关元、气海。其余穴位均用指掐、刮痧、点刺出血或皮肤针重叩出血。

4. 简易食疗

（1）绿豆500克，煮烂，连汤带豆，饮服。

（2）西瓜汁、番茄汁各适量，混合灌服或频饮。

（3）甘蔗（切碎）500 克，菊花 30 克，水煎代茶饮。

（4）绿豆 50 克，苹果 1 个，冰糖适量，水煎取汁，代茶饮。

（5）鸡肉（切丁）适量，西瓜 1 个，将鸡丁纳入西瓜内，隔水炖熟服食。

（6）荸荠（去皮，切块）150 克，粳米 100 克，白糖适量。先煮粳米粥，将熟时加荸荠再煮至粥熟，调入白糖服食。

5.常用药物

中成药：人丹、十滴水、清凉油、风油精、六一散、藿香正气软胶囊等。

● 昏厥

昏厥，以突然昏倒、不省人事、颜面通红或苍白、汗出肢冷为主要特点。一般昏厥时间较短，苏醒后无后遗症；病情严重者，昏厥时间较长，甚至一厥不复而死亡。临床分为有闭证、脱证两种情况。

闭证，表现为神志昏迷、不省人事、面色通红、牙关紧闭、呼吸急促、喉中痰鸣、两手紧握、角弓反张、烦躁不安、血压升高、脉洪大而数。脱证，表现为神志清醒或意识淡漠、面色苍白、口开手撒、呼吸微弱、二便失禁、血压下降、汗出肢冷、脉搏紊乱或脉微欲绝。

1. 一般处理

千万不可随意搬动昏厥者，如果是发生在车站或机场，应尽快寻求工作人员的帮助；如果是在车上或飞机上，则应尽快寻求乘务员帮助。首先观察其心跳和呼吸情况，心跳、呼吸正常者，可轻拍患者并大声呼唤使其清醒；若无反映，迅速让患者就地平卧（头低足高位，无须枕头，或者将枕头放到臀部、小腿下面），夏天注意通风，冬天注意保缓，解开衣领和衣袖，保持血脉和呼吸道通畅。将患者的头部偏向一侧并稍放低，取后仰头姿势，采取人工呼吸和心脏按压的方法进行急救；灌服少量温开水、糖水。

2．穴位救治

旅途中遇到有人因饥饿、劳累、中暑、低血压、低血糖或其他不明原因导致晕厥或昏迷、不省人事时，可急用拇指端（指甲）重压患者的水沟、素髎（鼻尖）或合谷、内关穴，持续 1 ～ 2 分钟，即可苏醒。

主穴取头顶百会、上肢内关;闭证加水沟、中冲（中指顶端）、手背合谷、足背太冲;脱证加素髎（鼻尖正中）、神阙（肚脐）、气海、关元。闭证宜用重力指掐、皮肤针重叩;百会、中冲可点刺出血;或可重力指掐"五心穴"（即百会、双手心劳宫、双足心涌泉）;脱证可重用灸法。

南京华夏老年大学副校长张鸿芳女士来电向我反映说：她在海拔 3000 米以上的云南玉龙雪山和浙江普陀

山旅游时，先后 2 次用指掐水沟、合谷、内关 3 穴急救了 2 位因高原反应和极度劳累而晕厥的旅游者。患者当时神志恍惚、面色苍白、脉搏微弱、瘫软在地，经张女士掐按水沟等穴后，手到神清，当即苏醒。

● 心绞痛（心肌梗死）

心绞痛是冠状动脉粥样硬化性心脏病（简称"冠心病"）的一个主要症状表现，就是说专门营养心脏的冠状动脉硬化了，管腔变窄，向心脏供应的血液不足了，致使心肌缺血缺氧。轻者仅感心前区胸闷、憋气、呼吸不畅；重者左侧心前区剧痛，如同刀绞，有窒息和恐惧感（图 4-2），疼痛可向左上肢内侧放射，脉律不齐或有停跳现象。其病有虚实之分，实为气滞、血瘀、痰阻心脉；虚为心阳不振、心血不足。

心绞痛和心肌梗死如何鉴别呢？从疼痛性质而言，心肌梗死的疼痛感比心绞痛的疼痛感更加剧烈；从疼痛时间来看，心绞痛疼痛时间通常不超过 10 分钟，如果疼痛超过半小时，可以考虑为心肌梗死；心绞痛对硝酸甘油类药物比较敏感，舌下含化一般都

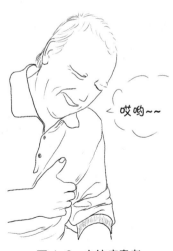

哎哟~~

图 4-2　心绞痛患者

可立即缓解疼痛，而心肌梗死不容易被药物缓解，所以，服药后心前区绞痛超过 25 分钟仍不缓解者，应考虑心肌梗死。两者的处理方法基本相同。

针灸治疗冠心病心绞痛，曾被联合国世界卫生组织列为疗效较好的 43 种病证之一。而今，生活水平提高了，各种心脑血管病发病率也在大大增加，严重威胁人们的健康和生命。

1. 生活起居

生活起居要有规律，注意保证充足的睡眠和大便通畅；不宜连续每晚睡前洗澡，每次洗澡时间不应超过 15 分钟；节制房事的频次，避免精神高度紧张或过度兴奋。

2. 穴位保健

（1）指压按摩：心绞痛发作时，如果没有硝酸甘油片等急救药物，应立即用拇指甲重掐患者中指顶端或中指掌面的根部，令其有明显痛感；也可一压一放，持续 3～5 分钟；或者及时点按膻中（两乳头连线中点）、巨阙（脐上 6 寸）、内关（掌面腕横纹中点上 2 寸）、郄门（内关上 3 寸）、阴郄（掌面腕横纹小指侧上 0.5 寸），或指掐中指顶端的中冲穴（一压一放），每穴 1 分钟左右，一般都能迅速止痛或调整心律。

缓解期宜按揉腰背部第 4 胸椎至第 7 胸椎两侧夹脊穴以及后正中线旁开 1.5 寸的肺俞（背部第 3 胸椎下旁开 1.5 寸）、厥阴俞（背部第 4 胸椎下旁开 1.5 寸）、心俞（背部第 5 胸椎下旁开 1.5 寸)、膈俞(背部第 7 胸椎下旁开 1.5 寸)等穴,每穴 2 ~ 3 分钟。

(2)艾灸:用艾条温和灸胸部的膻中、巨阙,背部的肺俞、心俞、厥阴俞、膈俞,下肢的足三里等穴,每穴 2 ~ 3 分钟,以局部出现红晕为度。每日 1 次。

(3)拔罐:对于比较轻的心绞痛发作和缓解期,可在胸部膻中、巨阙和背部肺俞、心俞、厥阴俞、膈俞等穴拔罐或走罐 10 分钟左右。

(4)刮痧:用刮痧板在胸部膻中至巨阙之间、背部心俞至膈俞之间、上肢肘横纹与腕横纹之间的正中线,从上到下反复刮拭 5 分钟左右,以局部皮下出现红紫色痧痕为度。

(5)皮肤针叩刺:用无菌皮肤针叩刺膻中、巨阙、心俞、厥阴俞、膈俞、足三里(犊鼻下 3 寸)、阳陵泉(膝关节外下方,腓骨小头前下方凹陷中)等穴,每穴 2 ~ 3 分钟,以局部出现红晕为度。每日 1 次。

3. 简易食疗

(1)总体原则:节制饮食,控制体重。每天保证足够的优质蛋白,多吃维生素和纤维素丰富的食品,少吃动物脂肪和胆固醇含量高的食物,如肥肉、蛋黄、动物内脏等;提高早餐质量,晚餐不宜多吃,有利于降低低密度脂蛋白;减少钠盐摄入;严禁烟酒及刺激性的食物,浓茶及咖啡不宜多饮。

（2）山楂 30 ～ 40 克，煎水代茶。

（3）生山楂片、草决明各 15 克，菊花 3 克。开水冲泡代茶饮。

（4）黑、白木耳各 10 克，泡发洗净，加冰糖蒸 1 小时后食用。

（5）柏子仁 10 ～ 15 克，猪心 1 颗。将柏子仁放入猪心内，隔水炖熟食用。每 3 天 1 次。

（6）粳米、玉米粉各适量。先将粳米煮开，玉米粉用冷水调开，调入粳米粥中，合煮片刻食用。

（7）制首乌 30 ～ 60 克，大枣 3 枚，粳米 100 克。首乌浓煎取汁，煮粳米大枣粥，加冰糖少量，早晚餐服食。

（8）紫皮大蒜（去皮）30 克，粳米 100 克。先将大蒜放入沸水中煮 1 分钟捞出，粳米放入蒜水中煮粥，再将大蒜放粥中稍煮片刻，每日早、晚温服。

4. 常用药物

（1）冠心病心绞痛有不定期发作的特性，有心绞痛病史者，外出旅游时应随身携带硝酸甘油片、丹参滴丸或麝香救心丹等急救药物。如遇心绞痛发作，立即给予舌下含服，以缓解病情。

（2）中成药：丹参滴丸、复方丹参片、毛冬青片、苏冰滴丸、苏合香丸、冠心苏合丸、冠心 2 号片、速效麝香救心丸、宽胸气雾剂等，均按说明书服用。

5. 注意事项

旅游中若出现心慌、气短、胸痛,应立即服用急救药,并予以穴位急救;若有持续疼痛或服药、针灸不能缓解时,应立即停止旅游,由家人或同伴护送到附近医院救治。

● **急性胃肠炎**

人在旅途,由于外在环境的改变,人的适应性会有所下降,此时胃肠消化系统首当其冲。

急性胃肠炎是消化系统最常见的疾病,多因胃肠道细菌或病毒、寄生虫感染及食物过敏、饮食不卫生、摄入过量不新鲜食物引起的胃肠道食物中毒、化学品和药物中毒。外出旅游时特别容易发生,初起表现为剧烈胃痛、嗳腐吞酸、恶心呕吐等急性胃炎症状,继之出现腹部痉挛性疼痛、腹泻,腹泻次数每日 3 ～ 5 次,甚至数十次不等,大便呈水样、深黄色或带绿色,有恶臭等急性肠炎的表现,并伴有不同程度的发热,严重时可导致脱水,甚至休克。临床上往往恶心呕吐、腹痛、腹泻同时出见,故合称"急性胃肠炎"。

1. 生活起居

旅途中最怕吃坏肚子,不但影响身体健康,影响体力,还会破坏旅游者的情绪。

(1)"勤洗手"是预防胃肠感染的最简单、最有效的手段,避免生冷、不洁饮食可以大大降低感染的概率。

(2)饮食要有规律,定时定量,不暴饮暴食,少食多餐，细嚼慢咽。

（3）饮食既要富于营养，又要易于消化，避免食用坚硬、油炸、辛辣、过于粗糙等刺激性食物，以减少对胃的损伤，保护胃黏膜，帮助消化。

2. 一般处理

（1）首先要卧床休息，保暖，禁食 8～12 小时，并及时安排到旅游驻地附近医院诊治。

（2）鼓励多饮水，轻者可多饮温开水，少量进食清淡、软烂、温热的食物，如稀粥、细面条、藕粉等，也可以食用少量烤焦的馒头片以收敛止泻；重者应绝对禁食。但是，腹泻严重者还是应该适当给患者多喝一些汤水，如米汤、面汤、菜汤、淡盐水等，或者及时送往附近医院静脉滴注葡萄糖盐水，以补充体内水、维生素和电解质的不足。

（3）流质中不宜饮用牛奶和糖水，以免在胃肠道发酵并产生大量气体，引起腹胀、腹痛，增加痛苦。另外，牛奶中含有较多的脂肪，有润滑肠道、增强肠蠕动的作用，可加重肠道负担，对病情不利。

（4）病情好转后，可给患者食用容易消化及营养丰富的半流质食物，如大米粥、青菜面条、蒸蛋羹、咸饼干等，且宜采用少食多餐的方法。避免过早地进食油腻肥甘厚味和生冷坚硬的食品及多纤维食物，如芹菜、韭菜、菠菜、蕹菜等。病愈 2～3 天后才能按正常饮食进餐。

3. 穴位保健

（1）取中脘、梁门（中脘穴旁开 2 寸）、内关、足三里，重力按压、捶打或皮肤针叩刺，每穴每次 2 ～ 3 分钟。

（2）腹部中脘、梁门处拔罐 10 ～ 15 分钟。

（3）用刮痧板由内向外、从上到下反复刮拭腹部中脘、梁门，下肢足三里、三阴交等穴 3 ～ 5 分钟，以局部皮下出现红紫色痧痕为度。

（4）用无菌皮肤针叩刺腹部中脘、梁门，下肢足三里、三阴交等穴，每穴 1 ～ 2 分钟，以皮肤发红为度。

（5）最后顺时针摩腹 2 ～ 3 分钟，以尽早排除胃肠道中的有毒食物。

4. 常用药物

（1）轻度者可早期口服能帮助消化的药物，如乳酶生；解痉止痛药，如颠茄片、阿托品或普鲁苯辛等。均按说明书使用。

（2）中度、重度者应到附近医院就诊，针对不同病原体选不同抗生素，如黄连素 0.3 克，每日 3 次；诺氟沙星 0.1 ～ 0.2 克，每日 3 次；复方磺胺甲噁唑片，每次 1 ～ 2 片，每日 3 ～ 4 次；对应抗生素肌内注射或静脉滴注。

（3）可选用的中成药有山楂丸、保和丸、开胃山楂丸、山楂内消丸、木香槟榔丸、沉香化滞丸等，适用于饮食停滞型；胃气痛片、良附丸等，适用于寒邪犯胃型；舒肝和胃丸、舒肝健胃丸、木香顺气丸、香砂平胃丸、香砂养胃冲剂、气滞胃痛冲剂等，适用于肝气犯胃型；健脾丸、理中丸、姜枣冲剂、开胃健脾丸、桂附理中丸、参桂理中丸、温胃舒冲剂、虚寒胃痛冲剂等，适用于脾胃虚寒型；玉竹冲剂，适用于胃阴不足型。以上均按说明书服用。

● **食物中毒**

人们进食被细菌或细菌毒素污染的食物即可发生食物中毒，一般餐后少则半小时、多则 48 小时就可发病。以剧烈腹痛、恶心、呕吐、腹泻等急性胃肠炎表现为主要特征，还会伴见神经系统症状，如头痛、发热、烦躁不安、抽搐、瞳孔散大、视物模糊、吞咽及呼吸困难等，中毒严重者可因腹泻造成脱水性休克或因衰竭而死亡。同餐人群可集体发病，所有中毒者的临床表现基本相似。

出现中毒症状时，轻者可以对症处理，给患者以良好的护理，尽量使其安静，避免精神紧张，注意休息，防止受凉，同时补充足量的淡盐开水。危重者应及时向急救中心呼救，尽快联系附近医院住院治疗。要特别注意保存导致中毒的食物，提供给卫生部门检疫。

1. 催吐

患者进食污染物在 1～2 小时内,可使用催吐的方法:①立即取食盐 20 克,加开水 200 毫升,冷却后快速饮下;若无效,可多喝几次,可迅速促使呕吐;②也可用鲜生姜 100 克，捣碎取汁用 200 毫升温水冲服；③如果吃下去的是变质的食物，则可服用十滴水来促使迅速呕吐；④与此同时，重力按压内关穴。

2. 导泻

如果患者进食受污染的食物时间已超过 2～3 小时，但精神仍较好，则可服用泻药，以促使受污染的食物尽快排出体外：①大黄 30 克煎服；②老年患者可选用玄明粉 20 克，开水冲服，可缓泻；③体质较好的老年人，用番泻叶 15 克，煎服或开水冲服，也能达到导泻的目的。

3. 解毒

如果是误食变质的鱼、虾、蟹等引起的食物中毒，应迅速解毒：①取食醋 100 毫升，加水 200 毫升，稀释后服下；②绿豆 50 克，紫苏 30 克，生甘草 10 克，煎服；③若是误食了变质的防腐剂或饮料，可用鲜牛奶或其他蛋白质含量较高的饮料灌服。

4. 穴位按摩

烦躁不安、抽搐或昏迷者，急用指甲重力掐按水沟（或鼻尖素髎穴）、百会、合谷，以醒脑开窍；急刺合谷、太冲、筋缩（背部第 9 胸椎棘突下凹陷中）、阳陵泉等穴，以息风止搐。仍无改善者，应尽快到附近医院救治。

5. 医案

患者周某，男，55 岁，干部，2020 年 12 月 24 日下午就诊。

主诉：腹痛、腹泻伴恶心、呕吐、神情恍惚、大汗淋漓、视物模糊 30 分钟。

病史：患者在饭店进餐食用了药膳（药膳不详，只知道有熟地黄），约 30 分钟后突然感腹痛，继而腹泻、恶心、呕吐未消化食物。伴头晕、大汗淋漓、四肢冰冷、神志恍惚、视物模糊，急来我院诊治。

查体：面色苍白、呼吸急促，血压为 60/40mmHg，脉细弱而急促，心率 108/min。

中医诊断：虚脱、呕吐。西医病名则为食物中毒、休克。

治疗：急速针刺双侧内关、足三腿、太冲三穴，强刺激泻法，留针 15 分钟。取针后患者神志清醒，面色转红，汗出停止，自感头晕消失，视物明亮，肢体有力了。血压上升到 100/70mmHg，脉率也恢复正常。患者诸症状缓解，转危为安，甚赞针灸急救的神奇效果（长沙瑞同堂中西医结合医学博士后王维武教授、主任医师医案）。

● **腹痛**

腹痛是指以肚脐为中心的上下左右腹部的疼痛，病在肠道，与脾胃功能失调关系密切，常因饮食不节（或不洁）、寒凉刺激、情志不遂、虫积骚扰等而发。实热证者，表现为腹痛拒按、大便秘结、口干渴、小便短少而黄；虚寒证者，表现为腹痛隐隐、喜暖喜按、肠鸣音亢进、腹泻、畏寒。

腹痛可见于内科、外科、妇科等多种疾病中，以肠道疾病和妇科病引起的腹痛较为多见。其发作或加重多与饮食、情志、受凉、劳累等诱因有关。

治则：寒温热清，虚补实泻。

腹痛在没有明确诊断之前，不可随意服用止痛药。若腹痛，且按揉腹部是软的，无反跳痛者，可以保守治疗；反之，如果腹部板紧发硬，且有反跳痛者，要急送外科诊治，排除急腹症后方可行保守治疗。

1. 生活起居

平素胃肠不好的人，不可过食生冷、坚硬、油腻、辛辣之品，不能暴饮暴食，腹部不要受凉。

2. 穴位保健

取神阙、中脘（脐上 4 寸）、天枢（脐旁 2 寸）、关元、足三里。实热证采用指压、按摩、刮痧、皮肤针重叩（可出血）；虚寒者腹部穴均可以艾灸、拔火罐、隔盐灸及热熨法。急证者每日 2 次，慢性虚证者每日 1 次即可。

3. 简易食疗

（1）粳米 200 克，生姜（打碎）15 克，先煮粳米粥，将熟时投入生姜，稍煮片刻，加盐调味服食。

（2）干姜、高良姜各 6 克，粳米 120 克。干姜、高良姜水煎取汁，煮粳米粥，每日早、晚分 2 次服食。

（3）黄芪 20 克，糯米 100 克，高良姜（研末）6 克，红糖适量。黄芪与糯米先煮至熟，再加入高良姜及红糖，稍煮片刻，趁热服食。

（4）取麦麸 50 克，葱白（切碎）、生姜（切碎）各 30 克，食盐 15 克，白酒 30 毫升，食醋 15 毫升，混匀，放铁锅内炒热，布包，趁热熨疼痛处，药凉后炒热再熨，适用于虚寒腹痛。

经上述处理腹痛不能缓解减轻者，应立即送附近医院就诊。

4. 医案

某男，40 岁左右。列车上剧烈腹部约 1 小时。

病史：1989 年 9 月 10 日，笔者应邀去河南安阳脉管炎医院专家门诊。当时乘坐武昌至北京的火车，刚过郑州不久，突然听到"有人突发剧烈腹痛，乘客中有医师资格证者请尽快到广播室"的广播。笔者左右为难：我虽然是医生，但不是西医，而是一位"赤手空拳"的中医，赶去何用？况千余旅客中，难道只我一位医生吗？故没有响应"号召"，因为没有办法接招。大约 30 分钟后，突然看见列车长与乘警架着一个人缓缓而艰难地走过。出于医生的本能和责任心，我关切地问了一句：这是不是刚才广播里提到的患者？列车长和乘警几乎异口同声、迫不及待地问：你是医生吗？不由我答复，迅即放患者于座席上。我只好硬着头皮接招。

患者呈痛苦面容，用自己的手在其腹部上来回轻轻地抚摸。待我进行腹部按诊时,发现腹痛拒按,腰也不弯,脉跳得比较快，呈数象、略弦，舌红、苔黄厚。经询问，得知患者已数日没有大便。综合观之，属于中医学腹满病（以腹痛、腹胀为主症）实证，与西医学"不完全性肠梗阻"高度相似。

病机、病性、诊断都清楚了，治疗却无从下手。怎么办？连银针都没带。无奈，只好以手指代银针了。我用双手的拇指、食指反复交替、高强度地按压肚脐左右各旁开 2 寸处的天枢这个穴位（属于足阳明胃经专门通调大肠腑气的募穴），刺激该穴位能治疗腹痛、腹胀、便秘等，其中就包括了西医学的肠梗阻病；同时按压双侧膝眼外下方 3 寸的足三里穴（同属胃经），还按压双侧内关穴，也能治胃脘痛、胸胁痛等。经过大约 30 分钟不间断地按压，患者居然有了便意。立即如厕，大便一通，腹痛、腹胀渐减渐消，原计划在汤阴站下车看急诊的计划就"高兴地"放弃了（湖北中医药大学陈国权教授、张勇医师医案）。

● **腹泻**

腹泻是以大便次数增多、便质清稀甚至如水样为主要特征的病证。分泄、泻两种："泄"为缓下，"泻"乃暴下。由于"大肠、小肠皆属于胃"，所以，泄泻的病位虽然在肠，但关键病变在脾胃，脾虚湿盛是其关键（寒湿大便清稀无臭气，湿热大便黏滞有臭气），还与肝、肾有密切关系，如肾阳不足的中老年人，易患五更泄，即每日清晨 5 时左右腹痛隐隐，如厕后方可缓解。

治则：寒温热清，虚补实泻。

1. 生活起居

（1）饮食要有规律，定时定量，不暴饮暴食。

（2）注意饮食卫生，避免生冷、不洁饮食，忌食辛辣、油腻之品。

（3）腹部不要受凉。

2. 穴位保健

（1）主穴取神阙、大横（脐旁 4 寸）、天枢、足三里、上巨虚（足三里下 3 寸）、三阴交；肠腑湿热加阴陵泉（膝关节内下方高骨下缘）；五更泄加腹部关元和腰部命门、肾俞。

肠腑湿热者宜用指压、刮痧、皮肤针叩刺（可出血），但不宜施灸；寒湿型和五更泄宜采用温和灸、温针灸、隔姜灸或隔盐灸、隔附子饼灸。急性泄泻每日 2 次，慢性泄泻每日或隔日 1 次。

20 世纪 70 年代中期，我参加学校组织的下乡巡回医疗队。随队炊事员周某腹泻，开始几天一直吃抗菌消炎止泻药，不肯针灸，服药三五天也不见好转，遂请我给针灸治疗。取足三里，强刺激捻转，动留针（留针中经常捻针）30 分钟，当时腹痛消失，当天腹泻停止。

（2）脐疗：取五倍子适量，研末，用食醋或姜汁调成糊状敷脐，以伤湿止痛膏固定，每 2 日 1 次。适用于久泻。

（3)寒湿型和湿热型腹泻均可施行顺时针摩腹 2～3分钟，以尽早排空肠道水湿之邪；五更泄则应该按逆时针摩腹 2～3 分钟，以减少肾气的损耗。

4. 简易食疗

（1）苹果有止泻的作用，尤其是煮熟的苹果丁。

（2）胡桃仁、益智仁、山药各 15～20 克, 煮汤服食。

（3）鲜虾 200～300 克，放入 500 毫升黄酒或米酒中浸泡约 10～15 分钟取出，炒熟食用。

（4）狗肉 250 克，与生姜 3 克、食盐同炒片刻，加入开水用大火炖熟，最后放入大葱、味精，稍加煮沸，吃肉喝汤。

（5）杜仲、菟丝子各 50 克，水煎取汁，加板栗肉150 克，粳米 200 克煮粥，每日早晚分 2 次服用。

上述第（3）至（5）条均适用于五更泄。

5. 常用药物

（1）西药：一般选用颠茄片、阿托品或普鲁苯辛，止肠痉挛疼痛；黄连素或诺氟沙星，抑制肠道细菌感染。

（2）中成药：寒湿和饮食积滞型腹泻适合服用山楂丸、保和丸、保济丸、附子理中丸、藿香正气软胶囊；五更泄适合肾宝、玉苁蓉，或桂枝、防风煎汤送服金匮肾气丸，苏叶、生姜煎汤送服右归丸。

6. 医案

患者由某，女，24 岁。

1992 年 10 月上旬，笔者在贵阳开完一个国际中医研讨会，准备返回武汉。但车票十分难买，会务组竭尽全力只买到了一张无座票。上车后几经周折，总算找到了乘务员值班室门口的一个可收可放的活动座位。不久即发现，值班室的女乘务员频频上厕所，每次如厕后许久方出来，估计是在拉肚子。

经主动询问得知，当天吃早餐后不久即腹部不适，继之发胀伴呃逆，随后出现腹痛、肛门坠胀，每次腹痛后必须马上如厕，但粪便量极少且不畅快，肛门坠胀难忍，每次蹲 20 分钟左右，便后十分困倦。约 20 分钟左右又欲如厕，如此反反复复拉了七八次，痛苦万分。

笔者见状，主动毛遂自荐，为其诊治。进一步了解得知其还有口干欲饮、食欲缺乏、四肢乏力且感沉重，小便少而黄，轻微头晕。查脉象细数，舌红、苔黄而腻。以指代针，重力按压天枢、内关、足三里 3 穴。在连续为其按压近 1 小时的过程中，患者居然没有如厕。而且直至火车到达武昌站，患者也未再如厕大便，腹痛、腹胀、里急后重等主要症状逐渐消失，饥饿欲食，精神好转。

笔者几十年临证实践证明，天枢、内关、足三里 3 穴对大便异常（腹泻或便秘）确有双向调节之功，正像桂枝汤既能治有汗症也能治无汗症一般。而且其远期疗效也很巩固，1 年以后我再见到那位乘务员时，她说从那以后就再也没有拉过肚子了（湖北中医药大学陈国权教授、张勇医师医案）。

● **急性细菌性痢疾**

急性细菌性痢疾，以剧烈腹痛（左下腹为甚）、腹泻（血水样便，每日可达十余次）、下痢赤白脓血、里急后重为主要特征，可伴有突发高热、神昏谵语、烦躁不安。多发于夏秋季节，如果夏秋季节在旅途中进食被细菌污染的食物，或受凉、过度疲劳、暴饮暴食等，均可导致痢疾的发生。

如果下痢赤白黏冻、白多赤少或纯为白冻，谓之"寒湿痢"；下痢赤白脓血、赤多白少、肛门灼热疼痛，谓之"湿热痢"；发病急骤，痢下鲜紫脓血、高热，甚至神昏痉厥、躁动不安，谓之"疫毒痢"；恶心呕吐、不能进食，谓之"噤口痢"；下痢时发时止、日久不愈，或伴有脱肛，谓之"休息痢"。

治则：寒湿痢宜温化寒湿，湿热痢宜清热利湿，疫毒痢宜泻热解毒、镇痉宁神，噤口痢宜降逆止呕，休息痢宜健脾理肠。

1. 生活起居

（1）发病期间应将患者隔离，以防传染他人。

（2）急性期应采取饥饿疗法，完全禁食，随着治疗的进程，逐渐辅以流质或半流质饮食。

2. 一般处理

患有急性细菌性痢疾时，应终止旅游，急送附近医院隔离、救治，综合治疗。

3. 穴位保健

取穴：天枢、曲池、上巨虚、阴陵泉、三阴交；疫毒痢加水沟，噤口痢加天突、内关，休息痢加关元、足三里。

常规针刺或重力指压、按摩、皮肤针叩刺；寒湿痢、休息痢可行温和灸、温针灸、隔姜灸或隔附子饼灸。急性痢疾每日治疗 2 ～ 3 次，慢性痢疾每日治疗 1 次。

4. 简易食疗

（1）新鲜马齿苋适量，捣烂取汁，温开水冲服，或水煎服。每日 2 次。

（2）蒲公英适量，捣烂取汁，温开水冲服，或水煎服。每日 2 次。

（3）大蒜 3 ～ 4 瓣，去皮捣成泥，加醋适量。每日 2 次，连服 3 ～ 4 日。

（4）鲜苦瓜 150 克，水煎，加红糖适量，每日 3 ～ 4 次服。

（5）马齿苋 100 克（干品减半），白糖 30 克，茶叶 10 克，同放入砂锅中，加水适量煎煮片刻，取汁代茶饮服，连服 3 ～ 5 日。

（6）红枣适量煮沸 15 分钟，放入绿茶后再稍煮片刻，取汁冲蜂蜜服用，每日 2 次。

（7）绿茶 2 克，加水 100 毫升，煎取 40 ~ 50 毫升，每日分 4 次饮。

5. 常用药物

（1）西药：呋喃唑酮、诺氟沙星等，按说明书服用。

（2）中药：黄连素、香连丸，按说明书服用。

● **胆绞痛**

胆绞痛是一种常见的急腹症，以右上腹胁肋区绞痛、阵发性加剧或痛无休止为主要特征。疼痛部位拒按、压痛或叩击痛，并向右肩背部放射。常见于西医学的多种胆道疾病，如胆囊炎、胆管炎、胆石症、胆道蛔虫病等，女性居多。过食油腻、饥饿或寒温不适均可诱发本病。旅游途中若摄入过多的脂肪，或高蛋白饮食，容易诱发急性胆绞痛。

治则：疏肝利胆，行气止痛。

1. 生活起居

（1）应清淡饮食，尽量不要摄入过多脂肪，或高蛋白饮食，以防诱发胆绞痛。

（2）畅达情志，防寒保暖，注意休息。

2. 一般处理

患者宜卧床休息，同时迅速用热水袋在患者的右上腹热敷。

3. 穴位保健

取中脘、日月、胆俞（背部第 10 胸椎棘突下，后正中线旁开 1.5 寸）、阳陵泉、胆囊穴（阳陵泉下 1～2 寸压痛点）。连续重力指压、按揉、拔罐、皮肤针叩刺等。

● **腿脚抽筋**

腿脚抽筋，常发生在小腿肚子部位，多见于走路过久、过多，过于疲劳，或者腿脚突然接触冷水的刺激，睡觉时腿放在被子外面没有盖好，感受寒凉之气的侵袭。这些致病因素在旅途中很常见。

旅游途中或平时睡眠时，发生腿脚抽筋怎么办？我们的应对方法有以下几种。

1. 忍住疼痛，立即将腿尽量弯曲，然后猛然用力蹬腿，突然将腿伸直，并将脚尽量往足背方向翘起，一般情况下腿脚抽筋现象马上就好了。当然，在突然蹬腿的瞬间一定要忍住疼痛，不要不敢猛伸。

2.《黄帝内经》中记载："肝苦急，急食甘以缓之。" 肝苦急，是指筋脉拘急抽筋；急食甘以缓之，就是立即吃甜的东西可以缓解。睡觉经常抽筋的人，只要睡前喝一杯红糖水，一般就不会发作了。万一半夜突发抽筋，就立马喝一杯红糖水，很快也就缓解了。

3. 立即用拇指和食指掐捏、按揉上嘴唇的水沟穴，持续用力掐捏 20～30 秒后，痉挛的肌肉就可松弛，疼痛也随之解除。美国《读者文摘》曾报道：一位保健医生为体育运动员、教练员捏按水沟穴治疗体育运动竞赛过程中突发的腿脚抽筋，有效率可达 90% 左右。

4.强力指压、按揉或皮肤针叩刺阳陵泉（膝关节外下方，腓骨小头前下方的凹陷中）、承山（小腿后面正中，腘窝正中与跟腱连线中点）穴。

阳陵泉有两大功用：一是治疗肝胆病，二是治疗各种"筋"病（如抽筋、伤筋等），是胆经第一要穴，又是八会穴之筋会，尤擅长治疗腿脚抽筋。腿脚抽筋，绝大多数体现在腓肠肌抽搐，承山正好位于此处，是应对小腿抽筋的专穴。两穴合用，基本上可以手到病除，所向无敌。另外，背部的筋缩穴（第 9 胸椎棘突下，后正中线旁开 1.5 寸）、足外踝下方的申脉穴等，也有缓解腿部痉挛的作用。

● **痛经**

痛经，又称"经行腹痛""经行腰痛"，是指在经期或行经前后出现周期性小腹疼痛，或痛引胸胁、乳房、腰骶、股内侧、阴道或肛门等处。严重者可伴有恶心呕吐、晕厥。临床以青年妇女较为多见。

中医学认为：痛经多与子宫内寒湿凝滞、肝经气血瘀滞或脾经气血不足有关。寒湿凝滞者，形寒肢冷，经前或经期小腹冷痛，得热则舒，经血量少，色紫暗有块；肝经气血瘀滞者，经前或经期小腹胀痛拒按，胸胁、乳房胀痛，经色紫暗，有血块；脾经气血不足者，经期或经后小腹隐痛，喜按，月经量少色淡，质清稀。

1. 生活起居

（1）注意经期卫生，防止受凉或过食生冷。

（2）经期应避免精神刺激和过度劳累。

2. 穴位保健

（1）关元、三阴交、足三里、地机（膝关节内下方高骨下 3 寸）、十七椎下（腰骶部第 5 腰椎棘突下），可施行指压、按摩、艾灸、皮肤针叩刺，腹部和腰部穴宜拔罐；气血不足者用力宜轻；寒凝闭阻和气滞血瘀者宜重力施术，皮肤针可重叩出血。痛经期每日治疗 2～3 次，痛经发作有规律者，可于月经来潮前 3 天开始治疗，能预防发作。

（2）贴敷：取神阙、关元或中极、三阴交、肾俞、压痛点等，经前或经期用伤湿止痛膏贴敷，每日换 1 次。

3. 简易食疗

（1）当归 10 克，生姜 15 克，羊肉 100 克，慢火煲汤，调味佐餐。

（2）桑葚子 100 克，黄酒 500 毫升，密封泡半月，每服 20 毫升，每日 2 次。

（3）干紫苏叶、干月季花各 5 克，红糖适量，经前及经期水煎代茶饮。

（4）老母鸡 1 只，党参、黄芪、白术、茯苓、当归、川芎、熟地、白芍各 5 克。将药物布包封口,放入鸡腹内,文火煮熟,调味后,于经前 3 ～ 5 日服食。

4. 常用药物

中成药：寒湿闭阻型,可选用桂附理中丸；气血不足型可选用归脾丸、当归养血膏；气滞血瘀型可选用逍遥丸、益母草颗粒、柴胡疏肝散等。

● **毒虫伤害**

毒虫伤害,小到蚊虫叮咬,大到毒蛇咬伤,尤其是到农村和山区旅游,很容易发生。

1. 蚊虫叮咬

蚊虫叮咬会造成局部皮肤红肿、刺痛、瘙痒。不要用热水烫洗,防止伤情加重；尽量减少抓挠,防止皮肤感染细菌,避免皮肤溃破发炎；注意饮食,少吃或不吃刺激性食物,多吃新鲜蔬菜、水果。

应及时消肿止痛,用风油精或清凉油涂抹,一般 3 ～ 5 分钟即可止痒,5 ～ 15 分钟可以消肿。还可以将新鲜薄荷叶、西红柿叶揉烂涂擦,或将黄瓜捣成泥涂擦,都有消肿止痛止痒的作用。比较重者,可以适当口服消炎药和抗过敏药物,如皮炎平、马来酸氯苯那敏、阿司咪唑片、氯雷他定等；旅游期间口服维生素 B_1 和维生素 C 可以预防蚊虫叮咬。

2. 毒蛇咬伤

毒蛇咬伤,症情紧急险恶,被咬者心理也很恐惧,应紧急处理。否则，如果真的是毒蛇咬伤，蛇毒在体内会迅速扩散，产生中毒症状。

首先要辨别是无毒蛇咬伤还是有毒蛇咬伤：无毒蛇咬伤的伤口局部牙痕浅而小且排列整齐，被无毒蛇咬伤后，伤口不会红肿疼痛，一般不会出血，即使偶尔出血也是正常的鲜红色；有毒蛇咬伤后，牙痕深而粗大，伤口会出血不止，颜色呈深红甚至暗红色，局部青紫肿胀疼痛、麻木、发痒，甚至头晕眼花、复视、视物模糊、瞳孔散大、语言不清、呼吸困难、意识丧失、血压下降，严重者会危及生命。

毒蛇咬伤的急救措施分为几个步骤。

（1）遇有被毒蛇咬伤者，应保持镇静，患者应该避免剧烈奔跑，以免加快毒素扩散。

（2）用布条或橡皮带捆扎被咬伤肢体的近心端（靠心脏的一端），以阻止毒液的扩散和蔓延。捆扎时间可持续8～10小时，其间每隔15～20分钟稍微松解一下，每次1～2分钟，避免造成二次损伤，导致肢体缺血，甚至坏死。如果毒蛇咬伤已经超过12小时，蛇毒已经扩散，捆扎则无意义。

（3）用流动性的活水冲洗创面，同时轻轻挤压创面，以排出毒素，避免毒素吸收；必要时还可以用洁净的或经酒精棉球消毒的小刀、锐利的瓦片、玻璃等划开病灶皮肤，并加拔气罐，予以清洗排毒，避免毒物、毒素的进入。

（4）如果随身携带有季德胜蛇药片，可以口服也可以把药片化匀后涂在伤口上，以消肿排毒。

（5）病势严重者，应尽快到附近正规医院进一步救治，为患者进行抗感染、抗破伤风治疗。

二、呼吸系统疾病

● 感冒

感冒是四季常见的呼吸道疾病，因病情轻重不同而分为伤风、重伤风和时行感冒。尤以冬、秋两季多发。

中医学认为：本病系感受风邪所致，与人的体质强弱密切相关。常因起居失常、冷暖不调、涉水淋雨、过度疲劳、汗出当风（这些致病因素恰恰也都是旅游过程中容易发生的）等，导致机体抵抗力下降而发病，患有各种慢性病、身体虚弱者则更易罹患。风邪多与寒热暑湿之邪夹杂为患，由皮毛、口鼻侵入，伤及肺卫，出现一系列的肺卫症状。秋冬多风寒，春夏多风热，长夏多暑湿。

临床表现以鼻塞、流涕、咳嗽、头痛、恶寒发热、全身酸楚等为主症。风寒证流清涕，咳痰清稀，恶寒重，发热轻（或不发热），口不渴或渴喜热饮，舌苔薄白；风热证少涕或流浓涕，咳嗽痰黄而黏，咽喉肿痛，恶寒轻，发热重，口干渴喜冷饮，尿黄，便干，舌苔薄黄；暑湿证咯吐白色黏痰，身热不扬，汗出不畅，肢体酸重，头昏重而胀，胸脘痞闷，食欲下降，腹胀，大便溏泄，尿少、色黄，舌苔白腻或淡黄腻。

1. 生活起居

（1）保持居室内空气流通、新鲜，适当多开门窗。

（2）平时注意锻炼身体，增强机体对感冒病邪的抵抗力。

（3）一年四季坚持用冷水洗脸，重点用冷水浇鼻子周围，以提高鼻腔神经和毛细血管对风寒之邪的适应和抵抗能力。

（4）多饮开水，以求汗解。

2. 穴位保健

可选用后枕部的风池，肩背部的大椎、肺俞，上肢的列缺、合谷、外关等；风热证加曲池；暑湿证加中脘、丰隆、足三里；体虚加足三里；鼻塞流涕重加迎香；头痛重加印堂、太阳；咽喉肿痛加少商点刺出血。

风寒证以指压、按摩、艾灸、拔罐为主；风热证选用指掐、皮肤针叩刺出血、迎香浴鼻、风池穴左右交叉捏按等方法。伤风每日治疗 1 次，重伤风和流行性感冒每日治疗 2 次。

3. 简易食疗

（1）风寒者宜食用红糖姜汤、葱姜粥、胡椒葱姜面。

（2）风热者宜饮用菊花茶、金银花茶、白萝卜汤、西瓜番茄汁。

（3）暑湿者宜用藿香佩兰薄荷茶、荷叶苡仁冬瓜汤；或直接吃大蒜；或将大蒜捣碎，挤出汁液，加白开水调成 10% 的大蒜汁滴鼻，每次 2～3 滴，每日 1 次。

4. 常用药物

（1）西药：阿司匹林、新康泰克。

（2）中成药：感冒冲剂、柴胡冲剂、板蓝根冲剂、桑菊感冒片、银黄口服液、伤风感冒胶囊、莲花清瘟胶囊、藿香正气软胶囊。均按说明书服用。

感冒有自愈倾向，少则 3～5 天，多则 7～10 天，可不治而愈。可以不吃或少吃药，尤其是小儿，不要轻易服感冒药或输液。

我中学时代的数学老师王玉瑞，退休之后，就在江西南昌老家颐养天年。2012 年 4 月我见到老师时，他年已七十有六，得知他老人家已经有整整 40 年没有上过医院看医生了，平时顶多就是伤风感冒什么的，他始终坚持不吃药、不打针，就是多喝开水，令其发汗，基本都是 2～3 天不治而愈。

● **咳嗽**

咳嗽是肺部的常见病证。"咳"指肺气上逆，有声无痰；"嗽"指咯吐痰液，有痰无声。临床上一般多声痰互见，故并称"咳嗽"。根据发病原因，可分为外感咳嗽和内伤咳嗽两大类。外感咳嗽多属感受外邪引起的急性病证（实证），调治失当可转为慢性咳嗽；内伤咳嗽多为缘于内脏的慢性病证。《内经》记载："五脏六腑皆令人咳，非独肺也。"以肺、脾、肾的虚证或心肝之火伐金伤肺，本虚标实证为多见，复感外邪也可急性发作。若迁延不愈，或年老体弱，肺气大伤，则可并发喘息，遂成"咳喘"。

外感咳嗽起病较急，病初干咳，咽喉或痒或痛，数日后咯出少量黏痰或稀痰。风寒束肺咳白痰，流清涕，怕冷；风热犯肺咳黄痰，黏稠难以咳出，口干咽痛，发热，舌红，苔薄黄；燥热伤肺则干咳无痰或痰少而黏，甚则痰中带血，鼻燥咽干，便干尿赤，舌红少津。

内伤咳嗽病程较长，反复咳嗽、咯痰，或伴有喘息。一般秋冬加重，春夏减轻，甚者常年咳嗽不断，发为咳喘重证。痰湿阻肺者，咳嗽痰多，苔白腻；肺肾阴虚者，干咳无痰或少痰，口干咽燥，五心烦热，潮热盗汗，形体消瘦，舌红，少苔；脾肾阳虚者，咳嗽气喘，动则尤甚，面色淡白，形寒肢冷；火热灼肺者，痰少而黏，咯吐不易，痰中带血，咽喉干痒，目赤口苦，尿赤便秘，舌边及舌尖红。

外感咳嗽，治宜宣散风寒或风热之邪、解表止咳；内伤咳嗽，治宜调理脏腑功能，补肺、健脾、益肾、清心肝之火、化痰止咳。

1. 生活起居

患者平时应多加锻炼身体，增强体质，以提高机体防御疾病的能力和对寒冷环境的适应能力。外出旅游正是符合这一宗旨的锻炼方法之一。

2. 穴位保健

取穴以前胸中府（肩峰端前下方凹陷中），后背肺俞、身柱，腕关节内侧列缺、太渊为主，风热加尺泽；燥热伤肺加太溪、照海；痰湿加中脘和丰隆；火热灼肺加少府、劳宫或鱼际穴，足背第 1、2 趾间纹头端的行间穴；肺肾阴虚加腰背部肾俞、膏肓和足内踝处之太溪；脾肾阳虚加腰背部脾俞、肾俞，腹部关元，下肢足三里；咽喉干痒加喉结上的廉泉，足内踝之太溪、照海；痰中带血加背部膈俞和上臂内侧的孔最穴。

操作方法，虚寒证宜艾灸、拔罐，指压、按摩时用力宜轻；实热证宜刮痧（重刮）、皮肤针叩刺（可出血），皮肤针叩刺项后、背部第 1 胸椎至第 2 腰椎两侧足太阳膀胱经、颈前喉结两侧足阳明胃经。外感咳嗽者，叩至皮肤隐隐出血，每日 1 ～ 2 次；内伤咳嗽者，叩至皮肤潮红，每日或隔日 1 次。

有慢性咳喘病史者，外出旅游前可以事先用中药白芥子、甘遂、细辛、延胡索、肉桂、南星各等分，研为细末，加姜汁或蜂蜜调制成膏药备用。旅途中可用来敷贴中府、膻中、风门、肺俞、膏肓、大椎、身柱等穴，每次取黄豆大小药膏敷贴 3 ～ 4 穴，其外用创可贴或伤湿膏固定，当局部有刺痛或起小水疱时揭去。

南京航空航天大学孙光涛教授患有顽固性慢性支气管炎十几年，每年秋冬季节气管炎就会急性发作，持续咳嗽几个月时间，咳痰困难，打针吃药也控制不了。后来经过白天按摩胸部天突、膻中和下肢足三里等穴，夜晚睡觉前还在天突、膻中穴处各放一粒绿豆，用胶布敷贴，不时予以按揉。3 天后咳嗽就开始好转，痰容易吐出来了，10 天以后气管炎就完全好了。直到现在，每天早晚仍旧坚持按摩这几个穴位，气管炎已经 6 年多没有发作了。

3. 简易食疗

食疗方面可以选用：杏仁蜂蜜水、萝卜姜糖水、萝卜姜枣蜂蜜茶、橘红（橘子皮内的白色内皮）生姜蜂蜜茶、百合冰糖炖雪梨、雪梨冰糖川贝母蒸食等。

4. 常用药物

咳嗽属寒证者，可选用甘草片、半夏止咳露、橘红痰咳液；热证者可选用川贝枇杷露、蛇胆川贝液。

● 哮喘

哮喘是一种以发作性喉中哮鸣、呼吸困难，甚则喘息不得平卧为特点的过敏性病证。"哮"为喉中痰鸣有声，"喘"为气短不足以息。常见过敏源有：植物花粉，动物皮毛，烟酒、鱼虾等食物，部分抗生素药物，自然界烟尘，日用品油漆涂料，等等。可发生于任何年龄和任何季节，尤以寒冷季节和气候骤变时多发。

中医学认为：本病初期在肺，多属实证；反复发作，则致脾、肺、肾、心诸脏俱虚。脾虚则运化失常，酿生痰浊；肺虚则气无所主，短气喘促；肾虚则摄纳无权，动则喘甚；心虚则脉动无力，唇甲青紫，汗出肢冷，甚则出现神昏、烦躁等危候。

本病按寒热分，有寒喘（冬春季发作）和热喘（夏秋季发作）两类；按虚实分，有虚喘和实喘两类。临床上寒性哮喘占绝大多数（约 80% 以上），极少数为热喘。

多数患者在发作前会出现鼻、咽发痒，咳嗽，喷嚏，胸闷等先兆症状。典型发作时突感胸闷，呼吸困难，喉中哮鸣，呼气延长数倍于吸气时间，不得平卧，烦躁汗出，甚则发绀。发作可持续数分钟、数小时或更长时间（哮喘连续发作 24 小时以上，称为"哮喘持续状态"）。发作将停时，常咳出较多稀薄痰液，随之气促减轻，哮喘缓解。检查：桶状胸，叩诊有过度反响，听诊可闻及两肺布满哮鸣音。

治则：寒温热清，虚补实泻。

1. 生活起居

平时要注意防寒保暖，积极锻炼身体，增强体质，以提高机体防御疾病的能力和对寒冷环境的适应能力。外出旅游既能起到锻炼身体的作用，也能增加呼吸系统中负离子的含量，有利于肺功能的增强。

哮喘属过敏性疾病，在野外和山区旅游，要特别注意避免碰触野生植物，以免诱发哮喘。

2. 穴位保健

最好选用颈下胸骨上的天突，两乳之间的膻中，肩峰前下方的中府，肩背部的定喘、肺俞以及前臂内侧的孔最；痰多者，加下肢外侧的丰隆，以化痰平喘；肺脾气虚者，加背部的脾俞和下肢的足三里，以培土生金；肺肾气虚者，加下腹部的关元和腰部的肾俞，以补气益肾。

虚寒证宜用艾灸、拔罐法，指压、按摩时力度宜轻；实热证宜重力刮痧和皮肤针叩刺出血，皮肤针可取两侧胸锁乳突肌、第 7 颈椎至第 2 腰椎旁的足太阳膀胱经、鱼际至尺泽穴的手太阴肺经，每个部位循序叩刺，以皮肤潮红或微渗血为度，适用于发作期；严重发作者每日治疗 2 次或数次，缓解期每隔 1 ～ 2 日治疗 1 次。

旅途中可利用一切休息时间，用艾条灸关元、气海、风门、肺俞、膏肓、脾俞、肾俞、足三里等穴。每次交替选用 2 ～ 3 穴，灸至皮肤潮红为度。有较好的防治作用。

外出旅游前也可以用中药白芥子、甘遂、细辛、延胡索、肉桂、南星各等份，研为细末，加姜汁或蜂蜜调制成膏药备用。旅途中可用来穴位敷贴，取中府、膻中、大椎、身柱、风门、肺俞、膏肓、脾俞、肾俞等穴，每次敷贴 3 ～ 4 穴，外以创可贴或伤湿膏固定，当局部有刺痛或起小水疱时揭去。尤其适用于缓解期在三伏天贴敷。

3. 简易食疗

哮喘属过敏性疾病，患者应忌烟酒，不食肥甘厚腻之品及海腥发物。可以根据客观情况酌情选用以几种下食谱。

（1）白果仁 1 克（炒后去壳），煮熟，加糖或蜂蜜少许，连汤食之。

（2）鸡苦胆 2～4 个，取胆汁烘干，加白糖拌和，每日 2 次饮服，连服 5 日。

（3）豆腐 500 克，麦芽糖 100 克，生萝卜汁 1 杯。混合煮开，每日早、晚食用。

（4）杏仁、核桃仁各 5 克，蜂蜜 30 克。混合蒸熟后再加生姜汁 20 滴。每 3 日 1 次，连服 5～7 次。

（5）杏仁 5 克，麻黄 6 克，豆腐 100 克。混合加水煮 1 小时，去药渣吃豆腐喝汤。每日或隔日 1 次。

（6）干胎盘 1 个，干地龙（蚯蚓）100 条。共研细末，装入 3 号胶囊，每次服 5～8 粒，空腹温开水送下。每日 3 次。

（7）鲜嫩丝瓜（切碎）5 根，水煎服；或取丝瓜藤汁（在离地面约 1 米处剪断，将断端插入瓶中，鲜汁滴入瓶内），每次服 30 毫升，每日 3 次。

4. 常用药物

有哮喘病史的人，外出旅游时应备有硫酸特布他林气雾剂等，一旦有哮喘发作，立即对准咽喉部喷药，一般均可立即奏效。

旅途中万一出现哮喘发作超过 24 小时的持续发作状态，运用上述处理 12 小时以上仍未能控制者，应停止旅游，紧急呼救，或就近送往附近医院采取综合治疗。

三、消化系统疾病

● 胃痛

胃痛，又称"胃脘痛"，古代文献多称之为"心痛""心下痛""心气痛"。病位在胃，常由过食生冷，寒邪入胃；暴饮暴食，饮食伤胃；生气之后，肝气犯胃等各种因素引发。

本病以上腹胃脘部疼痛为主症，常伴有胃脘部痞闷或胀满、恶心呕吐、食欲不振、吞酸嘈杂等症状。饮食积滞、肝气犯胃者胀满而痛、拒按（按压则有疼痛），脾胃虚寒者喜暖喜按、得之则减。

治则：食积伤胃者，宜消食化滞，行气止痛；肝气犯胃者，宜疏肝理气，和胃止痛；脾胃虚寒者，宜温经散寒，补虚止痛。

1. 生活起居

饮食调理、生活规律和精神调节对胃痛的康复具有重要意义。饮食宜定时、定量，勿过饥、过饱；忌食生冷、刺激性食物；力戒烟酒；保持心情舒畅。

2. 穴位保健

主穴取中脘、内关、公孙（足背内侧，第 1 趾跖关节后约 2 寸处）、足三里。脾胃虚寒加背部脾俞、胃俞；肝气犯胃加腹部期门（乳头直下 2 肋间隙，即第 6 肋间隙）、足背部太冲（第 1、2 跖骨结合部前下方凹陷中）。

寒邪犯胃和脾胃虚寒者以艾灸或拔火罐为主，肝气犯胃者以指压、按摩、拔气罐、皮肤针叩刺为佳。操作时令患者进行缓慢的腹式呼吸。

急性者，每日 2 次；慢性者，每日或隔日 1 次。

3. 常用药物

（1）西药：阿托品、颠茄片（合剂）、溴苯胺太林片等，均按说明书服用。

（2）中成药：寒邪犯胃者，用姜枣冲剂、（桂附）理中丸；饮食积滞者，用山楂丸、保和丸；肝气犯胃者，用良附丸、木香顺气丸、香砂平胃丸；脾胃虚寒者，用健脾丸。

● 恶心、呕吐

中医学界定：有物有声为"呕"，有物无声为"吐"，无物有声为"干呕"。临床上呕与吐常常同时出现，故统称"呕吐"。多由饮食不慎、寒暖失宜、情志不畅，以致胃气上逆，常可因闻及特殊气味、晕车、晕船、晕机、药物反应、妊娠等而诱发。

频繁而剧烈的呕吐、呕吐日久或量多者可引起脱水和代谢紊乱，表现为口干舌燥，皮肤干燥、弹性差，眼窝下陷。

治则：理气和胃、降逆止呕。上消化道严重梗阻、癌肿引起的呕吐及脑源性呕吐，除用针灸止吐外，还应高度重视原发病的治疗。

1. 生活起居

（1）平时宜注意饮食调理，忌暴饮暴食，少吃肥甘厚味及生冷、辛辣食物，以免损伤胃气。

（2）痰饮内阻及脾胃虚寒所致呕吐者，忌食生冷及油腻食品。

（3）肝气犯胃所致呕吐者，忌食烟、酒、葱、蒜、辣椒等辛辣刺激性食品。

2. 一般处理

（1）呕吐时，同伴应轻拍患者的背部，以免将呕吐物咽下。吐后应用温开水漱口，但不能立即进食。

（2）食滞伤胃所致呕吐者，应将胃中停滞的宿食全部吐出，不宜单纯止呕。有些情况下，呕吐可将咽入胃内的有毒物质吐出，是机体的一种防御功能，对人体有一定的保护作用。

（3）有脱水表现者，应及时补充营养和水分。

3. 穴位保健

取中脘、胃俞（背部第 12 胸椎棘突下旁开 1.5 寸）、内关、足三里等穴。脾胃虚弱者施行艾灸，尤其是隔姜灸效果最好！上腹部和背部经络穴位宜拔火罐。呕吐甚者每日可治疗 2 ～ 3 次。

还有一种穴位敷贴法：取生姜 1 块，切成 2 ～ 3 厘米厚如硬币大小，贴于穴位上，用伤湿止痛膏固定。本法也可预防晕车、晕船、晕机引起的呕吐，临乘车船、登机前半小时贴药，或不用生姜，仅在上述穴位上涂抹风油精或清凉油，然后贴伤湿止痛膏也有效。

2001 年夏天，南京广播电台经济频道组织南京市少年儿童安徽人文考察夏令营，我被邀请作为随营医生。有一位小女生，从汽车进入安徽省境内的公路时就开始呕吐，吐得是昏天黑地。在返程的路上，负责人就让我同这位小朋友坐在同一辆车上，只要她一有恶心感觉我就给她掐按内关穴。这样一直坚持回到南京，小女孩也没有真正呕吐过一次。

4.简易食疗

（1）生姜汁 3 ～ 5 滴，加入米汤内调服。

（2）核桃仁研碎，用生姜汤送服，适用于寒证呕吐。

（3）花椒 5 克（洗净后微炒、研末），生姜 10 克，水煎服。

（4）生姜、糯米各 15 克，研碎，水煎取汁，加入蜂蜜 30 克，炖熟服用。

（5）桂圆（连核放入火中,烧炭存性)7 个,研为细末，干姜 3 克，煅赭石 15 克，水煎取汁，每日分 4 次送服。

5.常用药物

感受寒邪引起者，可服用藿香正气软胶囊；脾胃虚寒者，可服用附子理中丸。

● **呃逆**

呃逆，俗称"打嗝"，即膈肌痉挛，是膈肌不自主的间歇性收缩，导致喉间呃呃有声、声短而频、不能自控的一种病证。绝大部分都是短暂性的，可不治自愈，少数人可持续发作数小时、数天乃至更长的时间。

中医认为本病因于胃气上逆，与突然吸入冷气、过食寒凉、情志不畅、手术后身体虚弱有关。年老体弱，慢性久病、重病之人发生呃逆，往往是胃气衰败、病情加重之象，预后多不良。

1.生活起居

（1）不暴饮暴食，不过食寒凉制品，吃饭时不讲话，饭后回避冷空气。

（2）畅达情志，保持心情舒畅。

2.一般处理

（1）深呼吸后屏气数秒，然后缓慢均匀地将气吞下，反复1～2分钟。

（2）含一大口水，然后尽量弯腰抬颈，稍停，突然将水吞下，往往1次即停。若不停，再重复做1次；

（3）将手洗干净，用中指缓慢探咽喉深部。

（4）智慧分散注意力法：趁患者不备，他人在其背后突然拍打并大吼一声；或者适当编造一个足以让其惊慌不安的谎言，也能收到出其不意的效果。

3. 穴位保健

可取天突（胸骨柄上凹陷中）、翳风（耳后乳突下凹陷中）、中脘（脐上 4 寸）、膻中（两乳头连线中点）、膈俞（第 7 胸椎棘突下旁开 1.5 寸）、膈关（膈俞旁开 1.5 寸）、内关（掌面腕横纹中点上 2 寸）、合谷（手背第 1、2 掌骨间）、少商（拇指内侧指甲角外 0.1 寸）。肝郁气滞者加期门（乳头下 2 个肋间）。

（1）仰卧，先点按天突、膻中、期门穴各半分钟，再以中脘为中心，顺时针方向摩腹 100 次左右，腹部发热时呃逆多可停止。

（2）俯卧，双手拇指重力点按翳风、膈俞、膈关穴 1 分钟左右。

（3）以拇指顺经按揉上肢内关、合谷各 1 分钟，掐按少商半分钟。两手交替进行。

（4）以艾条温和灸或隔姜灸膻中、中脘、至阳（第 7 胸椎棘突下）、膈俞、膈关、足三里、三阴交等穴各 1 分钟。

（5）直接在肚脐上拔罐并留罐 3 分钟左右；或用闪罐法拔罐（火罐刚要吸紧时就取下，再拔住、取下……如此反复）20 ～ 30 次，直到脐周皮肤充血潮红为止。

（6）用刮痧板由内向外、自上而下在前胸天突至肚脐、背部至阳到膈关、上肢肘关节至腕关节中线、下肢外侧前缘刮痧各 3 ~ 5 分钟，以局部皮下出现红紫色痧痕为度。

（7）用无菌皮肤针在前胸天突至肚脐、背部至阳到膈关、上肢肘关节至腕关节中线、下肢外侧前缘叩刺 5 ~ 10 分钟，以局部皮下发红或微微出血为度。

翳风穴治疗呃逆疗效确切，能手到病除。我在临床上，曾经单用翳风穴重力按压，治疗连续呃逆长达 11 天之久的患者，一次即愈。

4. 简易食疗

（1）干吞 1 ~ 2 勺糖。

（2）不停地嚼食生姜。

（3）青梅酒适量，随意饮服。

（4）柿蒂 7 个，丁香、鲜姜各 6 克，水煎服。

（5）大米 30 克煮粥，熟后加入姜末 6 克，温服。

（6）乌梅 5 枚，橘皮 5 克，开水冲泡代茶（乌梅可食）。

（7）韭菜汁 1 小杯，姜汁适量，红糖少许，调匀顿服。

（8）竹茹、蒲公英各 30 克，水煎取汁，加白糖适量饮服。

（9）芦根 50 克，竹茹 30 克，水煎取汁，每日分 2 次饮服。

（10）竹茹 50 克，水煎 15 ~ 20 分钟取汁，放入粳米 50 克煮粥服食。

（11）橘皮、竹茹、柿饼各 30 克，生姜 3 克，水煎取汁，加白糖少许口服。

（12）玉竹 15 克，水煎取汁，加入生姜汁 3 克，甘蔗汁 100 克，冰糖适量，混合调匀后频频饮服。

● **便秘**

便秘是指大便秘结，排便周期或时间延长，或虽有便意但排便困难的病证。外出旅游，饮食多无规律，加之新鲜蔬菜瓜果摄入不多，难免会出现大便秘结的情况。

治则：通调腑气，润肠通便。

1. 生活起居

平时应多饮水，多吃新鲜蔬菜、水果；经常进行体育活动；养成定时排便、不久蹲茅厕的习惯。

2. 穴位调理

（1）取腹部天枢（脐旁 2 寸）、大横（脐旁 4 寸），上肢曲池、支沟（腕背横纹中点上 3 寸），下肢足三里、上巨虚（足三里下 3 寸）、照海（足内踝下凹陷中）等穴。常规指压、按摩（顺时针摩腹）、刮痧、皮肤针叩刺等。

（2）下推七节骨。患儿俯卧，先在腰骶部皮肤上涂擦适量润滑剂，用拇指指腹或食指、中指、无名指从第 2 腰椎棘突下（命门穴）由上向下推至尾骶骨端，100 ～ 200 次（图 4-3）。我们不妨这样来理解和记忆：因为是促使排便，我们往下推，这个方向是不是有帮助排便的含义呢？

（3）脐疗。取生大黄、
芒硝各 10 克，厚朴、枳实
各 6 克，冰片 3 克。共研
为细末，每次 3～5 克，
加蜂蜜调成糊状，敷贴于
神阙穴，胶布固定。每 2～3
日换药 1 次。

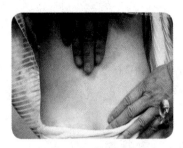

图 4-3　下推七节骨

3. 简易食疗

（1）核桃仁、胡麻仁各等量，炒香、捣烂，与枸杞子
加蜜拌匀，每次温开水冲服 1 匙，或调入稀粥中，每日 2 次。

（2）紫菜 10 克，麻油 2 小勺，酱油、味精各少许，
每晚饭前半小时用开水冲泡，待温服用，一般次日清早
即可排便。

（3）土豆泥、枸杞子、松子仁、核桃仁、芝麻各 15 克，
大米 100 克，煮粥，待熟时调入适量蜂蜜，再煮一二沸，
每日清晨空腹服食。

（4）火麻仁、胡麻仁各 10 克，清水浸泡 5～10 分
钟，水煮开后加大米 100 克煮粥，待熟时调入白糖适量，
再煮一二沸，温食。

4. 常用药物

（1）西药：酚酞片内服，开塞露直肠挤入。

（2）中成药：麻仁丸、番泻叶冲剂、大黄通便冲剂、

苁蓉通便口服液等。

四、骨关节病

● 扭伤

扭伤是指四肢或躯干近关节部的软组织（如肌肉、肌腱、韧带、血管等）损伤，而无皮肉破损或骨折、脱位、肌腱韧带断裂等现象。扭伤常发生于肩、肘、腕、腰、髋、膝、踝等处，多由持重姿势（提、抬、挑）不当、超负荷、运动失度或跌仆摔打，关节、韧带的过度牵拉、扭转等原因，引起经筋、络脉或关节的损伤，以致经气运行受阻、气血壅滞而成。旅游途中，尤其是在爬山的过程中很容易发生扭伤，扭伤部位以腰和足踝最为多见。

扭伤以损伤部位肿胀疼痛、关节活动受限为主症。病变多在筋腱，且有瘀血留滞。新伤如果仅见局部微肿、肌肤发红、按之有压痛、活动关节时痛微，表明伤势较轻，病变多在皮肉；如果局部肿甚、肌肤青紫、关节伸屈、活动受限，提示伤势较重。

陈旧性损伤既往有扭伤病史，活动或负重稍有不慎，极易再度损伤，也常因感受风寒湿邪而反复发作。

治则：舒筋通络，行气活血，消肿止痛。

1. 生活起居

（1）平时注意防寒保暖，根据季节和气温随时变化增添衣物。登山旅游往往气候多变，山上山下两重天，风云突变难把握，一定要带好雨具，防止淋雨。

（2）走路观景、看手机，尤其是观山景要专心，做到"走路不看景，看景不走路"，千万不要一边走路一边观景、拍照或看手机，防止发生意外事故。

2. 一般处理

（1）关节不慎扭伤后，忌立即揉搓按摩，应马上用冷水（有条件时用冰块）冷敷约 15 分钟。然后，用手帕或绷带扎紧扭伤部位（每日需要适当放松几次，每次 10～20 分钟）。15～20 小时以后，可就地取材，用活血、散瘀、消肿的中药外敷包扎，争取及早康复。

（2）受伤后应限制扭伤局部的活动，尽量减少活动，以免加重损伤。局部要注意防寒保暖，避免风寒湿邪的侵袭。

3. 穴位保健

以受伤局部、邻近穴位为主：①颈部，如大椎、天柱、后溪、悬钟；②肩部，如肩三针（肩髃、肩前、肩贞）、肩髎；③肘部，如曲池、小海、少海、天井、上肢扭伤穴（曲池与阳池连线的上 1/4 与下 3/4 交点处）；④腕部，如阳溪、阳池、阳谷、腕骨、外关、大陵；⑤指掌关节，如合谷、三间、中渚、后溪、八邪；⑥腰部，如肾俞、腰眼、腰阳关、委中、水沟、后溪；⑦膝部，如膝眼、鹤顶、梁丘、膝阳关、下肢扭伤穴（殷门穴水平向外 1 寸）；

⑧踝部，如解溪、昆仑、丘墟、申脉、照海；⑨趾跖关节，如太冲、大都、太白、足临泣、八风。

轻者指压、按摩、艾灸、针刺或皮肤针叩刺，重者应点刺出血，并可加拔火罐，适用于新伤局部血肿明显、陈伤瘀血久留、寒邪袭络等证；在远端部位施术时，患者应配合活动扭伤部位。

针灸治疗各部扭伤效果良好，但必须排除骨折、脱位、肌腱或韧带断裂等情况。

4.常用药物

双氯芬酸钠、红花油、金黄散、解痉镇痛酊、云南白药喷剂等外擦患处。

● 落枕

落枕一般起病较急，表现为起床后感到颈项明显牵拉痛、僵硬不适，头部向患侧偏斜，转头时常常身体也随之一起转动。严重者可波及枕部、上背部和肩臂部。

1.生活起居

（1）端正睡觉姿势，低枕平卧。枕头不宜太高、太宽、太硬。女士应掌握在 8～10 厘米，男士在 10～15 厘米为宜。宽度在相当于肩至耳的距离即可，柔软度以易变形为佳。

（2）注意颈部的防寒保暖，疼痛部位可热敷。

（3）注意颈项肩背部肌肉的锻炼，在工间或工余时，坚持做颈肩部肌肉的活动锻炼。

（4）经常落枕者，应及时就医，防止转化为颈椎病。

2. 穴位保健

（1）指压、按摩。患者坐位，术者先以轻柔手法在其项背部按揉拿捏，以放松局部肌肉组织和患者的心情，继则重点按揉大椎、肩井、天柱（后发际正中旁开 1.3 寸；图 4-4）、天宗（肩胛骨下窝正中）、后溪、悬钟（足外踝高点上 3 寸）、落枕穴（手背第 2、3 掌骨间，指掌关节后约 0.5 寸；图 4-5）。一边按摩一边嘱咐患者向前后左右轻缓转动颈项，往往疼痛即可缓解。

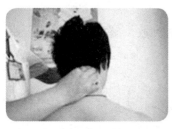 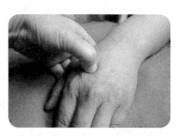

图 4-4　天柱　　　　　　　　图 4-5　落枕

最后，术者以一侧肘部托住患者下颌，一手虎口托住患者枕部，同时用力将颈椎向上做牵引动作，利用患者的体重对抗，使椎间隙增大，椎间孔扩大。在保持牵引的状态下，再进行颈椎的前屈后伸、左右旋转和摇颈（图 4-6）等被动运动 3 ~ 5 次；最后在患者肌肉放松的基础上，将其头颈向患侧尽量扳转 1 ~ 2 次（图 4-7）。此手法动作力度和幅度不宜过猛过大，以患者能耐受为度（没有经验者不宜操作）。

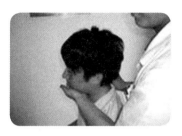

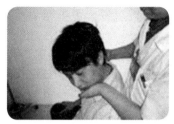

图 4-6　旋转颈部　　　　　图 4-7　扳头颈

（2）艾灸法。艾条温和灸后项的天柱、风池，肩背的大椎、肩井、压痛点，上肢的列缺（腕背横纹拇指侧上 1.5 寸）、养老、后溪、落枕穴，下肢的悬钟、昆仑（足外踝与跟腱之间的凹陷处）各 2 ～ 3 分钟，每日 1 次。

对反复落枕的患者，可施行大椎、风池或天柱穴隔姜灸法（图 4-8）。

（3）拔罐。在上述肩背部穴位或压痛点加拔火罐，留罐 10 分钟左右。

（4）皮肤针叩刺。将后项部、肩背部以及颈椎两侧夹脊（第 1 颈椎到第 7 颈椎棘突下，后正中线旁开 0.5 寸）皮肤消毒，用无菌皮肤针叩刺，至皮肤微微渗血；再取手背落

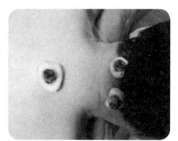

图 4-8　大椎、风池或天柱隔姜灸

枕穴，下肢悬钟、昆仑叩刺（每个部位 1 ～ 2 分钟）。

症状较重者，可重叩出血后再加拔罐，使出血量增加，增强疗效。

（5）刮痧。点刮天柱、风府、风池、压痛点；重刮大椎、肩井、天宗；直刮患侧大杼（第1胸椎棘突下旁开1.5寸）至膈俞；至局部皮肤出现（紫）红色痧疹为止。

3. 常用药物

中成药：内服木瓜丸、元胡止痛片；外用麝香虎骨膏、活血止痛膏等。

● **腰痛**

腰痛常见于西医学的腰部软组织损伤（急性腰扭伤）、肌肉风湿、腰椎病变、椎间盘病变及部分内脏病变等。

中医学认为，腰痛主要与扭伤、跌仆损伤、外感风寒湿邪或劳欲太过等因素有关。"腰为肾之府"，从经脉循行上看，主要归足太阳膀胱经、督脉、带脉和肾经（贯脊属肾）。故腰脊部经脉、经筋、络脉的不通和失荣是腰痛的主要病机。

本病以腰部疼痛、活动受限为主要表现。疼痛在腰脊正中部，为督脉病证；疼痛部位在腰脊两侧，为足太阳经证。

寒湿闭阻者，腰部有受寒史，腰部冷痛，天气变化或阴雨风冷时加重；气滞血瘀者，腰部有扭伤或腰肌劳损史，腰部两侧肌肉触之有僵硬感，痛处固定不移，晨起、劳累、久坐时加重；肾虚腰痛起病缓慢，腰部隐隐作痛

（以酸软为主），劳作后尤甚，喜捶、喜按、喜暖，男性可伴有遗精、阳痿，女子可伴有月经不调，脉细弱无力。

治则：寒湿腰痛，宜温经散寒；瘀血腰痛，宜活血化瘀；肾虚腰痛，应益肾壮腰。

1. 生活起居

（1）注意腰部的防护，防寒保暖，避免受凉；腰痛发作期间使用腰围护腰。

（2）纠正不良姿势和体位习惯，切勿长时间久坐、长期弯腰或腰部负重；应经常更换站立姿势，睡硬板床，睡眠姿势以侧卧为宜。

（3）平时加强背伸肌训练，以增强腰部的稳固性；在保证安全的前提下，经常进行倒退行走和引体向上训练。

（4）限量食用杏仁、芦笋、腰果、菠菜等含有草酸及抑制钙吸收的食物。

（5）肾虚型腰痛应节制性生活，避免房事过多。

（6）加强功能锻炼是防治腰肌劳损的有效办法，以下两种锻炼方法可供参考。

第一，"拱桥式"。仰卧床上，双腿伸直或屈曲均可，以头部、双肘和双足为支点，用力将臀部抬高如拱桥状，并尽可能维持多一点时间。随着锻炼的进展，可将双臂放于胸前，仅以头部和双足为支撑点进行练习（图4-9）。反复 20～40 次。

第二，"飞燕式"。俯卧床上，双臂放于身体两侧并直伸，双腿伸直，尽量将头、上肢和下肢用力向上抬起离开床面（肘、膝关节不能弯曲），仅胸腹部接触床面，如飞燕状，维持数秒后恢复原状（图4-10），反复20～40次。

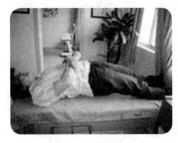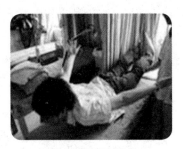

图4-9　拱桥式　　　　　　图4-10　飞燕式

2. 一般处理

（1）常用手掌根部揉按腰部，早晚各1次，可防止和减轻腰痛。

（2）对于腰椎间盘突出引起的腰痛可配合推拿、牵引等疗法。

3. 穴位保健

取穴以督脉和足太阳经腧穴为主：脊中、腰阳关、阿是穴、肾俞、委中；寒湿腰痛者，加灸大椎，以温阳散寒；肾虚腰痛者，加灸命门，以益肾壮腰。

可分别实施指压、按摩、艾灸、拔罐、皮肤针叩刺等。寒湿腰痛和瘀血腰痛者，可于局部拔火罐或委中穴刺络拔罐；肾虚腰痛者，可于命门穴施以隔附子灸为佳。

（1）先用掌心或掌根反复揉摩腰背部夹脊和脊柱两侧经络穴位 3～5 分钟，以放松腰背部肌肉；随之弹拨腰骶部大筋，捶打腰背部 5 分钟。

（2）伴有下肢疼痛或活动障碍者，以搓、揉、拿、捏、扳等手法，自上而下搓下肢 3 遍；肘尖点揉臀部环跳穴 2～3 分钟；拇指按揉殷门（大腿后侧，臀横纹中点下 6 寸）、风市（大腿外侧正中，膝关节横纹上 7 寸）、委中（腘窝正中央）；拿捏阳陵泉、承山（小腿腓肠肌下方正中央）、昆仑（足外踝与跟腱之间的凹陷处）穴各 2～3 分钟。

（3）患者俯卧或侧卧，术者一手按住其腰部，一手托住其膝盖上方部位向上扳起（力度均以患者能承受为度），持续 5～10 秒（图 4-11），反复 3～5 次。每天或隔天 1 次。

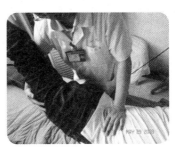

图 4-11　扳腿

（4）艾条温和灸或隔姜灸腰骶部及下肢相关部位及穴位各 2～3 分钟。每日或隔日 1 次。

（5）拔罐。患者俯卧，沿脊柱及两侧肌肉部位自上而下用走罐法施术 3～5 分钟；下肢殷门、风市、丰隆（犊鼻与足外踝高点连线中点）、承山等穴拔罐，5～10 分钟。

（6）皮肤针叩刺。患者俯卧，沿脊柱及两侧肌肉部位自上而下用皮肤针重力叩刺5分钟左右，至针孔出血为度；下肢重力叩刺殷门、风市、丰隆、承山、昆仑等穴5～10分钟，至针孔出血为度。疼痛严重时，可在重叩出血后加拔火罐5～10分钟，以增加出血量。每日或隔日1次。

（7）刮痧。患者取俯卧位，用力点刮腰背、下肢部穴位和压痛点3～5遍，以刮至皮肤出现（紫）红色痧疹为度。每隔2～3天1次。

4. 简易食疗

（1）山药、核桃肉各30克，粳米100克，红枣7枚。加水煮粥，早晚分食。

（2）薏苡仁、花生仁各100克，红枣50克，粳米100克。加水煮粥，早晚2次分服。

（3）胡椒根（洗净，切段）50克，蛇肉（切块）250克，共煲汤食用。适用于寒湿腰痛。

（4）杜仲30克，猪腰（剖开，剔除筋膜，切片）1～2个。煲汤，加乳调味料服用。适用于肾虚腰痛。

（5）板栗肉30枚，红枣10枚，猪腰（剖开，剔除筋膜，切片）1对，加水煲汤，加入调味料，分2天食用。

（6）木瓜、续断、薏苡仁各20克，杜仲10克，粳米100克。前4味水煎取汁，加入粳米煮粥食用，每天1次。适用于各种腰腿痛。

（7）杜仲、桑寄生各 20 克，续断 10 克，猪腰（剖开，剔除筋膜，切片）1 ～ 2 个，加水同煮 30 ～ 40 分钟，取汁 500 毫升左右，分 2 天服完。

5. 常用药物

中成药：骨仙片、祖师麻片、舒筋活血片、壮骨关节丸、腰痛宁胶囊、抗骨增生丸、健步虎潜丸、腰椎痛痹丸、抗骨增生胶囊、复方补骨脂颗粒。均按说明书服用。

● 风湿性关节炎

风湿性关节炎是一种极为常见的关节病变，以全身大关节疼痛为主要表现，且与天气变化密切相关，晴天疼痛较轻，甚至没有任何症状，刮风及阴雨天气疼痛加重。外出旅游，由于关节不停地活动，容易劳累，关节疼痛非常多见。

治则：温经通络，行气活血，祛风除湿，消肿止痛。

1. 生活起居

（1）防寒保暖，夏季不要贪凉，不宜久住空调室内，避免风、寒、湿邪的再次侵袭。

（2）锻炼身体，增强体质，经常参加体育锻炼，如保健体操、练气功、太极拳、广播体操、散步等，以增强抗御风寒湿邪的能力。

2. 一般处理

休息时，经常按揉、捶打、热敷或用随身艾条温灸病痛关节，可以较好地缓解疼痛。

3. 穴位保健

（1）患者坐位或仰卧位，术者先用"开四关"法按揉上肢合谷、下肢太冲四穴（图 4-12）；再用指掌推法或拇指、中指推法在受累关节处重点施术，并屈伸、摇、搓各受累关节；擦热患处再施拍打诸法，使热透入关节。每日或隔日 1 次。

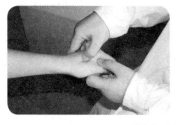 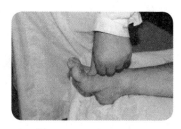

图 4-12　开四关

（2）本病最适宜用艾灸治疗，可用艾条或艾灸器在病变关节周围施行温和灸，也可以实施隔姜灸。每穴 3 ～ 5 分钟。

（3）在相应病变关节局部和周围选穴拔罐，留罐 10 分钟左右；在背部脊柱正中或夹脊穴拔罐或走罐。

（4）皮肤针叩刺。病痛关节局部皮肤常规消毒后，用梅花针以中等力度叩刺，以针孔广泛渗血为度，也可以在此基础上配合拔罐 5 ～ 10 分钟。治疗结束后，先用 75% 酒精棉球轻擦局部，再用消毒干棉球轻擦 1 次，以保持局部清洁。隔日 1 次。

（5）刮痧。在病痛关
节局部和周围，或沿背部
夹脊及脊柱两旁从上至下
按常规操作刮痧，至局部
出现痧痕为度（图4-13）。

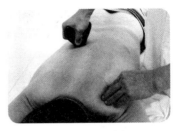

图4-13　刮痧

4. 简易食疗

本病在急性发作、关节红肿灼热期间不宜进食肥甘
厚味、生冷、辛辣等刺激性食物，以免加重关节的疼痛
肿胀；体内有湿热、舌苔黏腻者，不宜食用牛奶、羊奶、
豆浆、花生、奶糖、麦乳精、巧克力等甜腻之品，多食
会导致腹胀、不思饮食；脾胃不和或湿热内蕴者，不宜
食用人参、白木耳、阿胶等补益之品，服之反而壅气助湿，
徒添病痛。

可以经常取用薏仁、粳米各 30 克，加水适量煮粥，
加少许白糖调味，每日分 2 次服食。

5. 常用药物

中成药：舒筋丸、活络丹、豨莶草丸、尪痹冲剂、
大活络丹、小活络丸、祛风止痛片、寒湿痹冲剂、独
活寄生丸、追风活络丸、疏风定痛丸、风湿骨痛片、
九味羌活丸、祛风舒筋丸、正清风痛宁等。均按说明
书服用。

五、五官科疾病

● 目赤肿痛

目赤肿痛多见于西医学急性结膜炎和睑腺炎等病，起病急、发展快，结膜炎还具有极强的传染性。以单眼或双眼白睛发红，甚至出现小出血点，胞肿明显，眼痛，头痛，眼内分泌物多而黏结，或流淡血水，眼中灼热，怕光为主症。

中医学认为，本病常为肝胆火盛或风热之邪侵袭目窍、外感时疫热毒而致。

治则：疏风散热，泻火解毒。

1. 生活起居

（1）急性结膜炎常常是眼科常见的急性传染病，发病期间尽量不要去公共场所，防止传染，引起流行。

（2）注意眼部卫生，不要用手擦揉眼睛，减少用眼和视力活动。

（3）患病期间应注意休息，睡眠要充足。

（4）畅达情志，忌生气和发怒。

（5）不吃辛辣刺激性食物。

2. 一般处理

经常热敷眼部，促进眼部瘀血消散，减轻红肿疼痛。

3. 穴位保健

印堂、攒竹（眉头）、丝竹空（眉尾）、瞳子髎（外眼角外 0.5 寸）、太阳、大椎、合谷、太冲。

可施以指压、按摩、刮痧、采血针点刺出血、皮肤针叩刺出血等方法，大椎点刺出血后可加拔气罐。

4. 简易食疗

（1）蜜炙桑白皮 50 克，薏苡仁 20 克，粳米 100 克。桑白皮以水浸泡，熬煎 2 次，弃渣留汤，合二为一，加入薏苡仁和粳米，煮至熟烂，分 2 次食之。

（2）苦瓜（洗净，去子，切丝）250 克，猪油 10 克，葱、姜、盐各少许。猪油置锅内烧八成熟，下苦瓜丝爆炒，下调料翻炒片刻即成。

（3）鲜苦瓜（洗净去瓤，切成小片，干品减半）250 克，木贼草（切成 3～5 厘米的段）15 克。同时放入砂锅，加清水 4 碗，文火煎至 2 碗，分 2 次早晚饮服，连服 3 日。

5. 常用药物

（1）西药：各种抗生素眼药水或眼药膏。

（2）中药：①桑叶、黄连、蒲公英、野菊花等（单用或合用），用布包好，水煎取汁，洗眼睛，每日若干次。②芦根 18 克，金银花、连翘、野菊花、夏枯草各 15 克，竹叶、薄荷、桔梗、牛蒡子各 9 克，甘草 3 克。水煎分 3 次服。③柴胡、板蓝根、野菊花各 15 克，玄参 12 克，黄连、黄芩、陈皮、薄荷、僵蚕、升麻、大黄、牛蒡子各 9 克，甘草 3 克。水煎分 3 次服。

● 耳鸣

在飞机起飞和降落过程中,受大气压的影响,常会出现耳痛、耳鸣、耳闭塞、听力暂时下降等反应,特别是中老年乘客和本来就患有耳鸣、耳聋的人,反应会更明显。大部分人在飞机升空稳定和着陆后能自动恢复正常,但也有少数人会因此而耳鸣缠身,影响工作、睡眠和身体健康。

1. 生活起居

生活规律和精神调节对耳鸣患者的健康具有重要意义,应调适情绪,畅达情志、减少烦恼;影响睡眠者要学会适应(把耳鸣当作"催眠曲"),避免劳倦、熬夜、劳累;节制房事;保持耳道清洁,但禁止挖耳。

2. 一般处理

为了防止飞机起飞和降落过程中出现耳痛、耳鸣、耳闭塞、听力暂时下降等反应,在飞机起降过程中,乘客可以用棉花或软橡皮耳塞塞住双侧耳孔,不停地做深呼吸、咀嚼动作(吃点东西);也可以用双手同时捂住两侧耳朵,不停地做一按一放的"鸣天鼓"动作,一般即可起到预防和缓解作用。

3. 穴位保健

不停地指压、搓揉、按摩耳前3穴(耳门、听宫、听会)以及耳垂后翳风穴;拿捏或敲打头顶百会、四神聪和后项部风池穴等。

4.简易食疗

（1）干百合适量，研为细末，每次用温水冲服 6 克。

（2）干柿子（切细）3 个，豆豉 10 克，粳米 100 克，煮粥食用。

（3）莲子 10 克，白扁豆 15 克，红枣 20 克，粳米 100 克，煮粥服食。

（4）狗肉 250 克，黑豆（浸泡半天）60 克，粳米 100 克，煮粥服食。

（5）葵花子仁 15 克，水煎服；雄乌鸡 1 只，加黄酒适量煮熟，服食。

（6）鲤鱼头、粳米各 100 克，煮粥，将熟时加姜、葱、盐等调味服食。

（7）猪腰（剖开，去筋，切丁）1 对，粳米 150 克，葱白 2 根，煮粥温食。

（8）核桃仁 30 克，猪腰（切片）1 对，用猪油少许炒熟，每晚睡前趁热服食。

（9）白萝卜丝 250 克，鲜橘皮丝 15 克，生姜丝 6 克，拌匀，加麻油、精盐或食糖适量，佐餐常食。

（10）鲜桑葚（捣烂取汁）1000 克，糯米 500 克，同煮米饭，待冷加酒曲适量，拌匀发酵做成酒酿，每日佐餐食用。

5.常用药物

中成药：左归丸、耳聋左慈丸、龙胆泻肝丸、益气聪明丸等，均按说明书服用。

● 鼻衄

鼻衄，又称"鼻出血"，是日常生活中很常见的事情。旅游时有人也会突然发生鼻出血，排除外伤情况，长时间在阳光下暴晒，在生气、发怒或过食烟酒和辛辣食物的情况下，都可能气血上逆，导致鼻腔出血。多因气候燥热、肺热过盛，以致伤及血络，迫血妄行。

1. 生活起居

（1）改掉挖鼻孔的坏习惯。

（2）平时多喝水，喝清火绿茶，适当吃些凉性食物；戒烟酒；不吃或少吃油炸、辛辣的食物，也不宜饮茶、咖啡，可适当进食桃子、杏子、梅子、蓝莓、小红莓、薄荷、樱桃、葡萄（葡萄干）等。

（3）保持大便通畅。

2. 一般处理

突发流鼻血时，许多人会很紧张，情急慌乱中往往会将头极度后仰，或赶紧躺下用棉球或纱布堵塞鼻孔，或用手捏住鼻孔来止血。其实，这样做是不妥当的。因为这样做鼻血容易倒流入咽喉部呛到喉咙，若是吞咽入食管及胃肠，还会刺激胃肠黏膜产生不适感或恶心呕吐；出血量大时，还容易吸呛入气管及肺内，有可能造成吸入性肺炎，或堵住呼吸造成危险。

正确的方法是，保持头项直立或稍向前倾大约30°

的姿势，使已流出的血液向鼻孔外排出，以免留在鼻腔内干扰正常呼吸；同时，用卫生棉球将鼻子堵住（如果能事先将消毒棉球浸入白醋中，然后带着少许醋汁填塞鼻孔，或用棉球裹住中药马勃粉填塞鼻孔，则止血效果更佳）；并用同侧手的拇指用力紧压（只压不揉）出血鼻孔前部（鼻翼，即软鼻子处），用力方向是朝向对侧外耳道口，压迫 5～10 分钟。如果是双侧鼻孔出血则按压双侧鼻孔，张开嘴巴自然呼吸。

如果压迫超过 10 分钟血仍未止，则应尽快送往附近医院急诊处理，并排除高血压和鼻腔肿瘤之类的病变。

比较简单的办法还有：用冷水清洗鼻腔，持续 2～3 分钟；冰毛巾冷敷整个鼻部，同时嘴巴里含一大口冷水或雪糕，以增强效果。

如果左鼻孔出血，可让同伴对准自己的右耳孔猛吹一口气；右鼻孔出血则吹左耳，一般情况下鼻血就会很快止住。

将双手中指弯曲勾在一起，用力互相牵拉也很有效；婴幼儿不会用双手中指互勾，大人可用自己的中指勾住幼儿的中指用力牵拉，同样有效。

在鼻出血间歇期，每晚睡前用棉签蘸香油，涂于鼻孔内壁（最好慢慢向鼻后部位，尤其是鼻中隔处必须涂到，此处黏膜很薄，且血管丰富，容易出血），有防止复发的作用。

3.穴位保健

（1）一手中指按压两眉间印堂穴，另一手拇指与食指或中指按压迎香穴（鼻翼外侧中点旁开 0.5 寸处）；或两中指在鼻旁上下摩擦 20 次左右。

（2）一手拇指按压孔最穴（前臂掌面拇指侧，腕横纹上 7 寸处），另一手拇指与食指或中指按压迎香穴。

（3）一手拇指与食指或中指按压迎香穴，另一手用凉水拍打（或用冰毛巾冷敷）印堂穴、鼻根和整个鼻部，也可以冷敷后项部的风池穴（后发际上 1 寸，枕骨下两侧凹陷中）。

（4）指压百劳（肩背正中大椎穴上 2 寸，旁开 1 寸）。两手拇指和食指同时对掐昆仑（足外踝与跟腱连线中点）、太溪（足内踝与跟腱连线中点）穴，也可以左鼻孔出血拿捏右足跟，右鼻孔出血拿捏左足跟。

4.简易食疗

（1）多吃一些能清热降火、富含纤维素及维生素 C 的食物，如西瓜、苦瓜、黄瓜、莲藕、荸荠、苹果、番茄、白萝卜、酸梅汤、绿豆汤等。

（2）藕节、芦根等量，切碎，加 2 碗水，煎取 1 碗，1 次喝下，连服 2 次。

（3）白萝卜数个，白糖少许。将白萝卜洗净、切碎、绞汁，加白糖调服，每次 50 克，每日 3 次，连服数剂。

（4）鲜芥菜 90 克（干品 30 克），蜜枣 5 枚。将芥菜、蜜枣洗净，一同放入锅中，加清水适量，煨汤，煮开后去渣，饮汤吃枣。

（5）藕节 35 克，柿饼 30 克，芥菜花 15 克，蜂蜜 10 克。分别洗净、切碎，同入砂锅，加水适量煮熟，去渣待凉，加蜂蜜调化。1 次服完。

（6）白鸡冠花 30 克，鸡蛋 2 个。鸡冠花洗净，放入砂锅内，加清水 800 毫升，煎至 400 毫升，去菜渣，将鸡蛋去壳打入汤中煮熟。每日 1 次，连服 3 ～ 4 次。

（7）蕹菜 600 克，蜂蜜 50 克。将蕹菜洗净、切碎，锅内加水 800 毫升，放入蕹菜煮烂，捞去菜渣，将菜汤继续煮浓至 400 毫升，加入蜂蜜，温后顿服，日服 2 次。

（8）黄鳝 1 条，绿豆 30 克。将绿豆加水煮烂，黄鳝割开其尾部，让血滴入滚沸的绿豆汤中，待血流净，把鱼放入共煮至烂熟。吃鱼、豆，喝汤，每 2 ～ 3 日 1 次。

（9）番茄 500 克，熟鸡蛋黄 2 个，白糖适量。番茄洗净，开水烫后去皮，切成半月形块，装在盘中。将蛋黄放在番茄块中央，并将白糖撒在蛋黄和番茄块上。每日 1 次服食。

（10）鲜丝瓜 1000 克，薄荷叶 8 片，精盐适量。煎汤，加盐调味饮用，适用于烈日暴晒后鼻出血者。

（11）紫菜 30 克，白萝卜片 500 克，加水煎汤，少许食盐调味服用。每日 1 次。适用于鼻干、身热、咳嗽痰黄、口干、舌红的肺热火旺型。

（12）鲜藕汁、鲜白茅根汁各 150 毫升，蜂蜜 35 毫升，调匀内服，每日 1～2 次（适用于肺热火旺型）。

（13）豆腐 300 克，生石膏 60 克，水煮 1 小时，用盐少许调味，饮汤吃豆腐（适用于肺热火旺型）。

（14）鲜芦根 150 克，枇杷叶 30 克。洗净切碎，同放入砂锅，加水浸泡片刻，煎煮 30 分钟，过滤取汁，分早晚 2 次服用（适用于肺热火旺型）。

（15）白茅根（鲜品）200 克，蜂蜜 20 克。将新鲜白茅根洗净、晾干，切成小段，放入砂锅，加水适量，中火浓煎 30 分钟，过滤取汁，放入容器中，趁温热加入蜂蜜，拌匀，早晚 2 次分服（适用于肺热火旺型）。

（16）西瓜汁、鲜藕节汁各 250 毫升，粳米 100 克，共煮粥，粥熟加适量白糖服用，每日 1～2 次（适合于头痛、目赤、口苦咽干、烦躁易怒、舌边红的肝火上炎型）。

（17）白萝卜 500 克，空心菜 120 克，蜂蜜 50 克。将白萝卜、空心菜捣烂绞汁，加蜂蜜调匀，分 2 次服，每日 1 剂（适用于肝火上炎型）。

（18）鲜茅根 50 克，菊花 15 克，生栀子（打碎）10 克，粳米 60 克，将茅根、菊花、栀子煎水取汁 350 毫升，同粳米煮粥，粥熟加适量食盐调味，每日 1 次（适合肝火上炎型）。

（19）龙胆草 6 克，蜂蜜 30 克。龙胆草洗净、晒干，切成小段，放入砂锅，加水浸泡片刻，煎煮 30 分钟，

过滤取汁，放入容器，趁温热加入蜂蜜，拌匀，早晚 2
次分服（适用于肝火上炎型）。

（20）生地黄、黑豆、稻草根各 30 克，水煎，饮汤吃豆，
每日 2 次（适合于鼻衄时作时止、鼻干少津、头晕目眩、
耳鸣、潮热盗汗、舌红少苔、脉细而快的肝肾阴虚型）。

（21）生地黄 30 克，山萸肉 15 克，粳米 100 克，
白糖适量，同煮粥服用（适合于肝肾阴虚型）。

（22）红衣花生米、红枣肉各 20 克，桂圆肉 15 克，
同煎汤。每日 1 剂，分 2 次服用（适用于肝肾阴虚型）。

（23）黑枣 250 克，阿胶 10 克，猪蹄 1 只，白糖 30
克。将猪蹄和黑枣煎汤，煮熟后吃猪蹄、黑枣，汤内溶
化阿胶，加白糖饮服（适用于肝肾阴虚型）。

（24）新鲜成熟的桑葚子 500 克，蜂蜜 150 克。将
桑葚子洗净、去柄，入锅，加水少许，用小火熬至汤汁
将干时加入蜂蜜，再煮沸即成。当作蜜饯，每日食用 50
克左右（适用于肝肾阴虚型）

5. 常用药物

（1）三七粉、白芨粉、云南白药粉、血余炭（头发
烧成的灰），吹入鼻孔。

（2）冬桑叶、白茅根、麦冬、生甘草各 3～5 克，
开水泡茶喝。

（3）干石榴皮 30 克，烘干，研成细末，内服并取
少许吹入鼻中，血立刻止住。

经常鼻出血者,血止后应查明病因,积极治疗原发病。

● **咽喉疼痛**

中医学认为,咽喉疼痛是由于肺、胃风火热毒太盛,积热循经上扰,蕴结于咽喉;或劳累、久病而致肺肾两虚,虚火上炎,灼于喉部而致。常因外感风热,或食油炸、辛辣、香燥之品而诱发。

急性扁桃体炎是咽部扁桃体的急性炎症,是 5 岁至学龄期间儿童最容易发的常见病之一。发病突然,进展快,以咽喉红肿疼痛（扁桃体红肿或有黄白色脓点）、吞咽不适为主症,常伴有高热、咳嗽等上呼吸道感染症状,以及食欲不振、小便黄赤、大便干结、咽干口苦、口干渴、口臭、舌红苔黄等全身症状。

慢性咽喉炎多见于嗓音工作者,发病缓慢,病程长久,咽部微肿、微痛,喉间有异物感,咽干喉燥,声音嘶哑,不欲饮水,手足心热,午夜尤甚,舌红少苔,脉细数。

治则:风热、胃火炽盛者,宜清热泻火,消肿止痛;阴虚火旺者,宜滋阴降火,润燥止痛。

1. 生活起居

（1）注意口腔、咽部卫生,常用盐水漱口。

（2）多饮开水,饮食清淡易于消化,忌食油炸、烧烤、辛辣、香燥刺激性食物,力戒烟酒。

（3）注意休息,减少或避免过度讲话,合理发音。

（4）避免有害气体和烟尘的不良刺激。

（5）平时要多锻炼身体，提高机体抵抗力，预防感冒。

2. 一般处理

各种喉片含化；西瓜霜喷洒局部；胖大海 1～2 枚，加白糖适量泡茶。

3. 穴位保健

（1）主穴有颈下胸骨柄上窝的天突，喉结旁开 3 寸的扶突，耳垂与下颌角之间的天容，手背第 1、2 掌骨之间的合谷，手掌大鱼际边缘正中的鱼际，腕横纹拇指侧上 1.5 寸桡骨茎突高点的列缺，足内踝下的照海。肺热加肘横纹肱二头肌腱拇指侧的尺泽、拇指内侧指甲角旁开 0.1 寸的少商；胃火加肘关节拇指侧纹头端的曲池，足背第 1、2 趾缝纹头端的内庭；肺肾阴虚加太溪、三阴交。

天突穴用指压法，将大拇指或中指弯曲向胸骨柄后下方用"抠"法；少商、曲池、内庭点刺出血；其他穴常规指压、掐揉、皮肤针点叩，每穴每次 2～3 分钟。远端穴位施术时，患者应配合做吞咽动作，连续好几十下（刚开始吞咽时会感到喉咙疼痛，随着吞咽次数的增加，就会觉得疼痛越来越轻）。初起每日 1～2 次，后期每日或隔日 1 次。

（2）小儿推拿特色手法有清肺经、清胃经、清大肠、清六腑、清天河水等。

清肺经：施术者用拇指指腹自患儿手掌面无名指指

根推向指端 100 次左右（图 4-14）。适用于麻疹、肺炎、百日咳、哮喘（缓解期）、扁桃体炎、急性肾炎、神经性尿频、脱肛等。

清胃经：将患儿大拇指伸直、绷紧，施术者用拇指指腹自患儿掌根大鱼际边缘快速推至指根第一节横纹，反复操作 200 次左右（图 4-15）。适用于麻疹、百日咳、新生儿黄疸、食积发热、疳积、肥胖、急性肾炎、鹅口疮、扁桃体炎等。

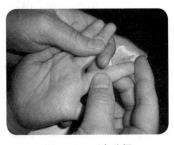

图 4-14　清肺经

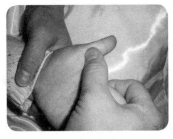

图 4-15　清胃经

清大肠：施术者用拇指指腹自患儿虎口处沿食指内侧缘推至指尖，反复操作 100 次左右（图 4-16）。适用于扁桃腺炎、食积发热、疳积、便秘、脱肛等。

清六腑（又称"推六腑""退六腑"）：施术者用

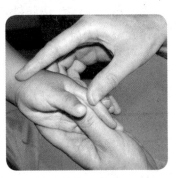

图 4-16　清大肠

拇指或食、中二指指腹自前臂肘横纹小拇侧纹头端（小海穴）直推至腕掌横纹端（阳谷穴），反复操作约 100 次（图 4-17）。适用于麻疹、肺炎、腮腺炎、肥胖、便秘、脱肛、急性肾炎、荨麻疹、鹅口疮、扁桃体炎等。

　　清天河水：施术者用拇指侧面或食、中两指指腹从患儿腕掌横纹的中点（大陵穴）一直推到肘横纹中点（曲泽穴），约 100 ～ 200 次（图 4-18）。由于清天河水的距离比较长，2 ～ 3 岁以内的婴幼儿可以只用大拇指指腹

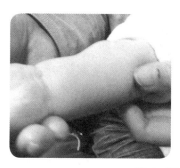
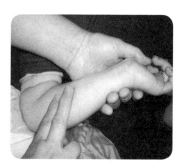

图 4-17　清六腑

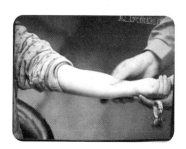
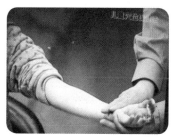

图 4-18　清天河水

来推擦；如果是大孩子，可以将食指和中指并拢，从下面往上推擦，要求有一定的力度。可以事先涂抹按摩油、冬青膏一类的润滑油，直至局部皮肤发红。这种推擦，相当于拔罐疗法的"走罐"，也类似于用手指头刮痧。适用于发热、幼儿急疹、麻疹、肺炎、腮腺炎、夜啼、荨麻疹、鹅口疮、扁桃体炎等。

南京王女士3月龄的小孙子发热38.6℃，在南京军区总医院检查为扁桃体发炎。我给患儿施行揉小天心、清天河水，并掐按少商、鱼际二穴，随即好转。半个多月以后，孩子又一次发热（37.8℃），王女士自己按照我第一次处理的方法施术，结果也是一次而愈。

4. 简易食疗

（1）麦冬、生地黄、玄参各6克，甘草2克，开水泡茶。

（2）鲜猪肉皮120克，炖烂，加蜂蜜适量，分3次服食。

（3）酸梅10克，青果（橄榄）20克，水煎取汁，加白糖少许，代茶饮。

（4）菊花、金银花、玄参、麦冬、甘草、青果、桔梗各20克，胖大海6枚，开水浸泡代茶饮。

（5）桔梗、射干、金银花、蒲公英、大青叶、牛蒡子各10克，芦根、甘草各6克。水煎取汁，每日分2次服。

（6）生石膏、山豆根各15克，板蓝根10克，玄参8克，儿茶5克。水煎（生石膏先煎半小时左右）取汁，每日分2次服。

上述方法非常简单，泡出来的水酸酸甜甜的，就像喝果汁一样。旅游者不妨将药汁灌到瓶子里，带在旅游路上喝。有时候还可以在嘴里多含一会儿。这样的话，清热解毒、消肿止痛的效果会更好。

5. 常用药物

中成药：金鸣片、六神丸、板蓝根冲剂、银黄口服液、咽喉解毒丸、消炎解毒丸、牛黄上清丸、牛黄解毒，还有各种喉片丸等。均按说明书服用。

● **牙痛**

牙痛是口腔疾病最为常见的症状，俗话说：牙痛不是病，痛起来要人命。的确，毛病不大却非常痛苦。牙痛主要有三种类型：一是风火牙痛，二是肾虚牙痛，三是龋齿牙痛。

风火牙痛多见于爱吃辣椒、火锅、油炸、香燥食品的人，长年累月胃肠道积累了大量的火热之邪，随经上冲影响到牙齿，因为胃经和大肠的经脉分别循行于上、下齿龈。表现为牙齿疼痛剧烈，并可见牙龈红肿或化脓、渗血，伴见口干渴、口臭、舌红苔黄、小便短少色黄、大便干结。

肾虚牙痛主要见于中老年人，症见牙齿隐隐疼痛、发酸、有晃动感，牙龈不红肿，伴见头晕、耳鸣、腰腿酸软。

龋齿牙痛，就是我们老百姓俗话所说的"虫牙"。

主要是由于过多吃甜食，或口腔卫生不良而形成，除了经常有剧烈牙痛之外，还会伴有牙齿的骨质损害，牙齿发黄、发黑，可有大小不一的空洞形成，食物过酸、过甜、过冷、过热都可能引起牙痛。

1. 生活起居

注意口腔卫生，避免咀嚼过于坚硬的食物和冷、热、酸、甜等刺激性食物。

2. 穴位保健

牙痛的穴位保健，我们要把握两个基本环节：第一是辨牙痛类型，第二是辨位归经。辨牙痛类型是为了便于查明原因，确定病变的性质，究竟是龋齿，还是风火牙痛，以便选择合适的治疗方法。确定疼痛部位，以辨位归经、分经取穴。是上牙痛还是下牙痛？因为经脉入上牙和入下牙是不一样的。从经络学说分析，胃经入上齿龈，上牙痛取胃经的颊车、下关、内庭（图4-19）；大肠经入下齿龈，下牙痛取颊车和大肠经远端的合谷、二间，因为颊车穴位于上下颌之间，故对上下牙痛均有疗效。局部的穴位只取患侧就可以了，四肢远端选双侧。

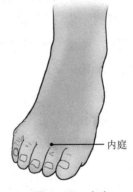

内庭

图 4-19　内庭

指压穴位对牙痛有良好的止痛效果，对于风火牙痛，如果穴位取得准，手法也正确、到位，往往能手到病除、指到痛消。今天我就要告诉大家，能够治疗这种"痛起来要人命"的牙痛的几个特效穴。

风火牙痛属于实热证，只能用指压、按摩、皮肤针叩刺法，皮肤针叩刺还要求重叩出血以清胃肠道的火热之邪，不能用灸法，以免"火上浇油"。龋齿可急用干净棉球蘸花椒粉、辣椒粉、大蒜泥等填塞牙洞，或敷阳溪穴（腕背横纹拇指侧凹陷中），或用力重按偏历穴（阳溪穴上 3 寸，穴下可有条索状反应物）。

南京金陵老年大学中医养生班学员邹玉华，经常牙痛，发作起来疼痛难忍，已经先后拔了好几颗牙了。2012 年元旦前夜又一次牙痛，经自行按压颊车、合谷穴后，痛止，免除了上医院看医生和拔牙之苦。

十二经脉中，手阳明大肠经入下齿，足阳明胃经入上齿，无论是风热外袭，还是胃火炽盛，火邪循经上炎均可引起牙痛。又因肾主骨，齿为骨之余，肾阴不足、虚火上炎也可引起虚火牙痛。

治则：风火牙痛、胃火炽盛者，宜清热泻火，消肿止痛；肾虚牙痛者，宜养阴清热，降火止痛；龋齿者，宜杀毒镇痛。

（1）指压、按摩、皮肤针叩刺：取颊车、下关、翳风、合谷、二间、内庭。肾虚牙痛加太溪、照海；上牙痛可加太阳、颧髎；下牙痛可加大迎、承浆。先指压或皮肤针叩刺局部穴位，再操作远端穴位，强刺激泻法；二间、内庭还可点刺出血，同时让患者咬牙或叩齿。疼痛剧烈者每日治疗 2 次。

（2）贴敷：将花椒、尖椒、生姜、大蒜等捣烂，于睡前贴敷双侧阳溪穴，至发疱后取下。

针灸对牙痛有显著疗效，风火牙痛多能 1 次止痛或痊愈，肾虚型疗程稍长，对龋齿只能暂时止痛，根治还需拔牙。同时还应注意与三叉神经痛相鉴别。

3. 简易食疗

（1）绿豆 100 克，甘草 15 克，水煎煮，吃豆饮汤。适用于风火牙痛。

（2）猪腰 1 个，骨碎补 15 克，水煮，加食盐少许，食肉饮汤。适用于肾虚牙痛。

（3）将花椒、尖椒、生姜、大蒜等捣烂，填塞在龋齿疼痛处。

4. 简易药物

（1）西药：去痛片、索米痛。

（2）中成药：牙痛水、牛黄上清丸、补肾固齿丸等。

六、其他

● 晕动病

晕动病就是晕车、晕机、晕船等导致的各种不适感，症见头部或晕或痛，胸闷、心慌、恶心呕吐等。

1. 生活起居

（1）旅行前应有足够的睡眠，睡眠充足，精神就好，可提高对晕动刺激的抗衡能力。

（2）乘坐交通工具前不宜过饥或过饱，吃饭宜 6～8 成饱，不宜吃高蛋白和高脂食品，容易引发晕动病。

（3）搭乘交通工具过程中要尽量放松心情，不要紧张，不要总想着会晕，最好能找个人聊天，以分散注意力。

（4）保持车船内空气流通，尽量坐比较平稳且与行驶方向一致的座位，头部适当固定，避免过渡摆动。

（5）发生晕车、晕船、晕机时，避免看窗外快速移动的景物，更不能在车厢、船舱、机舱内走动，最好是静卧休息，尽量将座椅向后放平，闭目养神，尽量能使自己进入睡眠状态。

（6）出现晕动病时，宜用热毛巾擦脸或将热毛巾盖在脸上，或在额头放置凉的湿毛巾；避免进食或饮水，若有恶心、呕吐等征兆时，可深呼吸。

2. 穴位保健

（1）用拇指指甲顺着经脉循行走向，掐按内关穴（腕掌横纹中点上 2 寸，二筋之间），边掐按边揉动。

（2）用清凉油或风油精擦抹印堂、太阳穴；或将清凉油、风油精涂抹（滴）在肚脐上，外贴伤湿止痛膏，也有一定防治作用。

3. 简易食疗

（1）有晕动病史者，宜在乘坐交通工具前半小时喝 1 杯加醋的温开水。

（2）乘车前 1 小时左右，将新鲜橘子向内对折，对准鼻孔用两手指挤压，皮中会喷射出带有芳香气味的油雾，可吸入 10 余次。行驶途中也可按照此法随时吸闻。

（3）行驶途中将鲜姜片拿在手里，随时放在鼻孔下闻之，或将辛辣气味吸入鼻中；也可将生姜片贴在肚脐上，用伤湿止痛膏固定。

4. 常用药物

晕车严重者可酌情口服抗晕药或甲氧氯普胺 1 ～ 2 片（儿童酌减），于上车前 10 ～ 15 分钟吞服；行程 2 小时以上又出现晕车症状者，可再服 1 片。途中临时服药者应在服药后站立 15 ～ 20 分钟后坐下，以便药物吸收。

值得注意的是，老年人在乘坐交通工具时出现头昏、恶心呕吐、出冷汗等症状，一般不应视为晕动病。因为老年人前庭器官功能比较迟钝，对晕动反应不太敏感，一般不会发生晕动病。应找医务人员处理较为妥当，以排除心脑血管方面的急性病证，如脑卒中（中风）、心肌梗死等。

● **旅途疲劳**

长时间乘坐汽车、火车和飞机后，都会感到疲劳，下车的时候会感到腿麻无力，好像都不会走路了，小腿腓骨（迎面骨）和踝关节（脚脖子）处有时还会出现水肿。

疲劳感的产生，除了精神紧张、生活不规律等因素之外，长时间强迫性坐姿体位、活动空间受限、肌肉关节活动过少、血液循环不通畅等也是重要原因。长途飞行的旅客，如果长时间保持一种坐姿，突然活动就有可能出现下肢动脉栓塞或心血管意外等疾病。

这里推荐一套可帮助缓解疲劳的保健操，非常适合在乘车、船或飞机过程中采用。

1. 双手托住下巴，同时下巴用力往下压；双唇紧闭并咬紧嘴唇，最大限度漱腮憋气 5 秒，咬紧牙关不放松；然后张大嘴巴并默喊 5 秒。

2. 双手指先用力伸直，保持 3 ～ 5 秒；再用力弯成爪状，保持 3 ～ 5 秒；最后紧握拳头，保持 3 ～ 5 秒后突然放开；如此反复。

3. 左手握拳（手心向下），右手紧握在左手腕背上方，用力向外牵拉数下。然后左右手交替，反复进行。

4. 双手心相对（不紧贴），十指指尖相对应接触，然后互相用力挤压。反复进行。

5. 先以双手拇指以外的四指相互勾住，向两边用力牵拉 5 秒，再分别改用相应指头互相勾拉（食指勾拉食指、中指勾拉中指……），或不同指头互相勾拉（如拇指勾拉食指、中指，食指勾拉中指、无名指……）各 5 秒。

6.十指交叉后，掌心分开并向前、向外翻转，呈朝身体前方伸直状（掌心向前），再逐渐上抬直达头顶上方。

7.双手掌相对，并拢合十，置于胸前（如同拜佛状），两手掌及手指用力对按，一紧一松。

8.双手掌紧贴面部，向上托下巴，头向下用力，手掌向上用力，反复进行，有美容和牵引颈椎的保健作用；

9.用一侧手掌抵紧侧头部，头、颈与手掌形成反作用力相互对抗。左右手交替进行。

10.双手交叉，控制住前额部，头使劲往前用力，同时双手向后用力；或者尽量低头，双手十指交叉置于后枕部，头、颈与手掌形成反作用力相互对抗，使头部由最低处慢慢抬起。

11.此外还有：①搓手，如双手掌对搓、十指交叉搓、双手背反搓、手掌搓手背、干洗手法；②双手掌面相对，碰击双侧腕横纹中点心包经的大陵穴（我们不妨称之"心心相印"）；③手背互击或腕背横纹正中央三焦经的阳池穴互击（"两阳相合"或"三焦互通"）；④手掌与手背相互拍打（"阴阳相合"或"缠缠绵绵"）；⑤双手拇指第1指掌关节处互碰；⑥虎口合谷穴互碰（合谷对对碰）；⑦第5指掌关节互碰或后溪穴呈"十"字互相击打（因为后溪穴是位于手掌心的爱情线所形成的，我们不妨称之为"情感交融"）；⑧双手小指切菜式叩击身体或其他物品之上；⑨一侧掌根击打对侧掌心（心灵感应）；

⑩一手握拳捶打另一手掌心（阴中有阳）……

● 水土不服

很多人到外地旅游，尤其是到国外旅游，由于改变了地理环境而出现身体的诸多不适。比如从平原到高原，由于空气稀薄，气压下降而出现的不适；从南方到北方（或从北方到南方），由于温度、湿度的改变而产生的不适；从乡村到城市，对噪音、灯光不适应；从城市到乡村，对道路、交通和环境卫生、饮食的不适应，等等。具体表现有头晕（食物或水中铁过量）、胸闷、心慌、食欲不振（食物或水中锌缺乏）、失眠、精神萎靡，甚至出现呕吐、腹胀、腹泻等胃肠功能紊乱症状（食物或水中结构改变了肠道内正常菌群的类别及数量，破坏肠道菌群原有的生态平衡），有的人身上还会起红疙瘩、疼痛瘙痒（对异地动植物过敏），很多人还会出现鼻出血、口腔溃疡、咽喉疼痛、便秘等"上火"症状。这就是人们通常所说的"水土不服"。

你在国内旅游是否也会因为突然换了地点、环境，或往日的生活习惯、规律被打乱了而吃不好饭，睡不好觉？在国外旅游会不会因为时差的问题觉得日夜颠倒？

人的身体状况与自然环境密切相关，自然界的各种因素均对人体产生直接或间接的影响，如环境、气候、动植物、水质、风土人情、食宿习惯等。人们对各种新自然环境的适应能力是不一样的，适应能力强的人往往没有什么，而适应能力差的人就很容易出现水土不服。

外出旅游，水土不服怎么办？

遇到水土不服的情况，首先心里不要烦躁不安，要从思想上认识这是由于环境突然改变而产生的身体不适应。只要保持心情愉快，消除烦躁心理，好好休息几天，积极主动地去熟悉、适应新的环境，让人体生理功能做出相应的调整，逐渐适应新的环境，这种水土不服是可以克服的，就算有点不适症状，也会很快缓解。

若症状比较明显且，且长时间不能消失者，可进行以下对应处理。

1. 生活起居

（1）利用晴天多晒太阳，可以舒缓时差问题。因为人体的生理时钟（生物钟）会随着太阳的起落而得到自行调节。

（2）少食辛辣，多吃清淡的蔬菜水果以及粗纤维食品，多喝开水。品尝当地特产要适量，多喝酸奶。酸奶中的乳酸菌有助于保持肠道菌群的平衡，能最大限度避免胃肠道紊乱诱发的腹痛、腹泻等不适。

（3）可用干香椿代替茶叶泡水喝，可缓解不适。

2. 穴位保健

（1）胃口不好、消化不良，先以肚脐为中心顺时针方向摩腹 50 次左右；再按揉腹部中脘穴，下肢足三里、三阴交等穴。

（2）在后正中线旁开 0.5 寸的夹脊穴和旁开 1.5 寸的膀胱经第 1 侧线处，自下而上推拿、按摩或捏脊 5 分钟。

3. 简易食疗

（1）睡眠不好者，睡前饮用少量蜂蜜，可以健脾和胃，还有镇静安神、促进睡眠的作用。

（2）皮肤起红疹、疼痛瘙痒者，宜多喝茶。茶叶中含有多种微量元素，可以及时补充当地食物、水中所含微量元素的不足；同时，茶叶还具有提神利尿的作用，能加速血液循环，有利于致敏物质排出体外，减少荨麻疹的发生。当然也可以服用抗过敏药物，如阿司咪唑片等。

4. 常用药物

（1）睡眠不好者，可以短期服用少量镇静安眠的药物。

（2）消化功能不好时，可以服用中药正露丸、保和丸，以助消化，提高食欲。胃痛、恶心呕吐者可服用甲氧氯普胺、多潘立酮；腹泻可服用黄连素、诺氟沙星等。

（3）皮肤过敏者，可以服用抗过敏药物，如阿司咪唑片等。

● 头痛

头痛，古称"头风"，常有前头痛、偏头痛、后头痛、头顶痛四个方位。前头痛包括眉棱骨痛和因眼（青光眼）、鼻（鼻窦炎）、上牙病引起的疼痛；偏头痛，即前额及两侧头部的疼痛，包括血管神经性头痛、耳病（中耳炎）、耳后疱疹等引起的疼痛；后头痛包括感冒、落枕、颈椎病等引起的疼痛；头顶痛包括高血压引起的疼痛。全头痛，即整个头部的疼痛，难以分辨出具体的疼痛部位。

1. 生活起居

（1）旅游途中注意防寒保暖，避免吹风；遇到爬山越岭，一定要量力而行，防止过于劳累和疲劳。

（2）畅达情志，避免恼怒和紧张。

2. 穴位保健

一般的头痛，患者可用双手食指、中指和无名指分别按压印堂、太阳、百会穴，并按顺时针方向旋转 2 ～ 3 分钟，直至局部有酸胀感，头痛便可减轻。

此外，根据头痛的不同部位，前头痛加阳白（眉毛上 1 寸）和攒竹（眉头）；偏头痛加率谷（耳尖入发际 1.5 寸）、外关（腕背横纹中点上 2 寸）；后头痛加天柱（后发际中点旁开 1.3 寸）、风池（后发际上 1 寸，枕骨下凹陷中）、后溪（握拳，小指侧指掌关节近心端纹头）。

操作方法有指压、按摩、灸法、刮痧、皮肤针等。头痛剧烈时，印堂、攒竹、太阳、百会等穴可行刺血法，每穴 3 ～ 5 滴，每日 1 ～ 2 次；慢性头痛每日或隔日 1 次。

在我任教的南京航空航天大学老年中医养生班，年过七旬的孙光涛教授在 13 岁的时候（1950 年）患右侧中耳炎，无钱医治，到 1953 年初突发高热（40℃），1 周不退，致昏迷病危。被家人急送到位于南京山西路丁家桥的南京军区八四医院（现东南大学附属医院）就诊。

巧遇刚从美国留学归来的医学博士姜泗长（任北京军区总医院院长、工程院院士），立即为他在全身麻醉下做了大手术（前后共计 9 小时）。手术很成功，把他从死亡线上救了回来。但是由于麻醉剂量过大、时间过长，术后造成神经损伤。几十年来一直偏头痛，伴见严重失眠。经诸多医院采用各种方法治疗，都只能获得短期好转，始终不能痊愈，几十年来一直深受病痛折磨。

自从 2003 年学习经络穴位保健以后，每天用木头梳子敲打百会穴，早晚各 200 下。坚持 2 年后，偏头痛大有好转；坚持 5 年后，偏头痛彻底痊愈了。而且一直依赖安眠药维持睡眠的失眠也随之消失，就连白头发也由原来的 2/3 减少到 1/3 了。

孙老感慨地说：实践证明，穴位保健就是神奇！身体有病的人，只要能持之以恒坚持穴位保健，健康就能来到你的身边！

3. 简易食疗

饮食宜清淡，忌食辛辣刺激易于动火的食品。气血虚弱者应时常进补一些富有营养的血肉有情之品，如甲鱼、鸭肉、鸽子、黄鳝等，以加强营养，增强体质。

（1）生姜 5 片，葱白、红糖各适量。先将生姜、红糖加水煮沸后改小火熬 5 ～ 10 分钟，再加入葱白煮沸 1 ～ 2 分钟，每次 1 小碗趁热喝下。用于风寒头痛。

（2）薄荷叶 20 克，粳米 100 克，白糖少许。薄荷先水煎取汁，加入粳米煮粥，再加入白糖，煮沸后食用。用于风热头痛。

（3）甘菊花6克，开水冲泡代茶，也可酌情加入夏枯草、炒决明子各等分，煎汤代茶。用于肝阳上亢头痛。

（4）黑木耳15克，红枣15枚，冰糖10克。加水炖至红枣烂熟食用。用于血虚头痛。

4.常用药物

（1）西药：去痛片、安乃近、对乙酰氨基酚等。

（2）中成药：正天丸（各种头痛）、川芎茶调散（风寒型）、银翘解毒片和桑菊感冒片（风热型）、午时茶冲剂（暑热型）、天麻头痛片和夏枯草胶囊（肝阳上亢型）、脑立清（高血压）、元胡止痛片（气滞血瘀型），均按说明书服用。

● **失眠**

失眠，即不能获得正常的睡眠，或睡眠质量不高。轻者入睡困难或梦多、寐而易醒，醒后无法继续安睡；重者彻夜难眠。常伴有精神萎靡不振、头晕头痛、心悸、健忘等。

中医学认为，本病的病位在心，涉及肝肾脾胃。凡思虑忧愁、操劳太过，损伤心脾，气血虚弱，以致心神失养；或房劳伤肾，肾阴亏耗，阴虚火旺，心肾不交；或脾胃不和，湿盛生痰，痰郁生热，痰热上扰心神；或抑郁恼怒，肝火上扰，心神不宁等均可导致失眠。

临床多见心脾两虚（气血不足）、心胆气虚（提心吊胆，容易惊醒），肝阳上亢（烦躁不安）、痰热内扰（头重、眩晕、胸闷、喉中痰鸣）、阴虚火旺（心肾不交、心烦多梦）、脾胃不和（胃中饱胀或嘈杂不安）等证型。

充足良好的睡眠对于保证旅途身体健康非常重要，不少旅游者因环境改变，在旅途中容易失眠，影响第二天的游玩。尤其是心血管疾病患者，睡眠不好很容易导致血压升高。其他人在外在环境有所改变的情况下，睡眠得不到保证也会出现黑眼圈或皮肤发生痤疮等。

治则：总以调和阴阳，宁心安神为主。心脾两虚者，宜补益心脾；心虚胆怯者，宜补心壮胆；肝阳上亢者，宜平肝潜阳；痰热内扰者，宜清热化痰；脾胃不和者，宜调和脾胃；阴虚火旺者，宜滋阴降火。

若因一时情绪紧张或因环境吵闹、卧榻不适等引起失眠者，不属病理范围，只要解除有关因素即可恢复正常；部分老年人因睡眠时间相对缩短而容易醒觉，若无明显症状，则属生理现象；由发热、咳喘、疼痛等其他疾病引起者，应同时治疗原发病。

1. 生活起居

（1）临睡前不宜活动、运动，不宜喝浓茶和咖啡，防止神经兴奋，影响睡眠。

（2）枕头高低要适中，不宜过高或过低，高枕有忧。

2. 穴位保健

可选用印堂、太阳、百会、安眠（耳垂后凹陷中之翳风穴与枕骨下凹陷中之风池穴连线的中点）、神门（腕掌横纹小指侧凹陷处）、内关（腕掌横纹正中上 2 寸）、涌泉、三阴交等穴；心脾两虚加心俞（背部第 5 胸椎棘突下旁开 1.5 寸）、脾俞（下背部第 11 胸椎棘突下旁开 1.5 寸）；心虚胆怯加心俞、胆俞（下背部第 10 胸椎棘突下旁开 1.5 寸）；肝阳上亢加行间（足背第 1、2 趾间纹头）、太冲（行间上约 1.5 寸）；痰热内扰加中脘（脐上 4 寸）、丰隆（犊鼻与足外踝高点连线的中点）；阴虚火旺加太溪（足内踝与跟腱之间凹陷中）、太冲。

宜在睡前 2 小时，且患者处于安静状态下指压、按摩、艾灸、皮肤针轻轻叩刺为佳；头面部穴位手法宜轻，涌泉、三阴交早晚用搓法。

南京华夏老年大学中医养生班 64 岁的高卫平先生，失眠 1 年多，表现为久久不能入睡，容易惊醒。服用安神补脑液后，每晚也只能睡 4～5 小时，还要起夜小解。白天疲惫不堪，打不起精神。经过搓足心涌泉及三阴交穴，4 个月后，睡眠明显改善，在不服药的情况下，每晚 10 点多就能入睡，而且基本上都能一觉睡到 5 点半，也不起夜了。

南京航空航天大学孙光涛老教授体验：长期失眠，每天依靠助睡眠的药物才能入睡。前后吃了 5 年，体检发现肝、肾功能都出了问题。于是开始每天早晚用木头梳子梳头，并按摩百会、神门、足三里、涌泉穴各 200 下。半个月后药物剂量减少到一半也能睡 5 小时的安稳觉，1 个月后彻底告别了安眠药。就连几十年的顽固偏头痛也随之痊愈了。孙教授这些年来一直坚持按摩，再也没有出现过失眠，连黑头发也长出来不少。

3. 简易食疗

（1）核桃芝麻球：核桃、芝麻各适量，捣成细末，加蜂蜜做成麻球状，每晚临睡前随意服食。

（2）芹菜 50 克，海带 30 克，菊花、白芍各 10 克。水煎 20 分钟左右，取汁约 200 毫升，打入鸭蛋清 1 个搅匀，每日分 2 次口服。

（3）山药、酸枣仁各 15 克，茯神、桂圆肉各 10 克，红枣 10 枚，粳米 100 克，红糖适量。前三味水煎 20 分钟取汁，加入桂圆、红枣、粳米熬粥，伴入红糖，每日分 2 次服食。

4. 常用药物

（1）患者自己平时习用的助睡眠的药物。

（2）中成药：脑力静、安神补脑液、安神定志丸、人参归脾丸、天王补心丹、逍遥丸、知柏地黄丸、龙胆泻肝丸等。

● 周围性面神经麻痹

周围性面神经麻痹，也称"周围性面神经炎""周围性面神经瘫痪"，俗称"面瘫"。多在体质虚弱或面部抗寒能力低下的情况下，经吹风、受凉后发生。旅游中，每天到处奔跑观景，难免劳累，加上清早起来赶路，尤其是看日出什么的，面部吹风的机会也就比较多，此时抵抗力差的人就难免会突发面神经麻痹了。所谓周围性面神经麻痹，是相对中枢性面神经麻痹而言的，中枢性面神经麻痹是指中风引起的面瘫而言。

周围性面瘫表现为突然发生的一侧面部麻木、板滞，额纹变浅或消失，眉毛向眉尾下垂，眼睑闭合不全，迎风流泪，鼻唇沟变浅或消失，人中沟歪斜，口角向健侧歪斜，面部表情肌运动障碍，不能做蹙额、皱眉、鼓腮、吹口哨等动作，鼓腮时漏气，漱口时病侧漏水，进食时常有食物停留于患侧齿颊之间。部分患者伴有耳后、耳下及面部疼痛。

1. 生活起居

旅游中如果突发面瘫，还是照样可以坚持旅游，只是照相时形象会受到影响。首先要注意面部的防寒保暖，戴口罩，以避免吹风感寒，不用冷水或烫水洗脸；注意休息，包括脑力、视力、体力的休息，每晚睡前用热水泡脚并加足底按摩，保证睡眠，不熬夜。

2. 穴位保健

（1）推拿按摩。患者取坐位或仰卧位，自己或由他人直推印堂 10 余次，推抹攒竹、鱼腰（眉毛中点）、丝竹空 10 余次，正反方向揉太阳穴各 20 余次；用掌心或大小鱼际分别擦揉患侧面部颧弓至口角 10 ～ 20 次，施以牵拉扶正手法（以一手食、中指放于患者口唇上下方，将口唇由健侧向患侧推摩牵引）5 ～ 10 次；点按下关（耳前，颧弓下方凹陷处）、颧髎（外眼角直下颧骨下缘）、迎香（鼻翼外侧 0.5 寸处）、地仓（口角旁 0.5 寸处）、颊车（下颌角前上方咬肌隆起处）、牵正（耳垂前 0.5 ～ 1 寸）等穴各 1 分钟；十指尖轻叩整个面部 3 ～ 5 次；加压掐揉合谷、太冲、内庭、申脉（足外踝下缘凹陷中）、照海（足内踝下缘凹陷中）等 5 ～ 10 次；再点揉翳风（耳垂后凹陷中），拿风池、颈椎两侧大筋 3 ～ 5 次。早期每日 1 次，中、后期隔日 1 次。

（2）艾灸疗法。如果随身带有艾条，可以每天在患侧面部自行实施温和灸 2 ～ 3 次，每次 5 ～ 10 分钟。

（3）拔罐。选用玻璃罐或简易气罐，在患侧面部施术，留罐 10 分钟左右，取罐后略加按摩。每日 2 ～ 3 次。

（4）皮肤针叩刺。主要在患侧面部叩刺，至皮肤潮红或针孔微有渗血即可。

（5）刮痧疗法。先刮项背部，重点刮风池、大椎穴（第 7 颈椎棘突下）；次刮头面部，重点刮地仓至颊车处；后刮合谷、太冲、申脉、照海。项背和手足处力度可重，面部用力要轻，刮至皮肤表面出现轻微痧疹即可。每日 1 次。

3. 简易食疗

风寒型面瘫早期,可以取紫苏叶 3 ～ 6 克,生姜 3 克,红糖 15 克,开水冲泡 5 ～ 10 分钟,代茶饮。

4. 常用药物

(1)口服谷维素片、维生素 B 族、维生素 C 等。

(2)眼睑闭合不全、迎风流泪者,白天应滴抗生素眼药水 3 ～ 5 次,晚上宜用抗生素眼膏,以防治眼结膜炎。

5. 注意事项

(1)穴位保健对早期面神经麻痹有较好的效果,旅游过程中一有空闲就可以摩擦面部神经、经络,把瘫痪的面肌往患侧推。晚上睡觉前用手尽量将瘫痪面肌复位,然后在口角处贴胶布拉向患侧耳后乳突,次日清晨取下。

(2)保持精神愉快、心情舒畅,可多听轻音乐;适当活动身体,减少外界刺激,如电视、电脑、紫外线、噪音等。

● 高血压

高血压是一种常见的慢性疾病,以安静状态下持续性动脉血压增高(140/90mmHg 以上或 18.5/12kPa 以上),并伴有头(顶)痛、眩晕、面红目赤、脾气急躁、爱动肝火等症状。

高血压也可作为某些疾病的一种症状,如心脑血管疾病、内分泌系统疾病、泌尿系统疾病等,称为"症状性高血压"或"继发性高血压"。

中医学认为本病主要与肾阴不足、肝阳偏亢有关，多因精神因素、饮食失节等诱发。

治则：滋阴降火，平肝潜阳。

1. 生活起居

（1）稳定情绪，平衡心理，避免过度兴奋、激动和紧张、焦虑，遇事要冷静、沉着。可将精神倾注于旅游途中的美妙景色或寄情于花卉之中，使自己生活在最佳境界，从而维持血压的稳定。

（2）戒除烟酒，吸烟会导致血压升高（吸烟后心率每分钟增加 5 ～ 20 次，收缩压可增加 10 ～ 25mmHg）；高浓度的酒精会导致动脉粥样硬化，进而加重高血压。

（3）适量运动，如登高（登山、爬楼梯）、骑自行车和游泳，晚饭 1 小时后散步、快走、慢跑、太极拳等有氧运动。

（4）自我管理，高血压患者应坚持"三心"，即信心、决心、恒心。随身携带电子血压计，每天测量血压；定时服用降压药，自己不随意减量或停药，防止血压反跳。

2. 穴位保健

取头顶百会，上肢曲池、合谷，下肢太冲、涌泉、三阴交为主穴，诸穴宜用指压法、刮痧法、皮肤针叩刺法。指压太冲穴应时与涌泉对压施术，以增滋阴潜阳之力；

涌泉还可以在早晚用搓脚心法，每次 200 下左右；皮肤针可叩刺颈部气管两侧、项后以及腰骶部，力度依病情虚实和患者体质强弱而定。

对于旅游途中血压骤升，可急按劳宫穴（握掌时中指尖抵掌心处），往往可控制血压，并使血压逐渐恢复正常。方法为：先用拇指按压劳宫穴 1～2 分钟，然后再逐个按压每个指尖，左右交替进行。

3. 简易食疗

（1）蛋白质类食品中，宜食牛肉、猪瘦肉、海鱼、蛋、牛奶及奶制品、豆制品等含不饱和脂肪酸的食物，不宜食用五花肉、排骨肉、香肠、鲸鱼、鲱鱼、金枪鱼等脂肪含量偏多的食品。

（2）脂肪类食品中，宜食植物油、少量奶油、沙拉酱，忌食动物油、生猪油、熏肉、油浸沙丁鱼等。

（3）碳水化合物（糖）类食品中，宜食米类、面类、葛粉、芋类、软豆类，忌食番薯（产气）、干豆类（产气）、味浓的饼干等。

（4）维生素、矿物质类食品中，宜食蔬菜、水果（海藻、菌类应煮熟后食用），忌食纤维硬的蔬菜（竹笋、豆类）和刺激性强的蔬菜（葱、姜、蒜、芫荽、芥菜等）。

（5）其他食物宜食淡香茶、酵母乳饮料，忌酒类、咖啡类饮料、盐浸食物、酱菜类、香辛料（如辣椒、咖喱粉）等。

4.常用药物

（1）患者自己平时服用的常规降压药，应随身携带，每日坚持服用。

（2）中成药：杞菊地黄丸、天麻钩藤丸、复方罗布麻片、强力天麻杜仲胶囊等；地龙（蚯蚓）适量，研末装入胶囊，每次服 4 粒，每日 3 次。

5.注意事项

（1）穴位保健对 1、2 级高血压病有较好的效果，对 3 级高血压可改善症状，但应配合中西降压药物治疗。高血压危象时慎用针灸。

（2）长期服用降压药物者，在穴位治疗过程中不要突然停药。治疗一段时间，待血压降至正常或接近正常，自觉症状明显好转或基本消失后，再逐渐减小药量或减少服药次数。

（3）旅游期间，如果出现头晕眼花、恶心呕吐、视物不清、肢体乏力、手足麻木、手持物容易掉、走路打晃或易摔倒等，很可能是中风的先兆。应终止旅游，立即到附近医院诊治。

● **低血压**

成年人血压持续低于 90/60mmHg（或 12/8kPa）、老年人血压低于 100/70mmHg（或 13/9kPa）时为低血压。

病情轻微时，仅有头晕、头痛、食欲不振、疲劳、脸色苍白、消化不良、易晕车船及情绪自控能力差、反应迟钝或精神不振等；严重时表现为心悸、站立性眩晕、呼吸困难、发音含糊、共济失调、四肢厥冷甚至昏厥。

治则：补益心脾，调和气血。

1. 生活起居

（1）患者应积极参加体育锻炼，增强体质。

（2）增加营养，多饮水，多吃汤类食品，每日食盐略多于常人。

（3）老年低血压患者，平时行动不可过快过猛，从卧位或坐位起立时，动作应缓慢进行。

2. 穴位保健

取百会、气海、心俞、脾俞、肾俞、血海、三阴交、足三里。所有穴位均常规指压、按摩、艾灸、拔罐、皮肤针轻叩刺，百会穴可重灸，足三里宜常年施灸。

3. 简易食疗

（1）韭菜适量，捣烂取汁，每日清晨服 1 杯。

（2）人参、莲子各 10 克，冰糖 30 克，隔水炖熟食用。

（3）板栗、猪脊肉各 200 克，煲汤，加食盐等调味后服食。

（4）党参 30 克，黄芪 20 克，当归 12 克，川芎 6 克，猪心 1 颗，炖熟，加调料后服食。

（5）当归、黄芪、红枣各 50 克，鸡蛋 4 个，同煮，空腹时吃蛋喝汤，每日早、晚各 1 次。

（6）太子参 60 克，山药 50 克，薏苡仁 40 克，莲子 30 克，大枣 20 枚，糯米 100 克，煮粥，每日早晚分 2 次吃完。

4. 常用药物

蜂王浆、当归养血膏、人参当归茶、养血当归精、人参首乌精、十全大补丸、人参养荣丸、复方阿胶浆等。

● 腿脚浮肿

长途旅游，坐车和飞机时间久了，就会感到腿脚麻木不适，有时甚至出现腿脚水肿，胀痛不适。为了防止这种情况的发生，乘客可以采取以下措施。

1. 不穿过小、过紧的裤子、鞋袜，尤其是女性不要穿高跟鞋，要穿宽松的裤子、鞋袜，以保证末梢气血的循环畅通。

2. 少吃盐，或过咸的食物。

3. 每隔 1 ～ 2 小时在车厢或机舱里来回走动几趟，伸伸胳膊动动腿，或连续做下蹲动作 20 次左右。

4. 双手半握拳，敲打双下肢外侧的胆经循行线，从大腿外侧正中的风市穴一直叩击到外踝上 3 存的悬钟穴。循环往复若干次。

5. 用右手掌按摩左大腿内侧，从上到下至足踝，按摩 20 次左右；再用同样方法，换左手按摩右大腿内侧。

6. 在座位上的时候，如果客观情况允许，可以将双下肢抬高平放一段时间。

7. 用刮痧板从足背经过足踝向小腿方向逆刮痧，有助于减轻水肿的胀痛感。

● 皮肤过敏

夏天各种树木花草生长茂盛，人们穿衣较少，旅游中很容易因为接触树木花草中的过敏原而发生皮肤过敏。过敏植物的叶、花或茎叶中的汁液，接触过多或误入眼口，还有饮食中的致敏物质如鱼虾、白酒等，都容易导致皮肤过敏，出现红斑、丘疹、风团、水疱，瘙痒，或头晕头痛、咽喉不适、咳喘、恶心呕吐、肢体麻木等中毒症状，严重时可出现过敏性休克、呼吸急促，甚至抽搐、昏迷，危及生命。

如果旅游时出现较重的全身发热、红疹或风团，皮肤瘙痒，应立即停止旅游，轻者可自行处理，病情严重者应尽快到附近医院或诊所诊治。

1. 生活起居

（1）尽量不要碰触各种野生动植物，尤其是含有毒素的花卉，诸如水仙花、郁金香、害羞草、夜来香、虞美人、南天竹、夹竹桃、黄花杜鹃、百花曼陀罗、马蹄莲、海芋、花叶万年青、一品红圣诞花等。

（2）过敏体质的人，不要饮酒，不要吃容易引起过敏的食物。

（3）多喝温开水，多吃新鲜的时令蔬菜、水果，夏季可以多吃西瓜，促进排毒。

2. 简易处理

牙膏和洗面奶有清热解毒、消炎止痒的功效。

先用温水湿润面部或患处皮肤，取黄豆大小的牙膏和洗面奶各 1 份，加水混合起泡后轻轻按摩皮肤，用软毛巾在流动的温水下将皮肤清洗干净，再用流动的冷水清洗干净，轻轻擦干。为加强对皮肤的水分补充，可用不带香精的保湿喷雾器喷雾。

3. 穴位保健

（1）针刺。急取上肢合谷、曲池，下肢血海、三阴交，常规消毒后快速针刺，行较强力度的提插捻转，使之产生较重的酸麻胀重等得气感，并且保持持续刺激，可减轻皮肤瘙痒。

（2）拔罐。神阙穴拔罐，留罐 8 ～ 10 分钟。

（3）耳穴按压。取风溪（耳舟的上 1/5 "指" 与下 4/5 "腕" 之间）、肾上腺（耳屏下部隆起的尖端，又称 "下屏尖"），将小绿豆或白菜子、萝卜子、王不留行子等 "埋" 在耳穴上，强力按压，使之产生疼痛难忍的感觉。每日按压 5 ～ 6 次。

4. 常用药物

马来酸氯苯那敏、阿司咪唑片、氯雷他定片等，均按说明书服用。

● 痔疮

痔疮在旅途中发作，会给游客衣、食、住、行及排便等都带来不便，严重时会影响旅行计划的完成。为了防止旅行中痔疮发作，可从以下几方面入手。

1. 生活起居

（1）注意饮食，多吃新鲜蔬菜、瓜果，尤其是粗纤维含量较高的果蔬；多饮水，不吃易上火的食物，戒辛辣食物和烟酒，保持大便通畅。

（2）变换旅行中的坐、立、站姿势，蹲厕不要过久，防止便秘。

2. 一般处理

（1）痔疮发作不适时，可在睡前用 1∶1000 的高锰酸钾溶液洗浴或坐浴 15 分钟，可消肿止痛。

（2）经常做腹式深呼吸和提肛运动，可促使肛门痔静脉淤血的新陈代谢，能预防痔疮发作，消除痔核肿胀疼痛。

3. 穴位保健

（1）先用艾条灸头顶百会，次灸上肢孔最（前臂拇指侧，肘横纹下 5 寸），最后灸下肢承山及足小趾趾甲外侧至阴穴，每穴各灸 2 ～ 3 分钟。如果旅行中条件受限，没有艾条，也可以因陋就简，用点燃的香烟作为艾条的替代品，也可奏效。

（2）捶打臀部。患者俯卧，在臀部的最高点处寻找痛点，用拳头捶打痛点 15 ～ 20 次。

4. 简易食疗

（1）每日晨起吃香蕉 1 ～ 2 个；或香蕉 2 根，连皮炖熟食之，可润肠通便止血。

（2）鲜芥菜叶捣烂如泥，频频涂擦患处。

（3）冬瓜适量，煎汤趁热洗患处，每日 1 ～ 3 次。

（4）葱白连须适量，浓煎取汁，坐浴，每日 1 ～ 2 次。

（5）蘑菇或香菇适量，焙干研末，温开水送服，每次 3 克，每日 2 次。

（6）菠菜 100 克，蜂蜜、麻油各 30 克，拌匀后食用，每日早晚各 1 次。

（7）芫荽适量，水煎熏洗肛门；或以芫荽烟熏肛门，每日 2 次。

（8）大枣（炒焦）250 克，红糖 60 克，加水适量煮食。每日 3 次，15 日为 1 个疗程。适用于痔疮下血，血色偏暗者。

（9）无花果 2 ～ 4 个，水煎服或空腹时生食，每日 1 次；外痔以鲜无花果 10 个，打碎，水煎洗患处，每日 1 次。

（10）西瓜子壳 30 克，烧成黑炭，研碎，凉开水冲服，每日 2 次。

（11）鲜菱角 90 克，捣烂后水煎服；另用果壳烧存性，研末，菜油调涂患处。适用于疼痛伴出血者。

（12）苦菜（捣泥）50 克，面粉少许，拌匀，大便之后涂敷肛门，视大便次数多少而用，直至血止。

（13）莲藕 500 克，僵蚕 4 克，红糖 120 克，水煎，每日分 2～3 次服，连服 7～10 天。

（14）荸荠（洗净打碎）500 克，地榆 30 克，加红糖 150 克，水煎 1 小时，分早晚 2 次服用，效佳。

（15）紫茄（经霜的，连蒂烧焦研细末）1 个，每次 6 克，早晚各 1 次冲服，连续 5～8 日。

（16）甜杏仁（去皮、去尖）50 克，捣烂取汁，加水 1000 毫升，煎至 500 毫升，加入粳米 50 克煮粥食之。每日 2 次。

（17）黄豆芽 250 克，海带 25 克，黑木耳 30 克，洗净后放入锅中，加入适量水，煮熟后根据个人口味加入调味品，吃菜喝汤。

（18）柿饼适量，切碎煮烂，当点心吃，每日数次；柿饼 2 个，放饭中蒸熟，餐前食用；或柿饼 3 个，地榆 9 克，水煎服，每日 3 次。

（19）黄花菜（干、鲜品均可）适量，加水 2 碗，煮至 1 碗，加入红糖适量。每日 2 次，连服 5～7 天。对初期痔疮可以治愈，重者可减轻疼痛。

（20）丝瓜炭、槐花各 30 克，共为末，每次 6 克，早晚各 1 次冲服；丝瓜花 30 克，槐花 15 克，水煎服，每日 1 次；丝瓜（切块）250 克，猪瘦肉（切片）200 克，加食盐少许，共煮汤，佐膳。

（21）黑木耳 30 克，白糖适量，水煎分 2 次服；或黑木耳 10 克，柿饼 30 克，水煎服；或黑木耳 15 克，黄花菜 30 克，水煎取汁，冲服血余炭 6 克，每日 2 次。

5. 常用药物

中成药：各种痔疮膏，最好是马应龙痔疮膏，清热解毒、消炎镇痛力量较好。

总之，旅游途中预治疾病应从旅途环境卫生、旅途气候和温度变化及旅游者个人生活等方面加以注意。旅游者只要在旅途中注意饮食卫生，不暴饮暴食，不吃生冷不洁饮食，不吃腐烂变质食物，防止胃肠道病变；合理安排作息时间，在量力而行的基础上，注意劳逸结合，保证充足睡眠，防止过劳伤身；根据天气变化及时增减衣服，避免伤风感冒。时时刻刻把旅游安全意识放在第一位，避免意外事件的发生，就可以保证旅途平安、健康快乐！

第 5 章
穴位保健的操作方法

一、穴位的定位

穴位保健，取穴是否准确，直接影响到效果。为了能尽量将穴位取准，首先要学习和掌握的就是常用的定位取穴方法，以下分述之。

1. 体表标志取穴法

根据人体表面的一些自然标志来取穴。固定的标志有五官、眉毛、发际、乳头、肚脐、指（趾）甲及骨性标志等，如鼻旁 0.5 寸取迎香，两眉头连线中点取印堂，两乳头连线中点取膻中，脐旁 2 寸取天枢。

需要采取某种动作姿势才会出现的活动标志有皮肤的皱褶、肌肉的隆起或凹陷、肌腱的显露及某些关节凹陷等，如咬牙时，下颌角咬肌隆起处取颊车；弯曲肘关节，肘横纹头取曲池；上臂平举抬肩，肩峰前下凹陷中定肩髃；握拳，第 5 指掌关节后方纹头取后溪；弯曲膝关节取足三里、阳陵泉等。

2. 简便取穴法

利用简便易行的方法取穴。如两耳尖直上与头顶正中线交点取百会穴；拇指向食指并拢，虎口处肌肉隆起最高点取合谷穴；两虎口自然平直交叉，食指尖所抵达处取列缺穴；屈膝，掌心盖住膝关节髌骨，手指垂直向下（食指紧靠在小腿胫骨前嵴外缘），中指尖所达之处取足三里等。

3. 手指测量法

以手指的长短、宽窄为依据定穴，因为此法只限于自身使用，故又称"手指同身寸法"（图 5-1）。其中，以大拇指指节的宽度为 1 寸；食、中二指并拢后第 2 指节的宽度为 1.5 寸；食指上两节的长度或拇指端到 1、2 掌骨指蹼连接处为 2 寸；食指、中指、无名指、小指并拢后第 2 指节的宽度为 3 寸，古代简称"一夫法"。

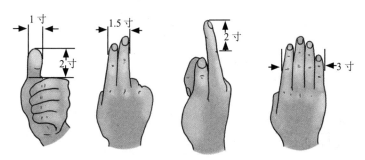

图 5-1　手指同身寸法

这样一来，我们取穴的标准 1 寸、1.5 寸、2 寸、3 寸就都有了。如果是 2.5 寸，就 1.5 寸再加 1 寸；如果是 4 寸，我们用"一夫法"加 1 寸；如果是 5 寸，我们用"一夫法"加 2 寸；要是 6 寸呢？我们就量取 2 个"一夫法"。

4.骨度分寸法

将正常成年人身体各部位按一定的尺寸折量，规定为一定的尺寸（表 5-1）。如头部前后发际之间为 12 寸，肚脐正中至胸剑结合部为 8 寸，小腿犊鼻穴至足外踝高点为 16 寸。不论男女老幼、高矮胖瘦一律如此（图 5-2）。

表 5-1 常用骨度分寸

部位	起止点	折量分寸	度量法	说　明
头部	前发际至后发际	12 寸	直寸	若前后发际不明显，眉心至前发际加 3 寸，大椎至后发际加 3 寸，眉心至大椎为 18 寸
头部	前额两发角之间	9 寸	横寸	
	两耳后高骨（乳突）之间	9 寸		
胸腹部	心口窝（胸剑联合）至脐中	8 寸	直寸	前正中线旁开的胸胁部取穴骨度，一般根据肋骨计算
	脐中至耻骨联合上缘	5 寸	直寸	
	两乳头连线之间	8 寸	横寸	女性用锁骨中线取代

（续 表）

部位	起止点	折量分寸	度量法	说 明
背腰部	第 7 颈椎（大椎）下至尾骶骨	21 椎	直寸	第 3 胸椎下与肩胛冈脊柱缘平齐，第 7 胸椎下与肩胛下角平齐，第 2 腰椎下与肋弓下缘或肚脐平齐，第 4 腰椎下与髂前上棘平齐
	肩胛骨内侧缘至后正中线	3 寸	横寸	
上肢部	腋前纹头至肘横纹	9 寸	直寸	
	肘横纹至腕横纹	12 寸		
下肢部	股骨大转子至膝中	19 寸	直寸	膝中的水平线，前平膝盖下缘，后平膝弯横纹；屈膝时平膝眼穴
	臀横纹至膝中	14 寸		
	膝中至足外踝尖	16 寸	直寸	
	膝关节内下方高骨至足内踝高点	13 寸		

二、指压、按摩操作技能

指压、按摩疗法，又称"点穴疗法"，是以手代替针具点按穴位或压痛点，用以强身保健或治疗疾病的方法（图 5-3）。除了强身保健作用之外，还

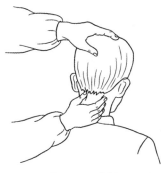

图 5-3 拿法

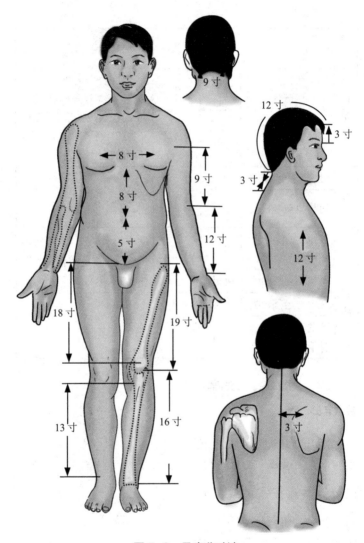

图 5-2　骨度分寸法

可以用于中暑、休克、癔症、昏厥、小儿脑瘫、中风偏瘫、头痛、失眠、胃痛、腹痛、腹泻、遗尿、尿失禁、尿潴留、牙痛、咽喉痛、颈肩腰腿及全身大小关节疼痛等病证的治疗。

（一）摆动类手法

摆动类手法，即用手指、掌或腕关节做连续协调摆动的一类手法，包括一指禅推法、㨰法和揉法等。

1. 一指禅推法

一指禅推法，指通过拇指持续不断地作用于病变部位或穴位上的手法。

【操作方法】施术者以拇指指端（图 5-4）或指腹（图 5-5）着力于受术者体表一定部位或穴位上，拇指伸直，其余四指自然弯曲，前臂做主动运动，带动腕关节进行有节律地摆动；同时第一指间关节做屈伸活动，使所产生的功力通过指端或指腹轻重交替，持续不断地作用于治疗部位或穴位上。手法频率每分钟 150 ～ 200 次。

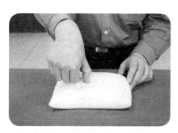

图 5-4 指端一指禅推法

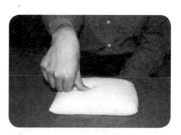

图 5-5 指腹一指禅推法

【适用部位】一指禅推法以指端操作，接触面较小，刺激相对较强，适用于全身各部经络穴位；而指端偏峰推法，轻快柔和，多用于颜面部；指腹刺激相对较平和，多用于躯干及四肢部的经络穴位。

2. 擦法

擦法，是由腕关节的屈伸运动和前臂的旋转运动复合而成，以第 5 指掌关节背侧突起部吸定于治疗部位，用前臂的主动运动带动腕关节的屈伸旋转运动，持续不断地作用于治疗部位的手法。

【操作方法】擦法有前臂旋转带动指掌关节的擦法和屈伸腕关节擦法两种：前臂的旋转运动是以手背小指侧为轴来完成的，即以第 5 指掌关节背侧突起部附着于治疗部位，手指放松、微曲，手背绷紧，前臂主动做旋转运动，使手背偏小指侧部在治疗部位上进行连续不断地滚动（图 5-6）；屈伸腕关节是以第 2 至第 4 掌指关节背侧为轴，带动腕关节做较大幅度的屈伸活动（图 5-7）；手法频率每分钟约 120 ～ 160 次。

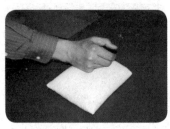

图 5-6　指掌关节擦法

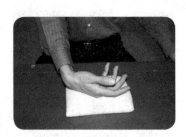

图 5-7　屈伸腕关节擦法

【适用部位】由于本法腕关节屈伸幅度较大，所以，接触面和刺激面均较大，刺激力度也较强，多用于项、背、腰、臀及四肢部。

3. 揉法

揉法，指以手指或手掌为吸定点，带动治疗部位做轻柔缓和的环旋转动，称为"揉法"，是按摩常用手法之一。其中指揉法又分为拇指或中指揉法和食、中、无名指、小指四指揉法；掌揉法又分为掌根揉法和大鱼际揉法。

【操作方法】

指揉法，又分单指揉法和四指揉法两种，用拇指或中指指腹（图 5-8）或食、中、无名指、小指四指指腹（图 5-9）吸定在某一穴位或部位上，腕关节保持一定的紧张度，带动皮下组织做轻柔的小幅度环旋转动。手法频率每分钟 120 ～ 160 次。

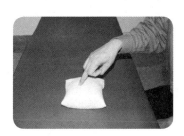

图 5-8 单指揉法

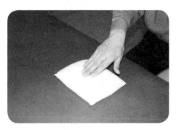

图 5-9 四指揉法

掌揉法，又分掌根揉法和大鱼际揉法两种，掌根揉法以掌根部紧贴治疗部位，腕关节放松，以前臂的主动运动带动腕关节，同时掌根部带动治疗部位进行环旋转动（图5-10）；大鱼际揉法以大鱼际部紧贴治疗部位，腕关节放松，以前臂的主动运动带动腕关节，同时大鱼际部带动治疗部位进行环旋转动（图5-11）。手法频率每分钟120～160次。

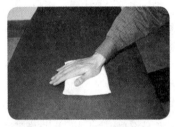
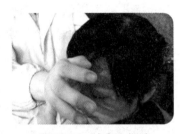

图5-10　掌根揉法　　　　图5-11　大鱼际揉法

【适用部位】指揉法接触面小，力量轻柔，适用于头面部穴位；掌根揉法接触面积较大，力量沉稳适中，多用于背、腰、臀、躯干部；大鱼际揉法适用于面部、颈项部、腹部及四肢部。

（二）摩擦类手法

摩擦类手法，即用手指或手掌部紧贴体表，做直线或环旋移动的一类手法，包括摩法、擦法、推法、搓法、抹法等。

1.摩法

摩法，又分为指摩法和掌摩法，即用手指或手掌在体表做环形移动的手法。

【操作方法】

指摩法：手指自然伸直并拢，腕关节略屈并保持一定的紧张度，食、中、无名、小指四指指面紧贴治疗部位，以肘关节为支点，前臂做主动运动，通过腕、掌使指腹在治疗部位做环旋运动(图5-12)，频率每分钟10～15次。

掌摩法：手掌自然伸直，腕关节略背伸并放松，将手掌吸定在治疗部位，以肘关节为支点，前臂做主动运动，通过腕部使掌心在治疗部位做环旋运动（图5-13），频率为每分钟12次左右。

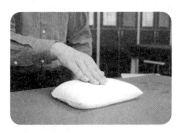 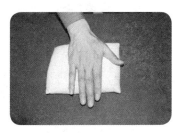

图5-12　指摩法　　　　　图5-13　掌摩法

【适用部位】摩法刺激轻柔和缓，适用于全身各部，尤其以胸腹、胁肋等部位最为常用，如摩腹等。

2. 擦法

擦法，分为掌擦法和大小鱼际擦法，指用手掌掌根、大小鱼际附着于一定部位，进行快速的直线往返运动，使之摩擦生热的按摩手法。

【操作方法】

掌擦法：将手掌的掌面贴附于施术部位，腕关节伸直，以肩关节为支点，上臂主动运动，通过肘关节、前臂和腕关节使掌面做前后方向的连续移动（图 5-14），以温热或透热为度。操作频率每分钟 100～120 次。

大小鱼际擦法：手掌伸直，腕关节平伸，将大鱼际或小鱼际贴附于治疗部位，以肩关节为支点，通过肘、腕，使大小鱼际进行均匀的前后往返移动（图 5-15），以温热或透热为度。操作频率每分钟 100～120 次。

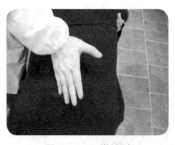

图 5-14　掌擦法

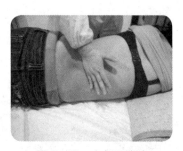

图 5-15　小鱼际擦法

【适用部位】掌擦法擦动的范围大，多用于胸胁及腹部，如胸部擦膻中、背腰部擦脊椎两侧；大鱼际擦法在胸腹、腰背、四肢均可应用；小鱼际擦法多用于肩背腰臀及下肢部。

3. 推法

推法，有指推法（拇指推法和四指推法）、掌推法、拳推法等，即以手指、手掌等部位贴实于施术部位，做单方向直线移动的方法，又名"平推法"。

【操作方法】

拇指推法：以拇指指端贴实于治疗部位或穴位上，其余四指置于对侧或相应的位置以固定助力，腕关节略屈并偏向尺侧，拇指及腕臂部主动施力，向拇指端的前方直推（图 5-16）或向侧面横推。

四指推法：以食指、中指、无名指、小指四指指腹相对着力于一定的部位或穴位上，四指协同做往返方向的直线推动（5-17）。操作时要求四指指腹始终附着于肌肤，用力均匀柔和，刚柔相济。

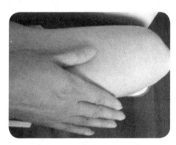
图 5-16　拇指直推法

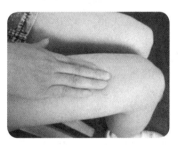
图 5-17　四指推法

掌推法：以掌根部贴实施术部位，腕关节背伸，肘关节伸直。以肩关节为支点，上臂部主动施力，通过前臂、腕关节，使掌根部向前做单向直线均匀缓慢推进（图5-18）。

拳推法：自然握拳，掌心朝下，利用拇指以外的四指前二节背侧和大小鱼际接触皮肤，向前做推擦手法（图

5-19）。

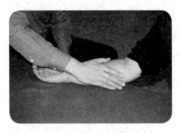

图 5-18　掌推法

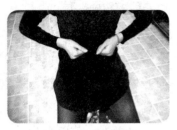

图 5-19　拳推法

【适用部位】拇指推法接触面小，推动距离短，施力柔中含刚，易于查找和治疗小的病灶，故常用于面部、项部、手部和足部；四指推法接触面积可大可小，刺激量可强可弱，常用于颈项、腰背及四肢；掌推法和拳推法接触面大，推动距离长，力量柔和而沉实，多用于背腰、胸腹部及四肢肌肉丰厚处。

4. 搓法

搓法，指用手掌对着某一部位或穴位来回搓揉，或者双手掌夹住肢体的一定部位，相对用力做快速搓揉的手法。

【操作方法】

单手搓法：用一手的手掌对着某一部位或穴位来回搓揉，如搓脚心。

双手掌搓法：双手掌夹住施术部位，以肘关节和肩关节为支点，前臂与上臂主动施力，做相反方向的较快

速往返搓动，并同时由肢体的近心端向远心端往返移动
（图 5-20）。

【适用部位】多用于四
肢部，如搓上臂与前臂、
搓脚心涌泉穴等，通常作
为按摩的结束手法使用。

5.抹法

抹法，即用单手或双

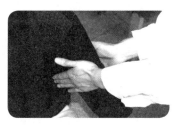

图 5-20　双手掌搓法

手拇指指腹紧贴皮肤，做上下或左右直线或弧形曲线往
返移动的按摩手法。

【操作方法】将单手或双手拇指指腹置于受术者一定
部位，其余手指置于相应
的位置以固定助力。以腕
关节为支点，拇指的掌指
关节主动运动，拇指指腹
在施术部位做上下、左右
直线或弧形曲线往返的移
动（图 5-21）。

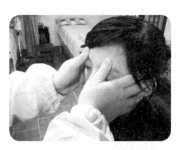

图 5-21　抹法

【适用部位】抹法作用范围小，多用于头面、颈项部，
如面部指抹除皱等。

（三）挤压类手法

挤压类手法，指以手指、手掌或肢体其他部位按压

或对称性挤压体表一定部位，使之产生压迫或挤压感的一类手法，包括点压、按法、掐法、拿法、捏法、捻法等。

1. 点压法

点压，指以拇指、中指指端，拇指指间关节，或食指、中指指间关节突起对准体表的一定部位或穴位，适当用力点压，使之产生酸、麻、胀等感觉。临床常与按法、揉法、击法等结合，组成点按、点揉、点击等复合手法应用。

【操作方法】

拇指点压法：拇指伸直，手握空拳（或其余四指张开），以拇指端着力，按压体表一定部位或穴位（图5-22）。点压的时间及力度，视患者的体质状况和病情而定。

中指点压法：中指伸直，其余四指半握拳或张开，以中指端着力，按压体表一定部位或穴位（图5-23）。点压的时间及力度，视患者的体质状况和病情而定。

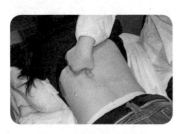
图5-22　拇指点压法

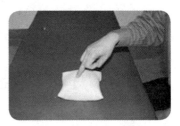
图5-23　中指点压法

指关节点压法：弯曲拇指或食指、中指，以任意一个指间关节背侧突起部位按压体表一定部位或穴位（图5-24）。

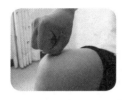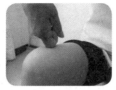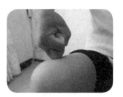

图5-24　指关节点压法

【适用部位】点压法作用面积小，刺激较强，常用于穴位及肌肉较薄的骨缝处。

2.按法

按法，指以手指、手掌或肘部着力于一定的部位，逐渐用力，按而留之的手法，分指按法、掌按法和肘按法三种。临床常与揉法结合，组成按揉复合手法应用。

【操作方法】

指按法：可用拇指或中指指腹对准体表一定部位或穴位，由轻而重，适当用力持续按压（同时还可以配合有节律地揉动），使之产生酸、麻、胀等感觉（图5-25）。按揉的时间及力度，视患者的体质状况和病情而定，一般每处少则 2 ～ 3

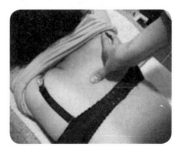

图5-25　指按法

分钟，多则 5～6 分钟。

掌按法：手指伸直，以手掌为着力部，用单掌、双掌或双掌重叠（图 5-26）按压。

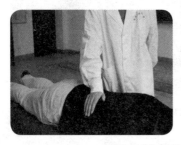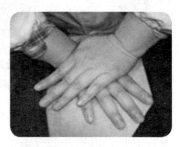

图 5-26　单掌、双掌重叠按法

肘按法：肘关节屈曲，以肘尖突起部着力于体表一定部位或穴位，垂直持续按压（图 5-27）。

【适用部位】指按法施术面积小，适用于全身各部经络穴位；掌按法适用于面积大而又较为平坦的部位，如腰背和腹部；肘按法刺激力最强，适用于腰骶及下肢后侧。

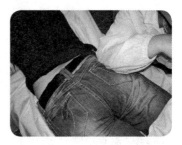

图 5-27　肘按法

3. 掐法

掐法，即用拇指指甲用力掐按穴位的方法，多与按法结合使用，组成掐按的复合手法。

【操作方法】术者一手固定相应部位，用另一手的拇指指甲对准穴位用力掐按、挤压，也可以一边掐，一边按揉，使之产生胀、痛等较重的感觉。掐压的时间及力度，视患者的体质状况和病情而定。

【适用部位】主要用于掐人中、鼻尖、耳穴和四肢末端等部位。

4. 拿法

拿法，即用拇指与其他四指指面对称用力，相对挤压一定的部位或穴位，提起拿捏的方法，多与捏法、揉法结合使用，组成拿捏、拿揉的复合手法。

【操作方法】以单手或双手的拇指与其他手指相配合，相对挤压治疗部位的肌肤或肢体，进行轻重交替、连续不断且有节律性的拿捏提揉（图 5-28），使之产生酸、麻、胀等感觉，拿捏的时间及力度，视患者的体质状况和病情而定。

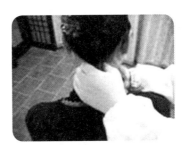

图 5-28　拿风池

【适用部位】本法刺激量较强，临床常作为治疗的重点手法，用于颈项风池穴、肩部肩井穴和四肢等部位。

5. 捏法

捏法，即用拇指与其余四指对称性用力、相对挤压一定部位的按摩手法，分为二指捏法、三指捏法和五指捏法，其中二指捏法又分为对捏穴位法和捏脊法。捏法常与拿法同时使用，组成拿捏的复合手法。捏法不同于拿法，捏法单纯以对掌挤压为主，拿法则是提起揉捏治疗部位。

【操作方法】

（1）对捏穴位法：拇指与中指、食指、无名指分别置于肢体相互对应的穴位上（如内关与外关、太溪与昆仑等），同时用力按压、对捏（图5-29），使穴位处出现酸、麻、胀、痛感。

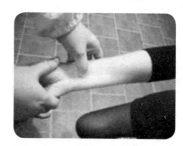

图5-29　对捏穴位（内关、外关）

（2）二指捏脊法：患者俯卧，裸露其腰背部，术者用双手拇指、食指（拇指伸直、食指弯曲紧贴拇指）沿患者背部脊柱从尾骶骨两侧开始由下而上直线向上提捏夹脊穴（先把皮肉拉起来，然后松开，如此一捏一放地向上移动），每次在经过相应病变脏腑的背俞穴时，就停留片刻，并将穴位处的皮肉向上提3～5次，起到重点刺激的作用，一直捏到第7颈椎下，即大椎穴两侧为止，反复操作3～5次（图5-30）。

（3）三指捏脊法：患者俯卧，裸露其腰背部，术者将双手拇指与食指、中指呈撮捏状，沿患者背部脊柱从骶骨两侧开始由下而上直线提捏夹脊，每次在经过相应病变脏腑的背俞穴时，都要停留片刻，并将穴位向上提 3 ～ 5 次，一直捏到第 7 颈椎下，即大椎穴两侧为止，反复操作 3 ～ 5 次（图 5-31）。

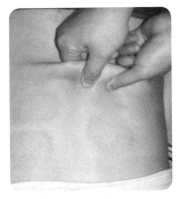

图 5-30　二指捏脊法

（4）五指捏法：用拇指与其余四指相对用力挤压治疗部位，如捏四肢、捏腓肠肌等（图 5-32）。

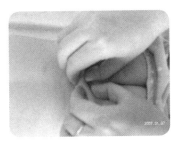

图 5-31　三指捏脊法

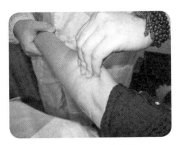

图 5-32　五指捏法

【适用部位】本法是较为柔和的一种手法，主要用于颈、肩、腰背夹脊、四肢部。诸如捏脊、捏四肢、对捏内关与外关等。

6. 捻法

捻法，即用拇、食指指腹对称用力，相对挤压治疗部位，状如捻线样快速捻搓的手法。

【操作方法】以拇指指腹和食指的桡侧（拇指侧）相对挤压治疗部位，相对用力来回地捻动，边捻转边向远端移动，上下往返（图5-33）。

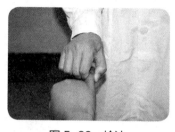

图5-33　捻法

【适用部位】捻法轻柔和缓，操作灵活，多用于指、趾部小关节及浅表肌肤。

（四）叩击类手法

叩击类手法，指用手掌、手指、拳背或借助桑枝棒击打体表的一类手法，包括拍法、弹法、击打法、捶打法等。

1. 拍法

拍法，指用虚掌拍打受术者体表的方法。

【操作方法】五指并拢且微屈，用虚掌拍打体表，既可单手操作，也可双手操作。

【适用部位】本法适用于背部、腰骶部、四肢，施术时受术者有较强的振击感。

2. 弹法

弹法，指用手指指端弹击病变部位或穴位的方法。

【操作方法】手指微曲，将拇指指腹紧压住中指指甲盖上，形同"莲花指状"，然后用力将中指弹出，连续弹击治疗部位（图5-34），每分钟弹击150次左右。

【适用部位】多用于
头部。

3. 击打法

击打法，指用手指、
指掌关节、掌根、小鱼际、
握拳或手持桑枝棒击打体
表的方法。

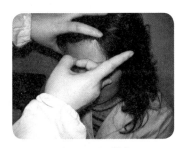

图 5-34　弹法

【操作方法】

（1）手指叩击法：指用指尖对准施术部位或穴位快
速点击的方法，分单指叩击法和多指叩击法 2 种。单指
叩击法是将一手中指自然弯曲，用指端对准穴位快速点
击的方法（图 5-35）；多指叩击法是将一手或双手五指
自然弯曲成爪状，以指尖着力，有弹性、有节律地击打
病变部位或穴位（图 5-36）。一般用于叩击头部（如叩
击百会及四神聪），每穴每次叩击 100 ～ 200 次为宜。

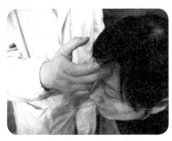

图 5-35　单指叩击法

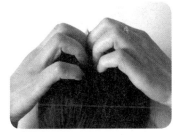

图 5-36　多指叩击法

（2）掌根捶击法：手指微屈，腕略背伸，以掌根着力，

有弹性、有节律地击打体表的一定部位（图5-37）。

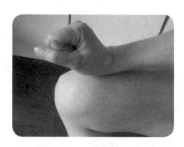

图5-37　掌根捶击法

（3）指掌关节捶打法：握拳，以第5掌指关节或手背整个指掌关节捶打病痛部位或穴位（图5-38）。

（4）小鱼际击法：握拳或五指自然伸直，拇指向上，以小指侧指掌关节及小鱼际着力，双手有弹性、有节律地击打体表；也可以两手相合，同时击打施治部位（图5-39）。

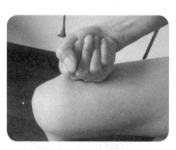

图5-38　指掌关节捶打法

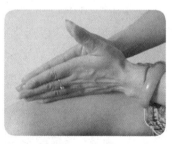

图5-39　双手小鱼际击法

（5）握拳捶打法：手握空拳，以拳面（图5-40）或拳背（图5-41）有弹性地击打病变部位。

（6）桑枝棒击法：手握特制的桑枝拍打棒（用无数层软布包裹笔直且修理光滑的桑树枝，外用胶布缠紧），有弹性、有节律地击打腰背部或下肢的后侧。

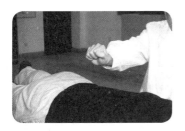 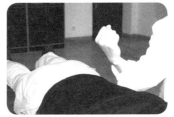

图 5-40　拳面捶打法　　　　图 5-41　拳背捶打法

无论上述哪一种击法,施术部位都会有振动、舒适感。

【适用部位】手指叩击法主要用于头面部（两手指尖击法，一般同时叩击头顶及两侧、后枕部）；掌跟击法主要用于腰骶部、下肢；指掌关节捶打法适用于下肢部；小鱼际击法主要用于颈肩部、四肢部；握拳捶打法用于背部、腰骶、下肢；桑枝棒击法用于腰背部及下肢后侧。

（五）振动类手法

振动类手法，指通过一定的手法，使接受部位产生振动的手法，包括振法、抖法等。

1. 振法

振法，指能使治疗部位局部产生振动的按摩手法，分为指振法和掌振法 2 种。

【操作方法】

（1）指振法：以食、中二指指端置于体表的穴位上，稍用力使穴位局部产生酸胀得气感后，同时腕关节挺紧,以前臂的静力性收缩，带动手指在治疗部位做连续、快速的上下颤动（图 5-42）。

（2）掌振法：将手掌平覆于治疗部位，以上臂及前臂的静力性收缩，使手掌在治疗部位做连续、快速的上下颤动，频率要快，每分钟施振 500 ～ 700 次，接受治疗的部位有明显的振动感（图 5-43）。

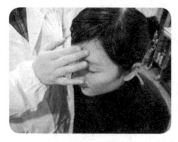 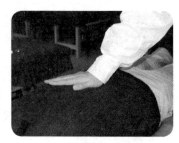

图 5-42　指振法　　　　　图 5-43　掌振法

【适用部位】振法主要用于胸腹部和腰部穴位，指振法还可用于头顶。

2. 抖法

抖法，是一种在四肢末端施术，使肢体近端产生抖动的方法，临床以上肢抖法最为常用。

【操作方法】患者取坐位（年老体弱的患者可取仰卧位），施术者站在患者患侧，双手握住患者的手指，使其肩关节外展，在牵引的情况下，做均匀的、小幅度、快速的、连续的上下抖动，使抖动上传至肩关节。在抖动过程中，可以瞬间加大抖动幅度 3 ～ 5 次，但只加大抖动的幅度，不加大牵引力（图 5-44）。

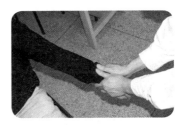

图 5-44　上肢抖法

【适用部位】适用于肩部及上肢部，施术于肢体远端，效应产生于肢体近端。

（六）指压、按摩注意事项

指压、按摩对急性传染病患者无效；皮肤有溃疡、疖肿，血小板减少性紫癜及肿瘤局部禁用。

三、灸法操作技能

灸法就是用易燃的物品为原料，点燃以后，在体表的一定部位熏烤或烧灼，给人以温热性刺激，即借火力的作用强身健体、防治疾病的方法。灸用材料主要是中药艾叶。

为了使治疗更加的方便，临床上常将艾叶加工成柔软的艾绒（图 5-45）；而为了使用上的方便，临床上又常将艾绒做成艾条（图 5-46）。

灸法的作用和适应证有哪些呢？艾灸的功能作用和临床适应范围是比较广泛的，具有温经通络、行气活血、祛湿逐寒、消肿散结、回阳救逆及防病保健等作用。适用于阳气不足的阴寒之证，慢性虚弱性疾病及风、寒、

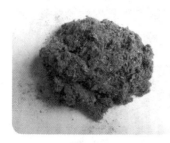

图5-45 艾绒

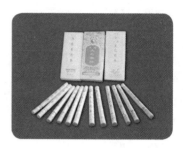

图5-46 艾条

湿邪为患的病证。例如伤风感冒、各种关节痛、寒性哮喘、疝气，以及气血虚弱引起的眩晕、贫血、乳少、闭经、小儿消化不良、脾胃虚寒、中气下陷、肾阳不足引起的胃痛、腹痛、久泄、久痢、遗尿、功能性子宫出血、脱肛、子宫脱垂、内脏下垂、遗精、阳痿、早泄、性功能低下及寒厥脱证等。

艾灸法常分为艾条灸、艾炷灸、艾熏灸和温灸器灸4种。

1.艾条灸

艾条灸分固定灸、雀啄灸、回旋灸3种。

（1）固定灸：将艾条的一端点燃,对准施灸部位（距1～2厘米）进行熏烤（图5-47），使患者局部有温热感而无灼痛。一般每处施灸

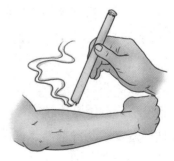

图5-47 固定灸

3～5分种，至皮肤发红为度。

（2）雀啄灸：将点燃的艾条对准一定的部位（距离不固定），像小鸟啄食一样，一上一下地移动施灸（图5-48），一般5分钟左右，至皮肤发红为度。

（3）旋转灸：将点燃的艾条对准一定的部位（距0.5寸左右），不停地做回旋转动施灸（图5-49）。一般5分钟左右，适合病变范围较大的部位。

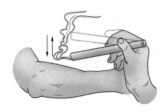

图 5-48　雀啄灸

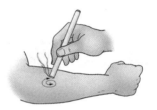

图 5-49　旋转灸

对于儿童和昏厥、局部知觉减退的患者，家属可将食、中指置于施灸部位两侧，这样可以通过施术者的手指对热的感觉来测知患者局部受热程度，以便随时调节距离，掌握施灸时间，防止施灸过度引起局部烫伤。

2. 艾炷灸

艾炷，是指将艾绒制成类似削好的铅笔头那样的圆锥体。艾炷的灸量单位是"壮"，即以青壮年人为标准，制定的对某病、某穴的艾灸数量，燃烧1个艾炷，即称为"1壮"。灸量的多少应因人、因病、因施灸部位不同而异，一般可灸3～5壮。

艾炷的制法是将艾绒放在平板上，用拇、食、中三指撮捏成圆锥形小体，要求撮捏紧实，耐燃而不易散裂。其大小因人（年龄大小、体质强弱）、因病（病性、轻重）、因施灸部位的不同而异。小者如米粒或麦粒，谓之"麦粒灸"，中等者如黄豆或梧桐子，大者如蚕豆或枣核大小（图5-50）。艾炷绝不是1根艾条的1/4或1/5的长度。

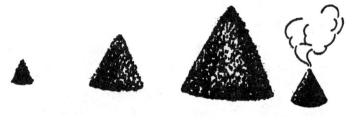

图5-50 艾炷

艾炷灸分直接灸和间接灸两种。

（1）直接灸：将艾炷直接放在选定施灸部位的皮肤上，点燃施灸，当燃剩1/3左右，患者开始感到热烫时，即用镊子将剩余艾绒压灭或去掉，另换艾炷再灸，至局部皮肤红晕充血为度。因其灸后不化脓，也不留瘢痕，故易为患者所接受。

直接灸还有一种做法，那就是让艾炷一直燃完之后换炷再灸，2～3壮。这种人为地、有意识地造成施灸局部组织烧伤的灸法力量较强，作用持久，可以治疗一些顽固性病证，为古人所常用。因灸后会起水疱、化脓（称为"灸疮"），最后还会留下瘢痕，故不大为现代人所接受。万一必须用，事先也一定要征得患者的同意，并认真处理水疱，小水疱不必处理，任其自然吸收；大水泡用消毒针具或牙签刺破排脓液，外加干净纱布或创可贴同衣服隔离，以保护灸疮，可每日用淡盐水清洗疮口，直至结痂。

（2）间接灸：又称"间隔灸"或"隔物灸"。艾炷不直接放在皮肤上，而是在艾炷与皮肤之间用其他物品隔开施灸。其名称由间隔物的不同而异，家庭保健多用隔姜灸。

隔姜灸如何操作呢？隔姜灸就是把一块生姜切成 2 ～ 3 毫米厚的圆形小块，用针或牙签刺穿无数小孔，置于穴上；再将艾绒捏成花生米大小的圆锥体，置于生姜片上点燃施灸（图 5-51）。当患者感觉灼痛时，可用镊子将姜

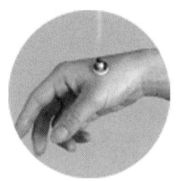

图 5-51　隔姜灸

片夹起，离开皮肤数秒钟，然后放下续灸。一炷燃尽，则换炷再灸，一般连续灸 5 ～ 7 壮，至局部皮肤潮红、湿润为止。

3. 艾熏灸

将适量艾叶（或艾绒）放入容器内煎煮，然后盛于

盆中，趁热用蒸气熏灸病痛部位；也可以将艾绒放入器皿中点燃，以艾烟熏灸（图5-52）。

4. 温灸器灸

随着科学技术的不断发展，近代还研制出了各种各样的温灸器。有简易的木质灸筒、灸盒（图5-53），有塑料加金属制作的圆筒或圆盒状灸具（图5-54），有完全是金属制作而成的滚动式灸器（图5-55），还有融艾灸和按摩于一体的艾灸按摩棒（图5-56）。

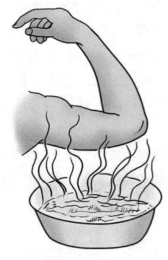

图5-52　艾熏灸

温灸器里面均有钢丝网将艾火与木板或塑料隔开，钢丝网上放置艾条或艾绒点燃施灸。

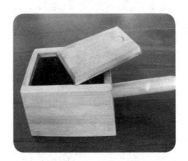

图5-53　木制艾灸盒

金属制作的圆筒或圆盒状灸具，接触皮肤的一面用金属制成，上面密布筛状孔眼，可将放入灸器内的艾绒点燃，置于施灸的部位固定或来回熨烫；滚筒式温灸器，是在金属外筒内套金属小筒，小筒四周

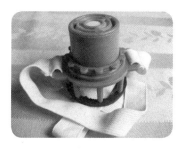
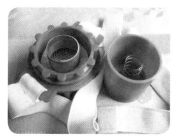
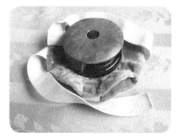
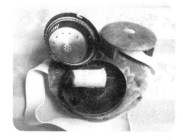

图 5-54　塑料加钢丝网罩温灸器

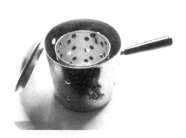
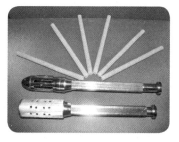

图 5-55　金属艾灸器　　　　图 5-56　艾灸按摩棒

有无数筛状小孔，施灸时将艾绒放入小筒内，点燃后
盖上圆筒盖，即可滚动式施灸；融艾灸和按摩于一体
的艾灸按摩棒，在施灸的过程中，可以同时实施按摩

手法。

温灸器施灸有4大优点：①施灸过程中可以将艾灸器用松紧带固定在穴位上，不必用手拿着，更加方便、省力，还可以做自己的事情，到处走动，甚至上街乘车、购物都不受影响；②燃烧的艾绒位于半密封空间——烟尘比较少，减少污染，净化环境；③可以随着热度的高低进行调节，温度高了就把通风口减小一点（或把旋钮往上旋），温度低了，再把通风口打开一些（或把旋钮往下旋），操作灵活随意；④艾绒处于不充分燃烧的状态，可以节省艾条（一段1寸左右长短的艾条，直接在空气中燃烧大约是5分钟的话，那么在艾灸器中可以燃烧半小时以上。

上述各种灸法该如何把握操作程序呢？一般施灸顺序应是先灸上部、腰背部，后灸下部、胸腹部；先灸头身，后灸四肢。如此从阳引阴，可防止气血因灸火引导上行而致面热眩昏、目赤、咽干口燥等不良反应，而无亢盛之弊。

最后还要提一下灸疗的禁忌和注意事项：灸法属于温热刺激，故高热、神昏、中暑者不宜使用灸法；重要组织器官，如颜面五官、心脏部位、项后延髓处、表浅的血管部位、重要肌腱及孕妇的腹部、腰骶部均不宜施灸。

四、拔罐操作技能

拔罐是以各种罐状器材为工具，利用燃烧或其他途径排出罐内空气，造成负压，使罐吸附于皮肉上，产生温热或吸力刺激，并造成局部组织瘀血以治疗疾病的一种方法。

1. 罐具的种类

罐具的种类很多，临床上常用的有竹罐、陶罐、玻璃罐、气罐、易罐、扶阳罐等，有些罐口较大的药瓶、罐头瓶也可作替代用品（图 5-58）。

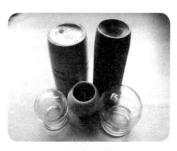

图 5-58　罐具的种类

适合于家庭保健的拔罐方法主要有火罐法、气罐法、易罐法、扶阳罐法。在拔罐前应先准备好各种罐具、酒精、棉球、火柴、小纸片等。有时为了增强火罐的吸附力和保护皮肤，可事先在拔罐部位或罐口涂抹少许油膏。

2. 拔罐的作用和适应证

拔罐有温经通络、祛湿逐寒、行气活血、消肿止痛的作用。主要用于风湿痹证，如肩、背、腰、腿痛，面瘫，肌肤麻痹；肺部疾病如伤风感冒、咳嗽、哮喘；胃肠疾病如胃痛、腹痛、呕吐、泄泻等。

3. 火罐法

拔火罐要求火力强、动作快、部位准、吸附稳。方法是：

用镊子夹持蘸取 95% 酒精的棉球，点燃后在火罐内壁闪一下即迅速退出，将火罐迅速罩在选定部位（图 5-59）。

如果是侧面横拔，在燃烧物不会落在皮肤上的情况下，将酒精棉球点燃投入罐内，然后迅速将火罐吸拔在选定部位。若家里没有酒精和棉球，也可以因陋就简，将擦燃的火柴杆或点燃的小纸片投入罐内，迅速将火罐吸拔在选定部位（图 5-60）。

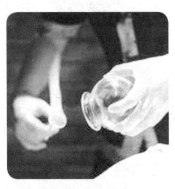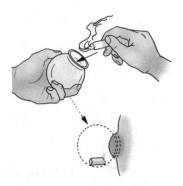

图 5-59　闪火拔罐法　　　　图 5-60　侧拔式投火拔罐法

拔罐后，留置不动者称为"坐罐"。一般留罐 10 分钟左右，痛证可适当延长留罐时间，待局部皮肤充血或呈紫红色时即可取罐。

如果病痛的范围比较大（如腰背、大腿），而家里又只有 1 个罐具，则可以采用推罐法，又称"走罐"。方法是：先在选定部位和火罐口涂一层润滑剂（如各种按摩油膏等），将罐拔住，然后手握住罐体，用力向上下或左右方向慢慢推动，至皮肤充血为止（图 5-61）。

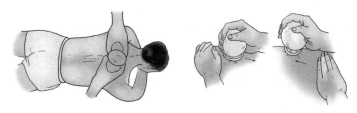

图 5-61 推罐法

取罐时一手扶住罐身，一手手指按压罐口皮肤，使空气进入罐内，火罐即可脱落，不可强力硬拉或左右旋转（图 5-62）。

取罐后局部发红或出现紫红色，属正常现象。若局部出现水疱，为火力烫伤所致，较小者可任其自然吸收，不必处理；水疱较大或皮肤有破损时，应刺破水疱，放出液体，

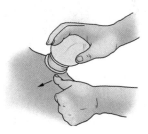

图 5-62 取罐法

然后用创可贴或纱布敷盖，防止因衣服摩擦引起疼痛或导致感染。

还有一种改良火罐（图 5-63），是用特殊陶瓷材料制成的一种罐具，火罐外形类似特大号玻璃火罐，但是罐底却有一个能放酒精棉球的圆形凹陷。除了用火排出罐内空气、造成负压以外，留罐过程中，罐底也放置一

个较大的酒精棉球，点燃的酒精棉球不断加热，对病变部位甚至整个躯体产生持久的温热刺激。与此同时，操作者还通过反复闪罐、摇罐、拍打、震动等不同手法，以及配合拔罐油"火疗"，更加理想地发挥疏通经络、行气活血、祛风除湿、消肿止痛的治疗作用，提高拔罐的治疗效果。

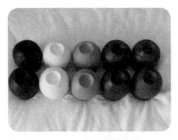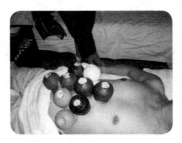

图 5-63　改良火罐

4. 气罐法

气罐罐具一般由有机玻璃制成，配一把抽气枪。此法的优点是不用火，清洁卫生更安全，对于热性病证又需要拔罐者尤为适宜。不足之处是缺乏火罐的温热刺激作用，对于寒性病证达不到火罐的治疗作用。

使用的时候，把气罐顶端的小塞子提起来，气罐罩在病变部位或穴位上，将打气枪插在气罐顶端，连续不断地抽气，这时患者会感觉到罐具吸拔得越来越紧。当吸力适中的时候就停止抽气，留罐 10 ～ 15 分钟。取罐时只需将气罐顶端的小塞子再提起来就可以了（图5-64）。

　　我们在家里也可以自制小气罐（图 5-65），方法是将带有橡皮塞的废弃的青霉素瓶的瓶底切去，再打磨光滑。使用时，将药瓶扣在选定部位，再用注射器刺穿橡皮塞，抽去瓶内空气，即能吸住。此法的优点是可用于部位较小、皮肉浅薄处，不足之处是缺乏火罐的温热刺激作用。

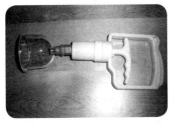 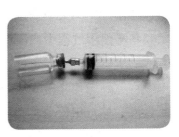

图 5-64　气罐　　　　　　　图 5-65　自制小气罐

5. 易罐

　　易罐，取其容易操作的意思，是用质软、富有弹性的高级 PU 塑料（硅胶）加工制作成半圆球形（图 5-66）的罐具。

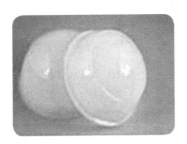 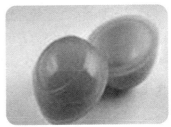

图 5-66　易罐

易罐的特点是制作轻巧、手感柔软舒服、携带方便、用法简单、安全耐用、容易清洗。它克服了传统火罐的不足，使用时不必用火点燃，也不必借用其他任何工具。因此，不受时间、场合、情况的限制，在休息时、工作中、运动间隙、旅途中、做家务时都可以使用。

易罐的适应证同普通火罐，只是由于没有火的参与，对风寒湿性肌肉关节病证在温热作用方面有所欠缺。

易罐使用过程中的注意事项可参照普通火罐。

6. 水罐法

将完好无损（没有缺口、没有裂纹）的竹罐放在水里煮沸，然后用镊子将罐颠倒取出，快速用毛巾紧扣罐口，再趁热扣在选定的部位或穴位上，即能吸住。对感受风寒湿邪导致的各种体表和内脏疼痛有较好的治疗效果。

7. 药罐法

药罐法，即水罐法在水中加入配制的药物煮沸拔罐法，是一种罐药结合的治病方法。药物依不同病情配制（多为祛风除湿、舒经通络、行气活血、消肿止痛之类的药物），放在布袋内，扎紧袋口，置于清水中煮至适当的浓度，再把竹罐投入药水内煮沸 10 ～ 15 分钟即可使用。

8. 拔罐的禁忌和注意事项

（1）要根据不同部位，选择口径大小相宜的罐具。

注意选择肌肉丰满、富有弹性、没有毛发、没有骨骼凸凹的部位，以防掉罐。

（2）患者要有正确而舒适的体位，罐具拔上之后，患者就不能随意乱动了，以免引起拔罐部位的疼痛或掉罐。

（3）罐具拔上之后，应注意防护。如果拔罐部位发紧、发热，这是正常现象；倘若过紧并有疼痛或烧灼感，应将罐具取下，检查是否有烫伤，然后重新再拔。

（4）高热、抽风者不宜拔罐；常有自发性出血或损伤后出血不止的患者不宜拔罐；浅表血管所在部位以及皮肤有过敏、溃疡、水肿时不宜拔罐。

（5）心前区不宜拔罐；孕妇的腹部、腰骶部不宜拔罐，以免发生意外。

五、皮肤针叩刺操作技能

1. 针具

皮肤针是一种多针浅刺的针具，其构造是在一个如同小莲蓬的物体上分散装嵌数支小针，有单头（图 5-67）和双头（图 5-68）之分。

皮肤针以小针的多少而冠以不同的名称，装 5 枚小针的称为"梅花针"，装 7 枚小针的称为"七星针"，装 18 枚小针的称为"十八罗汉针"，将数支小针不分散而集束安装在一起的又称为"丛针"。现在比较通用的皮

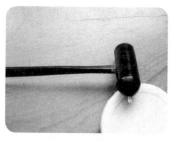
图 5-67　单头皮肤针

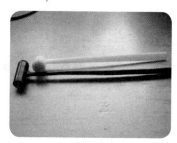
图 5-68　双头皮肤针

肤针是双头的，一头是散在的梅花针或七星针，另一头
则为丛针。

皮肤针的针柄有两种类型，一种是硬质的胶木或金
属棒，一种是软质塑料或牛角制品。

梅花针和七星针普通医药商店均有销售，十八罗汉
针和丛针就需要专门定制了。家庭自制简易丛针，可以
取用一支筷子，用烧红的铁锥子在大头钻出一个直径
3～5毫米的小洞，在小洞内放置5～7枚缝衣针，将
针尖对齐，塞紧后用丝线从两边绕"8"字形将针缠紧
即可。

由于皮肤针在叩刺时针具与体表接触面大，针尖仅
仅触及皮肤，又属浅刺，疼痛较轻，尤适用于妇女、儿
童及年老体弱者，故又有"妇女针""小儿针"之称。

2.皮肤针的作用及适应证

皮肤针叩刺可以疏通体表经络之气，从而起到沟通
和调节体表皮部和脏腑组织的作用。对于一般针灸适应

的病证均可使用，尤其对于头痛、眩晕、失眠、近视、颈肩腰背痛、四肢关节痛、胸胁疼痛、哮喘、胃痛、痛经及部分皮肤病（如丹毒、顽癣）、皮肤瘙痒、脱发、斑秃、肌肤麻木等更为适宜（表5-2）。

表5-2　皮肤针疗法的常见病证

常见病证	叩刺部位	刺激强度
头痛、偏头痛	头项部（百会）、侧头部、有关循行经脉	弱、中
失眠、多梦	头项部（百会）、夹脊、神门、内关、太溪、三阴交	弱、中
面瘫	患侧颜面部、耳后（翳风）、上肢大肠经（合谷）、太冲穴	中
目疾	眼周、风池、光明、太冲	弱
鼻疾	鼻周、风池、印堂、头顶（通天）、肺俞、合谷	弱
眩晕	头项部、印堂、太阳、夹脊、丰隆、太冲	中
胃痛、呕吐	上腹部（中脘）、脾俞、胃俞、下肢胃经	中
呃逆	耳后（翳风）、天突、膻中、中脘、下肢胃经	中
腹痛	腹部（天枢）、脾俞、胃俞、大肠俞、小肠俞、足三里	中
阳痿、遗精、遗尿	下腹部（关元）、腰骶部（肾俞）、三阴交	中

（续表）

常见病证	叩刺部位	刺激强度
痛经	下腹部（关元）、腰骶部（肾俞）、三阴交	中
肩周炎	肩部，先叩刺再加灸或拔火罐，并配合肩部活动	中、强
痿证、痹证	局部取穴、有关经脉，先叩刺再加灸或拔火罐，并配合肩部活动	中、强
急性腰扭伤	脊柱两侧、阿是穴、委中（均可针后加拔罐，并配合腰部活动）	强
肌肤麻木	局部叩刺出血加灸或拔罐	中、强
牛皮癣	局部叩刺加灸	中、强
斑秃	局部叩刺出血、肺俞、肝俞、脾俞、肾俞	中

3.部位的选择

（1）常规部位：腰背部脊柱两侧的夹脊穴（图5-69）和后正中线旁开 1.5 寸的膀胱经是皮肤针疗法的常规刺激部位。大多数病证（尤其是内脏病和肢体病）应首先叩刺常规部位，而后再叩刺病变部位及与病证密切相关的经脉

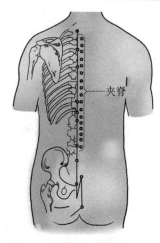

夹脊

图 5-69 夹脊

和穴位。如胃痛叩刺胃脘部，哮喘叩刺前臂拇指侧肺经循行部位等。

（2）循经叩刺：在经络辨证的基础上，选择与疾病密切相关的经脉叩刺。如哮喘叩刺手太阴肺经等。

（3）病变局部。

（4）病变部位腧穴或在辨证基础上选穴。

4. 持针法

皮肤针持针法是根据针柄的类型而定的，针柄如果是硬质胶木的，一般是右手持针，以大拇指、中指、无名指、小指握住针柄，而食指则伸直压在针柄上；如果针柄是软质塑料或牛角制品，则直接用大拇指和食指捏住针柄即可（图 5-70）。

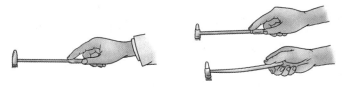

图 5-70　皮肤针持针法

5. 叩刺方法

皮肤针叩刺时针具与施术部位需要消毒，拇指、食指、中指握住针柄，针头对准施术部位，利用手腕的上下活动及针的弹力垂直叩刺，使针尖接触皮肤后立即弹起，如此反复进行。勿时轻时重、时快时慢，以减少痛感。

皮肤针叩刺法一般先纵行叩刺腰背部夹脊穴（后正

中线旁开 0.5 寸）及后正中线旁开 1.5 寸的膀胱经，然后再根据不同病证，选取相应叩刺部位或穴位。从上到下，由内向外。局部宜作环形叩刺，穴位则是在一个点上重复叩刺。若用滚刺筒施治，则持滚刺筒在皮肤上来回滚动，使刺激范围形成一个狭长的面或一片广泛的区域。

6. 叩刺力度

叩刺力度可视患者的体质、病情及施术部位而定。凡年老体弱、妇女、儿童、慢性虚弱性疾病及头面部应慢打轻刺，以局部皮肤略有潮红或轻度充血为度。反之，对于身强力壮者、新病、急性实证及腰背、四肢部肌肉丰实之处，应快打重刺，使局部皮肤重度充血或有轻度出血。对于风湿疼痛、皮肤病有时还可以在叩刺血的基础上拔罐，借助罐具的吸力加强出血效果。每日或隔日 1 次，一般慢性病 10～15 次为 1 个疗程，间隔期为 1～2 周不等。

7. 注意事项

（1）针具应经常检查，针不能太尖，要求平齐无钩，以免造成施术部位的皮肤受损。

（2）针具与施术部位要严格消毒，重叩出血后，应以消毒棉球清洁局部，防止感染。

（3）叩刺时，针面要与皮肤保持垂直，用力要均匀（垂直叩打用力要匀），勿时轻时重、时快时慢，也不能像敲扬琴那样"拖"刺,以免产生痛感。

（4）患有出血性疾病（如血友病、再生障碍性贫血、血小板减少性紫癜等）及局部皮肤有溃疡或损伤如瘢痕、冻伤、烧烫伤者,不宜使用本法。

六、刺血拔罐操作技能

刺络拔罐是三棱针或采血针点刺出血,或皮肤针叩刺出血与拔罐结合的一种方法。施术部位先行常规消毒,再以三棱针或采血针在局部施行点刺或皮肤针叩刺出血。当有血液出来的时候,立即拔罐（带有寒性病证性质者,加拔火罐,带有热性病证性质者,加拔气罐）,使其出血更多一些,以加强刺血疗法的效果（图 5-71）。刚开始出的血一般都是深红、暗红甚至是紫黑色,这时可任其慢慢出血；当看到血液开始改变颜色,变为红色时,就可以取罐止血了,最后用干棉球或酒精棉球擦净血迹。

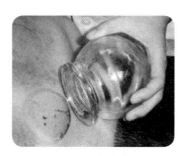

图 5-71　刺血拔罐

七、刮痧操作技能

如今重视健康养生的人越来越多,其中不少人还迷上了中医外治法刮痧。刮痧的好处颇多,除了能治一些小伤小病外，还具有健康养生的功效，而且操作起来简单易行，因此深受养生爱好者的喜爱。

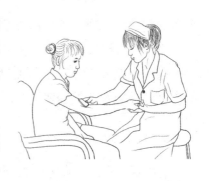

有一部电影，片名就叫作《刮痧》，说的是一位中国老汉，去看望在美国工作的儿子。碰到自己的宝贝孙子感冒了，老汉就给小孙子刮痧。由于中美文化背景不同，老汉对孙子的一片爱心却被美方误以"虐待少年儿童"而诉讼于法律的故事。

刮痧是用一些光滑的硬质器具在体表进行连续刮拭，使皮下显现出一道道痧痕，用以治疗疾病的方法。是我国最古老的民间传统疗法之一，其源流可以追溯到旧石器时代。

1. 刮痧疗法的适应证

刮痧疗法集防治疾病、康复保健于一体，刮后会感到全身轻松、舒畅。对高热、中暑、头痛、肢体疼痛、肢体麻木、关节炎、颈椎病、腰椎间盘突出、腰肌劳损、坐骨神经痛、恶心呕吐、胃肠痉挛、多种皮肤病、下肢静脉曲张等有明显疗效，对心绞痛、高血压、哮喘也有较好效果。同时，还可用于防病保健、美容、减肥等。对于妇女腹部、腰部和臀部的妊娠纹，坚持刮 2 ～ 3 个月，也能减轻或消除。

　　病有轻重，证有虚实。在上述适应证中，有的可单独使用刮痧疗法；有的可以刮痧为主，配合其他疗法；有的则仅起辅助作用，千万不可视刮痧为万能之法。在刮痧无效时，应及时调整治疗方案，或改用其他疗法，以免贻误病情。

　　2.刮痧用具和介质

　　刮痧用具可以就地取材，采用各种边缘厚实、光滑且无破损的硬质器具，如硬币、大纽扣、瓷汤勺、瓷酒杯、小贝壳、梳子背部及用牛角、玉石、硬木或竹片制成的刮板，甚至棉花线、麻线、丝瓜络、头发团等，均可用来作为刮具（图 5-72）。相对而言，金属易损伤皮肤，陶瓷容易破碎，玉石价格昂贵，塑料制品可能会对皮肤产生不良刺激，较少采用。牛角为天然材料，对皮肤无毒性刺激，最为上乘。

　　为了增加润滑感，减少刮痧时的阻力，防止皮肤刮伤，常用冷开水（发热患者用温开水）、各种植物油、面霜、凡士林作为刮痧介质。根据病情，也可选用一些中草药制成的刮痧油（图 5-73），以增强治疗效果。

　　3.刮痧的操作程序和方法

　　（1）术前准备：刮痧前应对刮具认真地进行检查，查看其边缘是否光滑，是否有裂口，是否清洁。刮具应事先用肥皂水或消毒液（1% 新洁尔灭溶液）清洗干净，然后

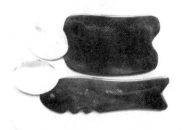

图 5-72 各式各样的刮痧板

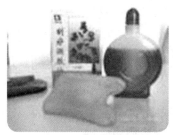

图 5-73 刮痧油

用毛巾擦干；也可用高压、煮沸或酒精浸泡消毒。原则上每人都应用自己的刮具，以避免交叉感染。刮痧局部皮肤也应清洗消毒，先用热毛巾擦洗干净，再进行常规消毒。

（2）选择体位：①普通坐位和俯伏坐位，适用于头面、颈项、肩背、上肢、下肢等部位；②仰靠坐位，适用于前颈部、胸腹部、上肢、下肢等；③仰卧位，适用于头面、颈部、胸腹部、上肢、下肢等；④俯卧位，适用于头项部、腰背部、下肢后面等；⑤站立位，适合于在刮痧的同时需要配合肢体活动的病变，如急性腰扭伤、慢性腰肌劳损等。

（3）选择部位：根据治疗方案，确定刮痧部位，选定穴位。因刮痧涉及面积较宽，所以，取穴没有针灸疗法那么严格，但也不能偏差太大。颈项部刮正中凹陷处及两侧（图 5-74）；腰背部刮脊柱及其两侧（图 5-75），上背部还可沿肋间隙向外斜刮，如果患者太瘦，脊椎骨突起，则只刮两侧（图 5-76）；胸部由胸骨向外，在第

2 ～ 4 肋骨刮（乳房不刮）；四肢主要刮肘弯、膝弯和关节。

① 刮头部：以头顶的百会穴为中心，用刮痧梳向四周呈放射状刮拭，至头皮有热感。如果有疼痛点，可在此点上反复刮拭5 ～ 10 次。头部是全身阳

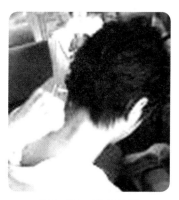

图 5-74　刮后项部

经汇聚的地方，清晨起床后，用刮痧梳刮拭头部，能提神醒脑、振奋阳气，使人神清气爽。

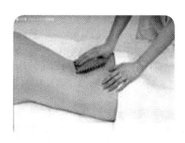

图 5-75　刮腰部

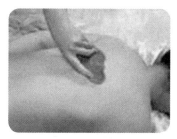

图 5-76　刮背部

② 刮眼周：相信大家都做过眼保健操，对眼周的几个穴位也非常熟悉。而以刮痧代替手指的按揉，能对穴位形成更有效的刺激。先用刮痧梳点按睛明穴，然后以睛明穴为起点，外眼角为终点，分别从上眼眶和下眼眶两个方向刮拭。能改善眼睛周围的经络气血运行，缓解

视疲劳、干涩，起到明目的作用。

③刮颈部：颈肩不适是伏案工作者的"职业病"，刮痧可以活血舒筋，改善局部气血瘀滞的状态。主要选择3条路线，即后发际中点向大椎穴，后发际两侧外角上缘分别向左右肩部方向刮拭。另外，感冒时刮拭该部位还具有祛风解肌的效果。

④刮胸骨：很多人在心情不好或劳累后，会有胸闷气短的感觉，可用刮痧板的单角自上而下缓慢刮拭下半段胸骨。这个位置上有"气会"穴膻中，起到宽胸理气的作用。此外，爱打嗝的人也可以经常刮拭此处。

⑤刮胁肋：焦虑、抑郁、烦躁，长期的精神压力会导致整个身体功能的紊乱。中医学认为，正常的情志活动依赖于气机的调畅，而肝能疏通气机、调节情志。由于人体两侧的胁肋主要有肝经分布，刮拭这个区域即能疏肝解郁。其中，重点是乳头垂直向下与第六肋间交点的期门穴。刮拭时，动作要慢，寻找并刮拭疼痛或结节的部位。

⑥刮腹部：长期便秘不但会影响消化吸收功能，还会使机体吸收毒素，可用刮痧板在腹部按顺时针方向刮拭，有良好的通调腑气、清泻大便的作用。需要注意的是，有内脏下垂时，应由下向上刮拭。

⑦刮手脚：许多人尤其是女性朋友们经常会出现冬季手脚冰冷，总是暖和不起来的症状，中医学认为这主要与机体阳气不足或气血运行不畅，阳气不能通达到四

肢手脚有关。可以先用刮痧板刮拭手掌，待手掌发热后，再用刮痧板上的凹槽从手根部到指尖刮拭手指的四面，每个方向刮 5 ～ 10 次；刮完手再刮脚。能疏经活络、通行气血。

⑧刮脚底：失眠患者可以在晚上临睡前先用热水泡脚，再刮拭脚底。先从脚掌到脚后跟方向全脚底刮拭，刮热后再用刮痧板单角刮拭脚心中央的涌泉穴。有助于缓解大脑皮质的兴奋状态，促进睡眠。

（4）涂抹介质：在选好的部位上，涂抹润滑油或中草药制剂等介质。

（5）刮痧的顺序：体表病宜先刮颈项部，再刮患病部位。一般顺序是：头项部→脊柱及其两侧→胸部→腹部→四肢和关节。内脏病应先刮夹脊和腰背部足太阳经背俞穴，然后再刮相关经脉及患病部位。刮完一处(3 ～ 5 分钟，30 ～ 50 下)，再刮另一处，不可盲目无序的东刮一下、西刮一下。

（6）刮拭方向：刮痧必须从上而下，由内向外，从左到右顺着一个方向刮拭，不可来回刮动。头部、肩胛区、腰背部和腹部均从上到下直刮，或由内向外横刮（腹部还可以按顺时针方向围绕肚脐弧形刮拭）；面部、胸肋部由内向外斜刮；四肢部由上而下直刮（下肢浮肿和静脉曲张者，以轻手法从下往上刮）。

（7）实际操作：一般用右手掌握刮具，刮具的边缘与皮肤呈 45°，灵活利用腕臂之力，有节奏地（不可时快时慢）、力量均匀地（由轻到重，不可时轻时重）进行刮拭。刮拭面应尽量拉长。肌肉丰满处用刮痧板的横面刮；肌肉浅薄、凹凸较多处（如头面、关节等）可用刮痧板的棱角刮。边刮边涂抹介质（头额部和保健刮不用介质），直至皮下出现轻微紫红色痧痕或紫黑色痧点、斑块为止。初次刮痧者，不可一味强求刮出痧痕。

保健刮和刮额头、刮小儿可用柔软之物（如棉花团、丝瓜络）轻刮，也可施行间接刮法：在要刮的部位隔着衣服或放一块按摩巾，然后再用刮具在布上以每秒钟 2 次的速度，朝一个方向快速刮拭。每处可刮 30 下左右，掀开布查看一下，皮肤微微出现痧痕即可（或不出现痧痕），换一处再刮。腹部柔软处还可用手指蘸食盐擦之。

6. 不同痧象的意义

刮痧后皮肤表面会出现或红，或紫，或黑的斑块、条痕现象，称之为"痧痕"（图 5-77）。这是一种正常的反应，数天后即可自行消失。出痧后 1～2 天，被刮处的皮肤会有轻度疼痛、发痒、蚁行感，或感到体表冒冷气或热

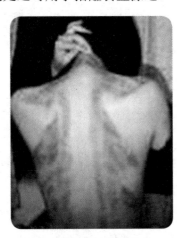

图 5-77　痧痕

气，皮肤表面出现风疹样变化，也均是正常现象，无须任何处理。

瘀色鲜红，不易刮出，呈点状，多为表证，提示病程短，病情轻，预后好，不必多刮；瘀色暗红，斑块呈片状，多为里证，提示病程长，病情重，预后差，应该重刮。随着刮痧的治疗，痧象颜色由暗变红，由斑块变成散点，表示病情的逐渐好转。

7.刮痧的注意事项

（1）刮痧前,患者应先休息5～10分钟,使情绪放松,消除紧张和疲劳。不可在患者疲劳、紧张的状态下刮拭。

（2）刮痧用具和刮痧部位应严格消毒，施术者的双手也要保持清洁、干净。刮具每用一次，要经过消毒之后方可再用，切不可带菌操作（自用保健和间接刮治者例外），防止交叉感染。

（3）刮痧时，应让患者体位自然、舒适，又要有利于操作。刮痧过程中可适当变换体位，以避免疲劳。

（4）刮痧时应注意保持室内空气流通和恒温，室温较低时应尽量减少暴露部位，冬天应避风寒，刮的时间可长一些；夏天刮的时间应短一些，且不能直接在吹电风扇的环境下刮痧。因为刮痧时皮肤汗孔开泄，如遇外风，可通过开泄的毛孔直接入里，不但影响刮痧疗效，还会因感受风邪而引发新的疾病。

（5）颈部、腋下、腹股沟等处有浅表淋巴结，刮治时手法要轻柔、松散，切不可强力猛刮。

（6）刮痧中，如果小腿出现筋膜挛急疼痛，除加刮双膝弯之外，还可以用药棉蘸高粱酒或度数较高的米酒，擦疼痛部位，或用温热水泡一下脚，可减轻患者疼痛。

（7）刮痧结束后，患者应休息片刻，饮少许温开水、姜糖水或淡盐水，且 1 小时之内不得洗冷水澡。因为刮痧使汗孔开泄，邪气外排，要消耗部分体内的津液。刮痧后饮热水一杯，不但可以补充消耗的部分，还能促进新陈代谢，加速代谢产物的排出。当天最好不要做重体力劳动，禁食生冷、酸辣和油腻食品。

（8）刮痧部位的痧痕尚未完全消退之前，不宜在原处再次刮拭，两次之间一般应间隔 3 ～ 6 天，以皮肤痧痕完全消退为度。

（9）明确刮痧的禁忌：①年老体弱、久病体虚者，或过饥、过饱、过度疲劳、过于紧张及醉酒之人，忌用刮痧之法。②五官、前后二阴、乳房、肚脐及孕妇的腹部、腰骶部，或囟门未闭合的小儿头顶部，忌用刮痧之法。③小便不通患者的小腹部不可重力刮痧，以轻力按揉为佳。④传染性皮肤病、疮疡痈疖、外伤骨折处、未愈合的伤口、溃疡、瘢痕及不明原因的皮肤包块等，均不宜直接在病灶部位刮拭。⑤有出血倾向的疾病，如血小板减少、白血病、血友病、再生障碍性贫血等，忌用刮痧疗法。若使用，也只能用轻手法刮拭，且不要求出痧。⑥有皮肤过敏史的患者，忌用能引起过敏的刮具。
⑦危重病证，如急性传染病、心肺肝肾衰竭、肝硬化腹
水、全身重度水肿、恶性肿瘤中晚期、破伤风、狂犬病、
精神病及其发作期，均忌用刮痧疗法。

8. 异常情况的处理和预防

（1）在刮痧过程中，如果不慎刮伤皮肤，应停止刮治，
及时消毒，予以包扎，防止感染。

（2）在刮痧过程中，如果患者出现心慌、头晕、眼花、
恶心欲呕、面色苍白、出冷汗、四肢发凉，甚至神昏仆
倒等现象，称之为"晕刮"。遇到这种情况，应立即停
止操作，迅速让患者平卧，取头低足高位，给饮少许温
糖水，一般就会很快好转。若不能好转者，可用刮痧板
刮其水沟、百会、内关、涌泉、足三里急救。水沟用棱
角轻刮，其他穴重刮。

晕刮异常情况应重在预防。在刮痧过程中，手法要
柔和、适中，切忌过猛、过重，以免给患者增加不必要
的痛苦。对于初次接受刮痧治疗、精神紧张、身体虚弱者，
在治疗前应向他们做好解释工作，消除对刮痧的顾虑。
对过饥、过饱、过度疲劳、过于紧张及醉酒之人，不急
于用刮痧之法。在为年老体弱、少年儿童或怕痛紧张的
患者刮痧时，手法要轻，并经常询问他们的感觉，随时
观察患者的面部表情和全身情况，以便及时发现和处理
意外情况，防患于未然。

❧ 附 篇 ❧
心肺复苏

心肺复苏（CPR），是对心脏骤停、呼吸停止、意识丧失患者的一种及时的抢救措施，试图通过心肺复苏，使患者恢复自主的呼吸和心跳。适用于触电、溺水、高血压、心脏病、车祸外伤、煤气中毒、食物中毒、药物中毒、异物堵塞气道等因素导致患者呼吸停止或心跳停止的情况。均可以通过心肺复苏来抢救，给患者增加起死回生的机会。

心搏骤停一旦发生，若得不到及时地抢救复苏，5分钟左右就会造成患者脑和其他重要器官组织的不可逆损害。因此，心搏骤停后的心肺复苏，必须在现场就地进行，为进一步抢救直至挽回心搏骤停患者的生命而赢得最宝贵的时间。

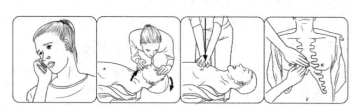

一、心肺复苏前的准备

1. 及时拨打 120，联系附近医院，呼救治疗。

2. 把患者置于空气流通的环境，并松解衣领及裤带。

3. 昏迷的患者常因舌后移而堵塞气道，所以心肺复苏的首要前提是畅通气道，保持呼吸顺畅。急救者以一手置于患者额部使头部后仰，另一手托起下颌或抬起后项部，保持呼吸道通畅，查看口腔有无分泌物和假牙。对怀疑有颈部损伤者只能托举下颌而不能使头部后仰。若疑有气道异物，应从患者背部双手环抱患者上腹部，用力、突击性挤压。

4. 对心脏骤停患者进行识别、判断、呼救、复苏。用双手轻拍患者双肩，问："喂！你怎么样"。看看有无反应，以确定患者意识（注意轻拍重呼）。

5. 检查患者呼吸，观察其胸部起伏 5 ～ 10 秒，看有无呼吸。

6. 检查患者呼吸及脉搏，用双手的食指和中指从气管正中环状软骨划向近侧颈动脉搏动处 5 秒左右，体会是否有颈动脉搏动。

二、心肺复苏的具体方法

1. 如果患者心跳停止，抢救者应握紧拳头，拳眼向上，快速有力猛击患者胸骨正中下段，1 次，此举有

可能使患者心脏复跳；若 1 次不成功可以再重复叩击
1 ～ 2 次。

2. 若心脏还是不能复跳，就要通过胸外按压，使心
脏和大血管血液产生流动，以维持心、脑等主要器官最
低血液需要量。

快频率、深力度的胸外心脏按压方法：患者仰卧平
地上，急救者跪在患者胸部一侧，或跨于患者髋骨两边，
两臂位于患者胸骨的正上方，左手掌根紧贴在患者胸部
两乳头连线中点、胸骨中下 1/3 处的剑突上，五指翘起，
右手重叠于左手之上（也可以右手在下，左手在上），
双手指间互相交错或伸展，双臂伸直，利用上身重量垂
直下压（按压力量经掌根向下，按压频率至少 80 ～ 100
次 / 分）。对中等体重的成人，胸骨下陷深度应大于 5 厘
米，而后迅速放松（手指应抬离胸部），解除压力，让
胸廓自行复位，保证胸骨完全回弹。按压过慢时，压力
不足达不到效果；按压过快时，患者胸壁不能充分回弹。
如此有节奏地反复进行，按压与放松时间大致相等。按
压过程中，尽量减少按压
中断（图附 -1）。

胸廓畸形、肺气肿桶
状胸、孕妇以及大出血患
者不宜实施胸外心脏按压
术。胸外心脏按压如果力

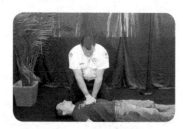

图附 -1　胸外心脏按压

度不当，可能会造成肋骨骨折，应当格外小心！

3. 口对口人工呼吸。在保持患者仰头抬颏前提下，先清除口腔内的食物残渣或假牙、痰液，施救者用一手捏闭患者的鼻孔（以防漏气），一手捏开嘴巴（口唇外可以放置一层纱布或手帕，紧急时可以不用），然后深吸一大口气，迅速用力向患者口内吹气，吹气时间大于2秒。间歇时，施救者头偏一旁，快速换气，再继续口对口呼吸。照此每5秒1次，每分钟10～20次，直到患者苏醒，恢复自主呼吸。

注意，当只有一位急救者给患者进行心肺复苏时，应是每做30次心脏按压，交替进行2次人工呼吸；当有两位急救者给患者进行心肺复苏时，一人做胸外心脏按压，另一人做人工呼吸。每按压心脏30次左右，口对口或口对鼻人工呼吸2次。

4. 最后判断复苏是否有效，可以听是否有呼吸音，同时触摸是否有颈动脉搏动。这是进一步对患者的生命支持、提高抢救成功率的主要因素。检查心脏是否跳动最简易、最可靠的是查验颈动脉，抢救者用食指和中指放在患者气管与颈部肌肉间轻轻按压，时间不少于10秒。

整个心肺复苏过程中的两个重要环节：时间是生命，速度是关键！

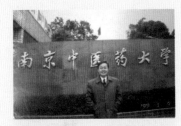

南京中医药大学

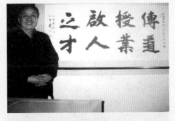

传道授业　启人之才

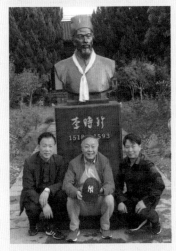

同湖北弟子陈波、李军参观李时珍
纪念园

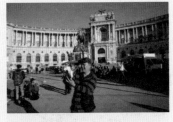

奥地利维也纳

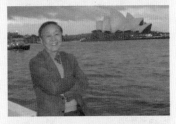

澳大利亚悉尼歌剧院

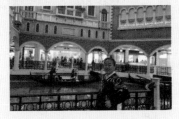

中国澳门威尼斯水城

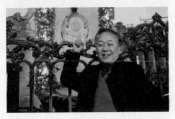

比利时布鲁塞尔尿童

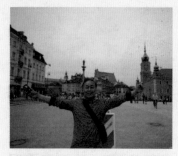

波兰华沙广场

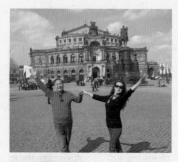

德国德累斯顿广场

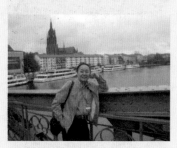

德国法兰克福美因河

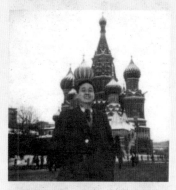

俄罗斯莫斯科红场

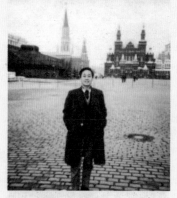

俄罗斯莫斯科红场

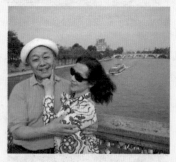

法国巴黎塞纳河

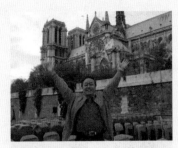

法国巴黎圣母院

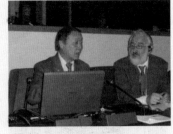

法国国际针灸大会上演讲

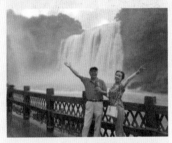

王启才教授和夫人在贵州黄果树瀑布

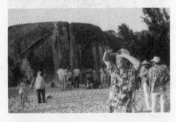

海南天涯海角

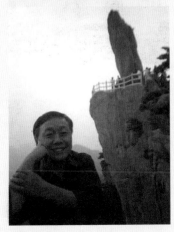

黄山飞来石

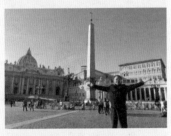

梵蒂冈教堂广场

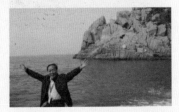

韩国釜山

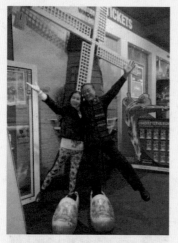

荷兰首都阿姆斯特丹

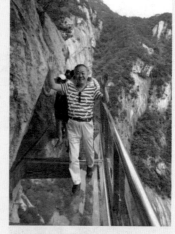

湖北罗田大别山玻璃栈道

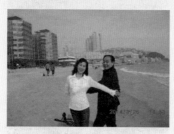

韩国釜山海滩

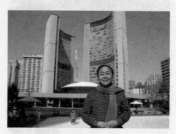

加拿大多伦多市政府

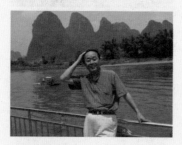

广西桂林漓江

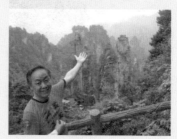

湖南张家界奇峰峻岭

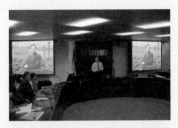

在加拿大多伦多市政府学术大厅讲学

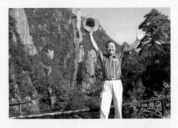

江西三清山巨蟒出山

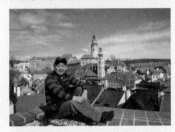

捷克巴洛克式建筑

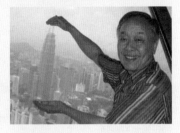

马来西亚双塔

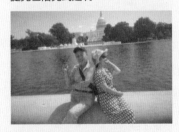

美国华盛顿议会大厦

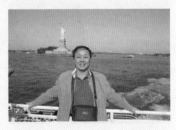

美国纽约自由女神

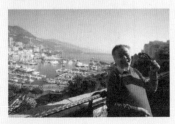

摩纳哥海港

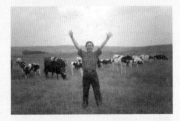

内蒙古大草原

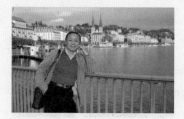
瑞士琉森湖

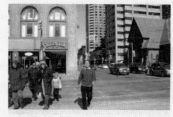
加拿大多伦多

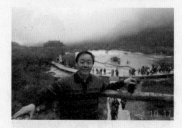
四川黄龙五彩池

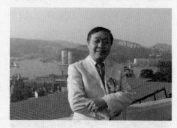
中国台湾基隆港

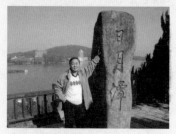
中国台湾日月潭

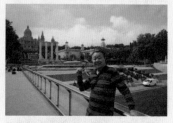
西班牙巴塞罗那

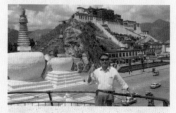
西藏布达拉宫

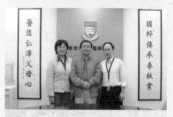
同中国香港大学中医药学院童瑶院长、周杰芳教授合影

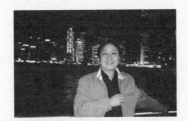

中国香港之夜

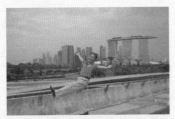

新加坡金沙酒店

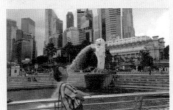

新加坡鱼尾狮

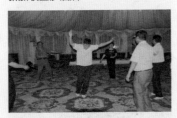

在新疆巴里坤与朋友们共舞

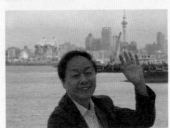

新西兰奥克兰海港

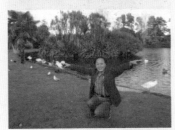

新西兰奥克兰生态湖

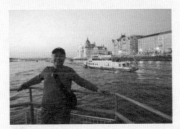

匈牙利多瑙河

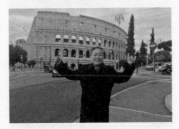

意大利古罗马斗兽场

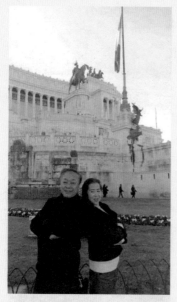

意大利罗马假日

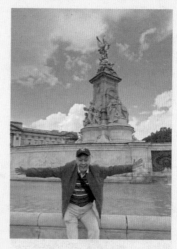

英国伦敦白金汉宫

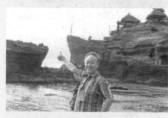

印度尼西亚巴厘岛

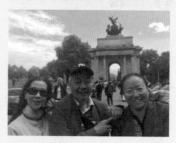

英国伦敦凯旋门

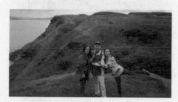

英国苏格兰太空岛

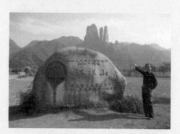

浙江衢州江郎山

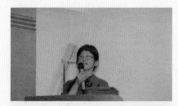

2017年郑州收徒拜师大会主持人肖爱玲大师姐

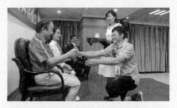

首批弟子代表给师父师母敬茶

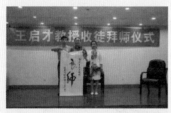

山东弟子李保勃给师父送书法作品

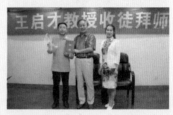

给成都中医药大学教授郑崇勇大师兄颁发师徒证书

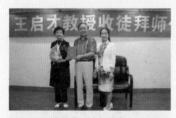

给中国民族卫生协会慢性病专委会专家重庆钟群玲大师姐颁发证书

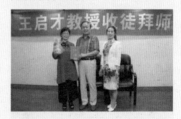

给南京大师姐肖爱玲颁发师徒证书

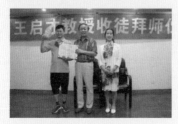

给江西弟子许贻义颁发证书

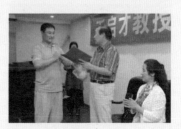

给山东弟子李奇颁发证书

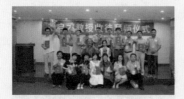

2017 年首批拜师的部分弟子

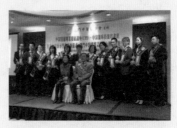

2018 年中国澳门收徒拜师会合影

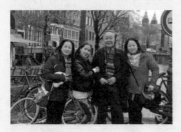

2017 年在荷兰同弟子李宏颖、李宏丽姐妹合影

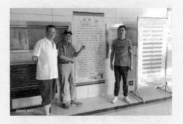

二代弟子谱新篇（江苏丹阳何联民、何军）

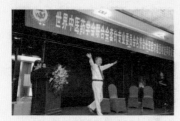

2018 年北京收徒拜师大会

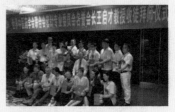

2018 年第二批拜师弟子合影

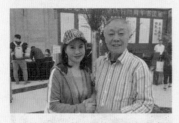

同上海弟子、著名美容专家张燕（心羽）合影

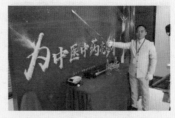

海南弟子符庄彪为中医针灸学亮剑

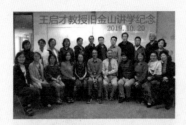

旧金山讲学合影

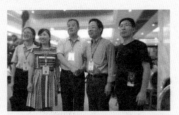

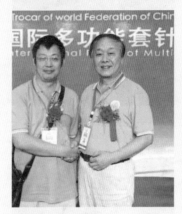

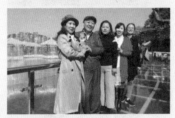

2018 年师徒武汉欢聚

与广州弟子刘昌埠合影

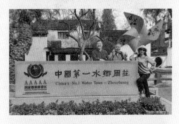

同上海弟子张绪刚在江南水乡周庄

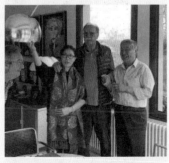

在法国，到弟子王玉红夫妇家做客

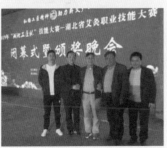

2019 年湖北弟子韩善明（右二）邀
请师父参加蕲春艾灸工匠杯技能大赛

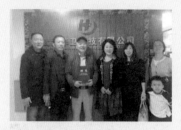

2019年武汉弟子陈端云、王少华邀请师父参观华卫科技有限公司

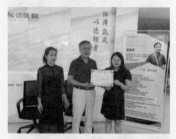

给新弟子卢筱燕颁发师徒证书

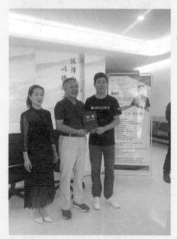

给弟子何军颁发证书

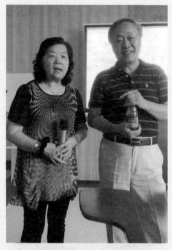

2019年厦门凯德医院收徒拜师活动，凯德医院副院长、澳门弟子李丽珠大师姐主持仪式

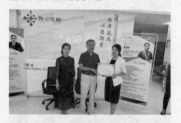

给新弟子甘方芳颁发证书

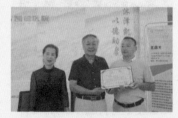

给新弟子孟凡华颁发证书

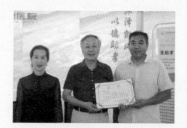

给弟子周月谦颁发证书

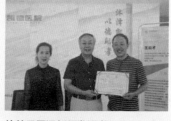

给弟子周泽新颁发证书

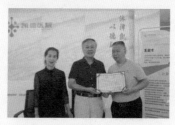

给弟子周宝群颁发证书

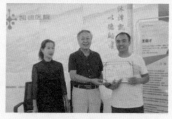

给弟子董炳文颁发证书

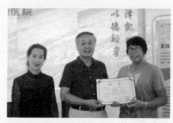

给弟子陆燕群颁发证书

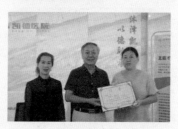

给弟子宋美扬颁发证书

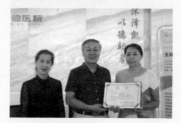

给弟子冯梅颁发证书

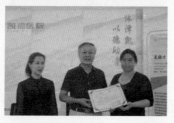

给弟子钱红梅颁发证书

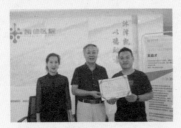
给弟子沈圣春颁发证书

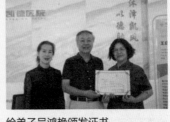
给弟子吴鸿艳颁发证书

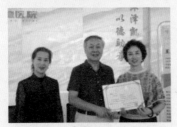
给弟子杨春兰颁发证书

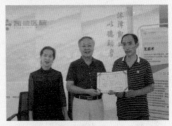
给弟子曹育松颁发证书

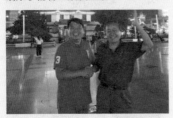
同河南郑州弟子赵若愚在一起

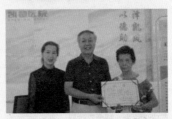
给弟子叶小玉颁发证书

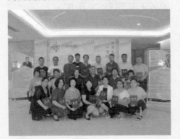
又增加的十八位新弟子

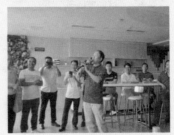
多才多艺的重庆弟子周泽新